国医大师李今庸医学全集

续古医书研究

李今庸 著

学苑出版社

图书在版编目（CIP）数据

续古医书研究/李今庸著．—北京：学苑出版社，2020.5

（国医大师李今庸医学全集）

ISBN 978 - 7 - 5077 - 5923 - 5

Ⅰ.①续…　Ⅱ.①李…　Ⅲ.①中国医药学 - 古籍研究　Ⅳ.①R2 - 52

中国版本图书馆 CIP 数据核字（2020）第 062372 号

责任编辑：黄小龙

出版发行：学苑出版社

社　　　址：北京市丰台区南方庄 2 号院 1 号楼

邮政编码：100079

网　　　址：www. book001. com

电子邮箱：xueyuanpress@ 163. com

销售电话：010 - 67601101（销售部）、010 - 67603091（总编室）

印 刷 厂：北京画中画印刷有限公司

开本尺寸：710mm×1000mm　1/16

印　　张：22. 25

字　　数：329 千字

版　　次：2020 年 5 月第 1 版

印　　次：2020 年 5 月第 1 次印刷

定　　价：98. 00 元

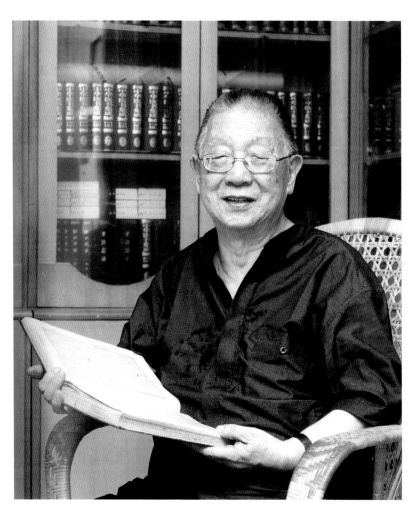

　　李今庸，男，1925年出生，湖北枣阳市人，当代著名中医学家，中医教育学家，湖北中医药大学终身教授，国医大师，国家中医药管理局评定的第一批全国老中医药专家学术经验继承工作指导老师。

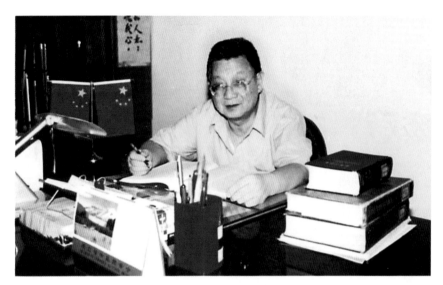

李今庸教授主持湖北省中医药学会工作20余年

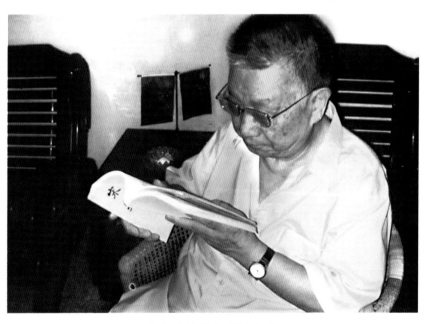

李今庸教授在研读史书

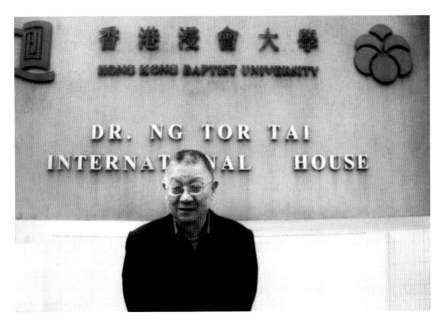

李今庸教授在香港浸会大学讲学期间留影

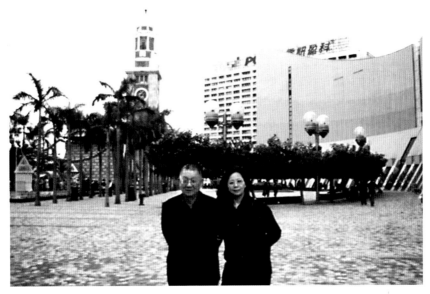

李今庸教授在香港讲学期间与女儿李琳合影

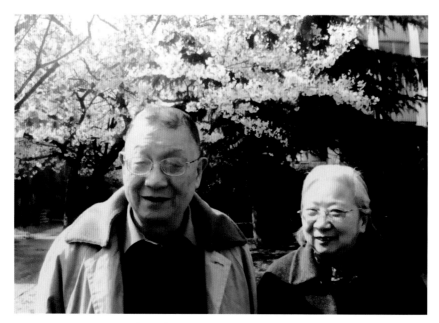

李今庸教授与夫人齐立秀合影

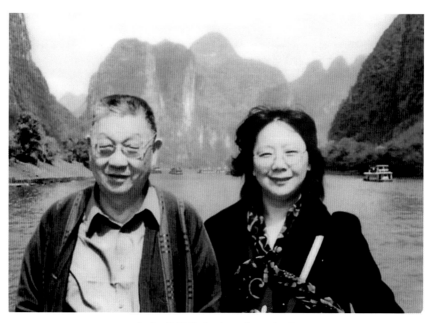

李今庸教授与女儿李琳合影

中国的长期封建社会中，创造了灿烂的古代文化。清理古代文化的发展过程，剔除其封建性的糟粕，吸收其民主性的精华，是发展民族新文化提高民族自信心的必要条件，但是决不能无批判地兼收并蓄。

摘自《新民主主义论》

李今庸教授书法（一）

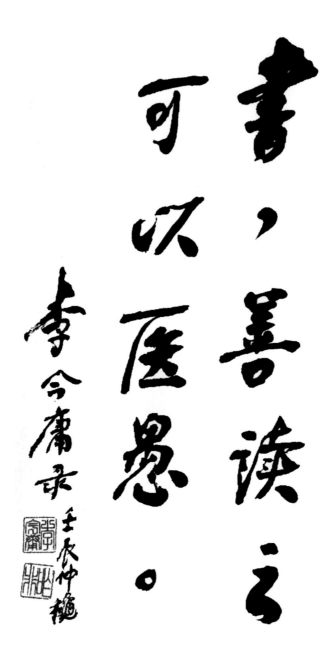

书，善读之可以医愚。

李今庸录　壬辰仲秋

李今庸教授书法（二）

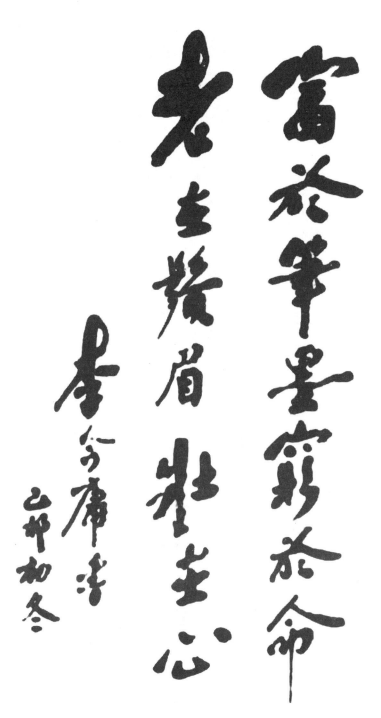

富於筆墨窮於命
老來聲眉壯先心
李今庸書
乙卯初冬

李今庸教授书法（三）

鞠躬厥職，岂能尽如人意；
竭诚斯任，但求无愧我心。

李今庸教授书法（四）

通古博今研岐黄　精勤不倦育桃李

（代总序）

　　李今庸先生，字昨非，1925 年出生于湖北省枣阳市唐家店镇一个世医之家。今庸之名取自《三字经》："中不偏，庸不易。"意为立定志向，矢志不移，永不改易。昨非，语出陶渊明《归去来兮辞》："实迷途其未远，觉今是而昨非。"含有不断修正自己错误认识的意思。书斋曰莲花书屋，义出周敦颐《爱莲说》："出淤泥而不染，濯清涟而不妖。"李今庸先生平生行止，诚如斯言。《孟子·滕文公章句上》说："舜何人也，予何人也，有为者亦若是。"他把这句话作为座右铭。

　　李今庸先生从医 80 载，执教 62 年，在漫长的医教研生涯中积累了宝贵的治学经验。其治学之道，建造了弟子成才的阶梯，是后学登堂入室的通途。听其教、守其道、恭其行者，多能登堂入室，攀登高峰。

博学强志　医教研优

　　李今庸先生 7 岁入私塾读书，开始攻读《论语》《孟子》《大学》《中庸》《礼记》等儒家经典，他博闻强志，日记千言，常过目成诵。1938 年随父学医，兼修文学，先后研读《黄帝内经》《针灸甲乙经》《难经》《伤寒论》《金匮要略》《脉经》《诸病源候论》《千金要方》《千金翼方》《外台秘要》《神农本草经》等，随后其父又命其继续攻读历代各家论著和各科著作，并指导他阅读《毛诗序》《周易》《尚书》等书。对于《黄帝内经》，他大约只用了一年的时间，即将其内容烂熟于心。现在只要提到《黄帝内经》的某一内容，他都能不假思索明确无误地给你指出，本段内容是在《素问》或《灵枢》的某一篇，所以被人们誉为"《内经》王""活字典"。

　　1961 年，时任湖北中医学院副院长的蒋立庵先生，将一本《江汉论坛》杂志给了李今庸先生。他认真阅读后，敏锐地意识到蒋老是希望他掌握校勘训诂学的知识，以便有效地研究整理古典医籍。从 20 世纪 60 年代初开始，他先后阅读了大量有关古代小学类书籍。通过认真阅读《说文解字》《说文解字注》《说文通训定声》《说文解字义证》《说文解字注笺》等，他对许学相当熟悉。又广泛阅读了雅学、韵书以及与小学有关的书籍。从此，他掌握了治学之道，并以此助推医教之道。

一般而言，做学问应具备三个条件：一为深厚的家学，二为名师指点，三为个人勤奋。这三点李今庸先生都具备了，所以先生才有了今天的成就。

李今庸先生在 1987 年到 1999 年间，先后被中国中医研究院（现中国中医科学院）研究生部、张仲景国医大学、长春中医学院（现长春中医药大学）等单位聘为客座教授和临床教授，为这些单位的中医药人才培养做出了贡献。1991 年 5 月被确认为第一批全国老中医药专家学术经验继承工作指导老师，同年获国务院政府特殊津贴；1999 年被中华中医药学会授予全国十大"国医楷模"称号；2002 年获"中医药学术最高成就奖"；2006 年获中华中医药学会"中医药传承特别贡献奖"；2011 年被国家中医药管理局确定为全国名老中医药专家传承工作室建设项目专家；2013 年 1 月被国家中医药管理局确定为首批中医药传承博士后合作导师，为国家培养中医药高层次人才。

校勘医典　著作等身

李今庸先生在治学上锲而不舍，勇攀高峰，正所谓"路漫漫其修远兮，吾将上下而求索"。他在 20 世纪 60 年代就步入了校勘医典这条漫长而又崎岖的治学之路。在这方面他着力最勤，费神最深，几乎是举毕生之力。他曾说道：首先要善于发现古书中的问题，然后对所发现的问题进行深入研究考证，并搜集大量的古代文献加以证实。当写成文章时，又必须考虑所选用文献的排列先后，使层次分明，说明透彻，让人易于读懂。如此每写一篇文章，头痛数日不已，然而他仍乐此不疲。虽是辛苦，然也获得了丰硕的成果。经一番整理后，不仅使这些古籍中的文字义理畅达，而且其医学理论也明白易晓，从而使千百年的疑窦涣然冰释，实有功于后学。

李今庸先生首创以治经学方法研究古典医籍。他将清朝乾嘉时期所兴起的治经学方法，引入到古医籍的研究整理之中。他依据训诂学、校勘学、音韵学、古文字学的基本原理，以及方言学、历史学、古文献学、考古学和历代避讳规律等相关知识，对古医书中的疑难问题进行了深入研究。对古医书中有问题的内容，则采用多者刘之、脱者补之、隐者彰之、错者正之、难者考之、疑者存之的方法，细心疏爬。他治学态度严谨，一言之取舍必有据，一说之弃留必合理。其研究所涉及的范围相当广泛，如《素问》《灵枢》《难经》《甲乙经》《太素》《伤寒论》《金匮要略》《神农本草经》《肘后方》《新修本草》《千金要方》《千金翼方》《马王堆汉墓帛书》以及周秦两汉典籍中有关医学的内容。每有得则笔之以文，其研究的千古疑难问题多达数百处。从 20 世纪 50 年代末至现在，他发表了诸如"析疑""揭疑""考释""考义"类文章 200 多篇。2008年，他在外地休养的时候，凭记忆又搜集了古医书中疑问之处 88 条，其中部分内容现已整理成文。由此可见先生对古医籍疏爬之勤。

设帐杏坛　传道授业

李今庸先生执教已 62 个春秋，在中医教育学上，开创和建立了两门中医经典学科（《黄帝内经》《金匮要略》）。他先后给师资班、西学中班、本科生、研究生等各类不同层次学生讲授《金匮要略》《黄帝内经》《难经》及《中医学基础》等课程。自 1978 年开始，又在全国中医界率先开展《内经》专业研究生教育。同时，李今庸先生还先后赴辽宁、广西、上海等地的中医药院校讲授《黄帝内经》《金匮要略》等经典课程。

李今庸先生非常重视教材建设。1958—1959 年，他首先在湖北中医学院筹建金匮教研组，并担任组长，其间编写了《金匮讲义》，作为本院本科专业使用。1963 年独立编写了全国中医学院第二版试用教材《金匮要略讲义》，从而将金匮这一学科推向了全国；1973 年，为适应社会上的需求，对该书稍作润色，作为全国中医学院第三版试用教材再版发行。1960 年，独立编写了《医经选讲义》，供湖北中医学院本科专业使用；1974 年协编全国中医学院教材《中医学基础》；1978 年，主编《内经选读》，供中医本科专业使用，该教材受到全国《内经》教师的好评；1978 年，参与编著高等中医药院校教学参考丛书《内经》；1982 年主编高等中医药院校本科生、研究生两用教材《黄帝内经选读》。1987 年为光明中医函授大学编写出版了《金匮要略讲解》。几十年来，李今庸先生为中医药院校教材建设，倾注了满腔心血。

李今庸先生注重师资队伍建设。先生在主持原湖北中医学院内经教研室工作时，非常重视对教师的培养。1981 年，他在教研室提出了"知识非博不能反约，非深不能至精"的思想。他要求教师养成"读书习惯和写作习惯"。为配合教师读书方便，他在教研室创建了图书资料室，收藏各类图书 800 余册。并随时对教师的学习情况进行督促检查。1983 年，他组织主持教研室教师编写刊印了《黄帝内经索引》；同时，他又组织主持教研室教师编写了《新编黄帝内经纲目》。通过编辑书籍及教学参考资料，提高教师的专业水平。在对教师的使用上，尽量做到人尽其才，才尽其用。通过十几年坚持不懈努力，现已培养出一批较高素质的中医药教师队伍。

在半个多世纪的中医药教学生涯中，先生主张择人而教、因材施教，注重传授真知和问答教学。他要求学生学习中医时必须树立辩证唯物主义和历史唯物主义思维方式，将不同时代形成的医学著作和理论体系置于特定历史时代背景中研究，重视经典著作教学和学生临床实践。1962 年，先生辅导高级西医离职学习中医班集体写作《从藏府学说看祖国医学的理论体系》一文，全文刊登于《光明日报》，并被《人民日报》摘要登载、《中医杂志》全文收载，在全国产生很大影响。

扎根一线 累起沉疴

李今庸先生在 80 年的医疗实践中，形成了独特的医疗风格、完整的临床医学思想，积累了大量的临床经验。其一，形成了完整的临床医学指导思想，即坚持辩证历史唯物主义思想指导下的"辨证论治"；其二，独创个人的临床医疗经验病证证型治疗分类约 580 余种。著有《李今庸临床经验辑要》《中国百年百名中医临床家丛书·李今庸》《李今庸医案医论精华》等临床著作。

李今庸先生通晓中医内外妇儿及五官各科，尤长于治疗内科和妇科疾病。在 80 年的临床实践中，他在内伤杂病的补泻运用上形成了自己独特的风格，即泻重痰瘀，补主脾肾。脾肾两藏，一为后天之本，一为先天之本，是人体精气的主要来源。二藏荣则一身俱荣，二藏损则一身俱损。因此，在治虚损证时，补主脾肾。在临床运用中，具体又有所侧重，小儿重脾胃，老人重脾肾，妇女重肝肾。慢性久病，津血易滞，痰瘀易生，痰瘀互结互病，易成窠囊。他对于此类病证的治疗是泻重痰瘀，或治其痰，或泻其瘀，或痰瘀同治。他临床经验丰富，辨证准确，用药精良，常出奇兵以制胜，其经验可见于《国医大师李今庸医学全集》中。

李今庸先生非常强调临床实践对理论的依赖性，他常说："治病如同打仗一样，没有一定的医学理论做指导，就不可能进行正确的医疗活动。"如一壮年男子，突发前阴上缩，疼痛难忍，呼叫不已，李今庸先生据《素问·厥论》"前阴者，宗筋之所聚"，《素问·痿论》"阳明者，五藏六府之海，主润宗筋"的理论，为之针刺足阳明经之归来穴，留针10分钟，病愈，后数十年未再发。此案正印证了其善于以经典理论对临床的指导运用。李老常言："方不在大，对证则效；药不在贵，中病即灵。"

从1976年起，李老应邀赴北京、上海、南京、南宁、福州、香港、韩国大田等多地讲学，传授临床经验，深入开展中外学术交流。

振兴中医　奔走疾呼

李今庸先生作为一代中医药思想家，从未停止过对中医药学理论、临床、教育的反复深入思考。1982年、1984年，他两次同全国十余名中医药专家联名上书党中央、国务院，建议成立国家中医药管理总局，加强党对中医药事业的领导，受到中央领导重视和采纳。1986年，国家中医药管理局成立。其后，又积极支持组建中医药专业出版社。1989年，中国中医药出版社成立。2003年，向党中央和国务院领导写信陈述中医药学优越性和东方医学特色，建议制定保护和发展中医药的法规，同年，国务院颁布《中华人民共和国中医药条例》。

李老在担任湖北省政协常委及教科文卫体委员会副主任期间，深入基层考察调研，写了大量提案及信函建议。在湖北省第五届政协会议上，提出"请求省委、省政府批准和积极筹建'湖北省中医管理局'，以振兴我省中医药事业"等提案。2006年，湖北省中医药管理局成立。

1986年李老当选为湖北省中医药学会理事长。此后，主持湖北省中医药学会工作长达二十余年。组织举行"鄂港澳台国际学术交流大会""国际传统医学大会"等各种大型中医药学术研讨会和国际学术交流会议。其间，向省委、省政府致信建议召开李时珍学术会议，成立李时珍研究会，开展相关研究，为在全国范围内形成纪念李时珍学术活动氛围奠定了坚实根基。主编《湖北中医药信息》《中医药文化有关资料选编》等。

近年来，李老对中医药学术发展方向继续进行深入思考与研究。认为中西医学不能互相取代，只能在发展的基础上取长补短，必须努力促使西医中国化、中医现代化，先后撰写和发表了《论中医药学理论体系的构成和意义》《发扬中医药学特色和优势提高民族自信心和自豪感》《试论我国"天人合一"思想的产生及中医药文化的思想特征》《中医药学应以东方文化的面貌走向现代化》《关于中西医结合与中医药现代化的思考》《略论中医学史和发展前景》等文章。

今将李今庸先生历年写作刊印出版和未出版的各种学术著作，集中起来编辑整理，勒成一部总集，定名为《国医大师李今庸医学全集》，予以出版，一则是彰显李老半个多世纪以来，在中医药学术上所取得的具有系统性和创造性的重要成就，二则是为中医药学的传承留下一份丰厚的学术遗产。

李今庸先生历年写作并刊印和出版的各种著作数十部，附列如下（以年代先后为序）：

《金匮讲义》，李今庸编著，原湖北中医学院中医专业本科生用教材。1959年，内部油印。

《医经选讲义》，李今庸编著，原湖北中医学院中医专业本科生用教材。1960年，内部刊印。

《金匮要略讲义》，李今庸编著，全国中医学院中医专业本科生用第二版统一教材。1963年9月，上海科学技术出版社出版。

《中医基础学》，李今庸编著，原湖北中医学院中医专业用教材。1971年，内部铅印。

《金匮要略释义》，李今庸编著，中医临床参考丛书，全国中医学院西医学习中医者、中医专业用第三版统一教材。1973年，上海科学技术出版社出版。

《内经选读》，李今庸主编，原湖北中医学院中医专业本科生用教材。1978年，内部刊印。

《黄帝内经选读》，李今庸主编，原湖北中医学院中医专业本科生、研究生两用教材。1982年，内部刊印。

《内经函授辅导资料》，李今庸主编，原湖北中医学院中医专业函授辅导教材。1983年，内部刊印。

《读医心得》，李今庸著，研究中医古典著作中理论部分的学术专著。1982年4月，上海科学技术出版社出版。

《中医学辩证法简论》，李今庸主编，全国中医院校教学参考用书。1983 年 1 月，山西人民出版社出版。

《黄帝内经索引》，李今庸主编，原湖北中医学院中医《内经》专业教学参考用书。1983 年 12 月，内部刊印。

《读古医书随笔》，李今庸著，运用考据学知识和方法研究古典医籍的学术专著。1984 年 6 月，人民卫生出版社出版。

《金匮要略讲解》，李今庸著，全国高等中医函授教材。1987 年 5 月，光明日报出版社出版，后由人民卫生出版社于 2008 年更名为《李今庸金匮要略讲稿》再版。

《新编黄帝内经纲目》，李今庸主编，中医内经专业、西医学习中医者教学参考用书。1988 年 11 月，上海科学技术出版社出版。

《奇治外用方》，李今庸编著，运用现代思想和通俗语言，对中医药古今奇治外用方治给予整理的专著。1993 年 1 月，中国中医药出版社出版。

《湖北医学史稿》，李今庸主编，是整理和反映湖北地方医学史事的专门著作。1993 年 5 月，湖北科学技术出版社出版。

《李今庸临床经验辑要》，李今庸著，作者集数十年临床医疗实践之学术思想和临证经验的总结专著。1998 年 1 月，中国医药科技出版社出版。

《古代医事编注》，李今庸编著，选录了古代著名典籍笔记中关于中医药医事史料文献而编注的人文著作。1999 年，内部手稿。

《中华自然疗法图解》，李今庸主编，刮痧疗法、按摩疗法、针灸疗法和天然药食疗法等中医自然疗法治病图解的专著。2001 年 1 月，湖北科学技术出版社出版。

《中国百年百名中医临床家丛书·李今庸》，李今庸著，作者集多年临床学术经验之专著。2002 年 4 月，中国中医药出版社出版。

《中医药学发展方向研究》，李今庸著，研究中医药学发展方向的专著。2002 年 9 月，内部刊印。

《古医书研究》，李今庸著，继《读古医书随笔》之后，再以校勘学、训诂学、音韵学、古文字学、方言学、历史学以及古代避讳知识等，研究考证中医古典著作的学术专著。2003 年 4 月，中国中医药出版社出版。

《中医药治疗非典型传染性肺炎》，李今庸编著，选用报刊上有关中医药治疗"非典"（严重急性呼吸综合征）的内容，集而成册。2003 年 8 月，内部刊印。

《汉字、教育、中医药文化资料选编》（1－6 编），李今庸编著，选用报刊上发表的有关文字文化、教育和中医药文化资料而汇编的专门集册。2003—2009 年，内部刊印。

《舌耕馀话》，李今庸著，作者在兼任政协等多项社会职务期间，从事中医药事业的医政医事专门著作。2004 年 10 月，中国中医药出版社出版。

《古籍录语》，李今庸编著，选录古代典籍中关于启迪思想，予人智慧，为人道德之锦句名言而编著的人文专著。2006 年 8 月，内部刊印。

《李今庸医案医论精华》，李今庸著，作者临床验案精选和中医学术问题研究的专著。2009 年 4 月，北京科学技术出版社出版。

《李今庸中医科学理论研究》，李今庸著，中医科学基础理论体系和基本学术思想研究的专著。2015 年 1 月，中国中医药出版社出版。

《李今庸黄帝内经考义》，李今庸著，作者历半个世纪对《黄帝内经》疑难问题研究的学术专著。2015 年 1 月，中国中医药出版社出版。

《李今庸读古医书札记》，李今庸著，辑作者历年来在全国各地刊物上发表的关于古典医籍和古典文献的考释、考义、揭疑、析疑类文章的学术著作。2015 年 4 月，科学出版社出版。

《李今庸特色疗法》，李今庸主编，整理和总结了具有中医学特色的穴敷疗法、艾灸疗法、拔罐疗法、耳穴贴压法等治疗病证的专著。2015 年 4 月，科学出版社出版。

《李今庸经典医教与临床研究》，李今庸著，作者集中医经典教学和经典性临床研究的教研专著。2016 年 1 月，科学出版社出版。

《李今庸医惑辨识与经典讲析》，李今庸著，对有关经典医籍、医学疑问的解疑辨惑及经典著作课堂讲解分析的学术专著。2016 年 1 月，科学出版社出版。

《李今庸临床医论医话》，李今庸著，作者关于中医临床的医学论述和医语医话的学术专著。2017 年 3 月，中国中医药出版社出版。

《李今庸中医思考·读医心得》，李今庸著，作者独立思考中医药学实质和中医药学术发展方向性研究的学术专著。2018 年 3 月，学苑出版社出版。

《续古医书研究》，李今庸著，为《古医书研究》续笔，再以开创性的中医治经学方法继续研究中医古典著作之学术力作。

另有待出版著作（略）。

李琳　湖北中医药大学
2018 年 5 月 1 日

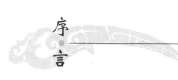

中医药学古典著作，是中医药学的发展基础，是我国古代医药学家以当时各门自然科学和先进思想为指导，对长期医疗实践经验的整理总结。它长期以来，在指导我国古代临床医疗实践和中医药学发展上，产生过极大作用。直到今天，它仍然在发挥着积极作用。它的医学思想，还在放射着无限光芒；它的医疗方法，还有着不可替代的价值，《黄帝内经》《伤寒论》《金匮要略》等书尤其如此。然中医药学古典著作皆成书较早，随着社会的发展，时代的变迁，它的理论变得深邃，文义变得古奥，而文字也发生了不少错简讹误，这就为正确继承和掌握它的医学思想，运用它的理论知识和实际经验产生了严重困难。余鉴于事业发展的需要，故以辩证唯物主义和历史唯物主义为思想指导，在中医药学理论知识和实际经验的基础上，运用校勘学、音韵学、训诂学、古文字学、方言学、历史学以及避讳知识等研究我国古典医籍数十年，每有所得，则记录之，日积月累，所记渐多。其中有《黄帝内经》《八十一难经》《神农本草经》等成书年代和《金匮要略》一书形成过程的考证专论，有《黄帝内经》一书的学习方法专论，有营卫理论、人身穴位、放血疗法、妊娠正常胎位、古代优生观、古代按摩、古人识脑、楚医学等学术专论，并对古医籍中为数甚多的疑难字词，进行了不少的考义和训释，如《黄帝内经太素·知针石》"阴气降至""阳气降至"之"降"实为"隆"之省笔字，而《千金翼方》卷二十四第六"如病虎状"之"虎"，则为"瘧"之省笔字；《素问·阴阳应象大论》"齿干以烦冤"之"冤"，实为"悶"之异体字，而《针灸甲乙经》卷四第一下"心脉满大，痫痉筋挛。肝脉小急，痫痉筋挛"之"痉"，则为"瘛"之异体字；《素问·刺禁论》"七节之傍，中有小心"之"七"，实为"十"之误写字，而《备急千金要方》卷五上第一"百八十日尻骨成，能独坐"之"尻"，则为"尻"之误写字；《金匮要略·五藏风寒积聚病》"三焦竭部"之"竭"，实为"遏"之假借字，而《金匮要略·血痹虚劳病》"寸口脉弦而大，弦则为减，大则为芤，减则为寒，芤则为虚"之"减"，则为"紧"之假借字，等等，等等。今特将其辑而成册，颜之曰《古医书研究》以付梓出版，使其和广大读者见面，如在继承和发扬中医药学事业上稍有裨益和促进，则余愿即偿矣。

李今庸

2001 年 10 月

新记： 今又将遗漏和后续积累的新研究资料再给予辑之。这其中的内容有不同年代所写的《黄帝内经》相关学术专论，如《黄帝内经》理论体系形成的探讨、《黄帝内经》中古代运气学说、《黄帝内经》中"小心"及其临床意义、正确解读《黄帝内经》的学术内容等、《黄帝内经》"脾胃""浮肿"等专题文编，有麻风隔离、古代疫病、古代药膳食疗、古代医学（医书）历史发展的学术论述，并再对古医籍中为数甚多的疑难字词、古代病名病证病机药治及穴位名词等类的疑难点做了一定的考义和训释，如《素问·上古天真论》"天年"之"天"，可训为"身"；《素问·四气调神大论》"肾气独沉"之"独"，为"浊"也，例得通假；《灵枢·本神第八》"两精相搏"之"搏"，乃"薄"之假借字；《灵枢·本神第八》"狂忘不精"之"狂忘"，为叠韵字，"狂"者，谓"悦"，"忘"者，"意昏曰忘"，而"昏"，又为"惛"之假借；《黄帝内经太素·骨空》"九窍在腰尻分间"之"尻"，为"尻"字之误；《伤寒论·辨少阴病》"咽中伤，生疮"之"伤"之"生疮"，"伤者"，止作"创"为互训"生疮"者，为古注语误入正文；《金匮要略·百合狐惑阴阳毒》"蚀于喉为

惑，……蚀于上部则声喝"之"惑"之"喝"，"惑"者，当声转读
"蜮"，"喝"者，读若"嗄"，二字同韵；《金匮要略·妇人杂病》
"以胞系了戾"之"胞"，为"脬"之借字；如此等等。再辑成册，
颜之曰《续古医书研究》，作为《古医书研究》续集付梓刊印，以期
能够有所促进中医药学术的更进一步发展，则余愿了矣。

李今庸时年92岁
2017年10月
于湖北中医药大学

目录

《黄帝内经》理论体系形成的探讨

《黄帝内经》一书，是我国现存的一部最早的医学古典著作。它以五藏六府为理论中心，以阴阳五行为思想指导，比较详细地论述了中医学有关人体生理、解剖、病理、病因、发病、诊断、治法和预防等方面的知识，有着比较系统而完整的理论体系。这个理论体系，既有着东方的特色，又有着辩证法的思想。现在本文试以历史唯物论的观点，就这个理论体系的形成加以探讨。

医药起源于劳动

按照马克思主义的历史唯物论的观点："人和禽兽不同的第一个根本的分界线，就在于生产。"因此，"人类的生产活动是最基本的实践活动，是决定其他一切活动的东西"。我们的祖先自从转化到人类，就有了医疗活动，而他们的医疗活动，是建立在他们的生产活动基础之上的，是依据他们的生产活动而进行的。

恩格斯说："当我的祖先的两手，经过长期的改造与练习，而学会了制造石刀和类似极简单的工具的时候，猿转化为人的一个决定性的步骤便完成了。"这说明了人的生活，是从学会制造工具进行劳动生产而开始的。在这个人类社会的太古时期里，人们共同制造和使用着粗石器到精制石器的工具（还有木制、骨制的工具），以生产物质生活资料为目的进行采集渔猎到畜牧种植的活动。起初由于生产工具的原始，能获得的食物是很少的，经常受到饥饿的威胁，人们在饥不择食的情况下，见到什么吃什么，偶然吃到大黄而泻下，吃到麻黄而汗出，吃到藜芦而呕吐，吃到车前而尿多，并且吃到大黄泻下而腹胀减轻，吃到藜芦呕吐而胸闷消失，这样无意识地经过了若干万年的无数次的实践经验的积累，后来逐渐地意识到了这种现象，并有意识地把它用于医疗以消除人体的不和，这就发明了原始的古代医药。

人们在运用石器工具进行物质生活资料的生产活动中，常无意中被石器撞击到身体的某些部位而消除了某些疾病，如撞击到合谷部位而齿痛告愈，撞击到列缺部位而头痛遂已，在这样的长期生活实践中经过了不知道多少万次之后，被人们所意识所发现并把它加以利用，就创造了我国古代的"针砭疗法"，所以《说文解字·石部》说："砭，以石刺病也。"随着生产工具的不断改进，继而又有了骨针、竹针的运用（到后来又发展到金属针，成了我们现在的"针疗法"）。

恩格斯说："在人类历史的发轫期限，发现了如何把机械的运动转成为热：摩擦生火。"古人在发明了火并利用火热取暖和烧烤食物及保存火种的过程中，被火烧伤的事情是会常有的。由于人体某一部位的偶然烧伤，竟消除了人体的某一疾病。如烧了足三里的部位而腹泻停止，被人们所意识所发现并把它加以利用，从而发明了"温灸疗法"。在发明这个温灸疗法的当时，是直接用火在人体皮肤上进行而不间隔蒜片或姜片的（隔蒜灸、隔姜灸等，都是后来的事情），也不间隔其他任何东西。这种方法，至今在某种情况下仍然使用着，现在叫它"瘢痕灸"。

另外，人们在与毒蛇猛兽的斗争和部落之间的相互战争中，常常会有外伤，因此，用泥土、树叶、口涎等掩敷伤口的外治方法就有可能产生，现在在一些林莽丛生、交通阻塞的大山里还可以看到这种原始疗法的痕迹。

巫的产生及其和医疗的关系

在上述的这个太古时期里，由于生产力低下，人们的知识未能发达，对自然斗争软弱无能，因而对人的分娩、疾病、梦魇、死亡等现象和对其他的一些复杂的自然现象如风、雷、雨、冻、旱等都无法解释，于是就认为世界之外另有一种"神灵"在发生作用。有了疾病就认为是鬼神在作怪，遂用祈祷的办法企图请求"神灵"护佑和帮助，以消除其疾病的折磨。后来由于生产力的提高，社会分工有了可能，便逐渐地产生了专门从事祷祝一类的"巫师"。

根据古代文献记载："开明东，有巫彭、巫抵、巫阳、巫履、巫凡、巫相夹窫窳之尸，皆操不死之药以距之。""大荒之中，有山名曰讵玉门，日月所入，有灵山巫咸、巫即、巫盼、巫彭、巫姑、巫真、巫礼、巫抵、巫谢、巫罗十巫从此升降，百药爰在。"是巫掌握了一定的民间医药经验，而以能和鬼神相通的姿态用祈祷的形式来给人治病，使原始的医疗活动披上了一层神秘的外衣，到殷商之时，更是被巫教的神学所笼罩。但是，经验医学的本身仍然保留着，并且在和巫祝的激烈斗争中一代一代地于实践中向下传递和向前发展。

我国古代唯物主义哲学思想的产生

我国社会进入到了周秦时代，由于社会生产力的不断发展，使各种自然科学如天文、历法、数学、医学等都取得了相当水平的成就，这就使唯物主义思想体系的形成具备了必要条件和科学根据，产生了朴素的唯物主义哲学，而这个朴素的唯物主义哲学的产生，又推动了当时的自然科学的发展。中医学当时就是在这种哲学思想指导下，把以前的医疗实践经验加以总结而发展起来的。

众所周知，在周秦时代，我国的一些古代唯物主义哲学家，从唯物主义的立场出发，在探讨天地万物构成本源的过程中，打破了西周以来的天命鬼神等宗教迷信观念，提出了很多唯物主义的解说。有的用阴阳两种气来解释一切自然现象的生成和变化，有的认为世界万物是水、火、木、金、土五种元素所构成的，有的提出了精气是构成世界万物的基本物质。如：

1. 阴阳说 阴阳学派通过长期的生产实践和社会实践，认为自然界也与人和动物一样，是由两性（阴阳）产生的。它以"近取诸身，远取诸物"的比类方法，从男女两性的差别，论及人类以外的昼夜、寒暑、牝牡、生死等自然现象和社会现象，并从复杂的自然现象和社会现象中抽象出阴阳两个基本范畴。所谓"阳"，是代表积极、进取、刚强、阳性等特性和具有这些特性的事物;所谓"阴",是代表消极、退守、柔弱、阴性等特性和具有这些特性的事物,而世界万物就是在两种对抗性物质势力——阴阳的运动推移之下滋生着、发展着的,所以他们说"男女构精,万物化生""凡人物者,阴阳之化也""阴阳者,天地之大理也"。

阴阳学派首先肯定了世界是物质的,"盈天地之间者,唯万物",继而把千变万化复杂纷纭的事物抽象概括为阴阳一对基本原则。它探索了事物发展的内在原因,阐明世界万物都在对立统一的矛盾运动中推动,一切事物都在不断地发生变化、向前发展,而且发展到一定程度的时候,即向自己的对立方面进行转化。这种对世界万物生长变化过程的认识,反映了我国古代的唯物论观点和辩证法思想。

2. 五行说 水、火、木、金、土五行,是人们日常生活中常见的和不可缺少的五种物质形态。五行学派在长期的生产实践中,在当时农牧业、手工业生产技术知识及其对水、火、木、金、土这五种性质比较深入观察与了解的基础上,逐渐地形成了"五行"观念。他们从生活生产的实践中认识到,世界上凡是单一的东西都是不能发展变化的,"声一无听,物一无文,味一无果,物一不讲",因而在反对万物为神所造的那种陈腐观念而又不满足于单一的"水"等新观念,还要对事物更加分析入微,更加具体化一些的情况下,就用这五种为当时人们所常见而又不可缺少的物质形态,来概括客观物质世界的种种复杂现象,提出了水、火、木、金、土这五种最基本的物质是构成世界万物不可缺少的元素,所以他们说:"先王以土与金、木、水、火杂,以成百物。"他们阐明了世界万物都是由不同的"他"物和合变化而来,都是不同性质和作用的水、火、木、金、土五种物质所构成,且这五种物质的不同性质和作用的相互影响也是促成世界万物变化发展的动力;同时,这种事物的变化发展,又是按着这五种物质的不同性质和作用的相互关系的规律在向前进行。这种我国古代的五行学说,和上述的阴阳学说一样,既反映了我国古代唯物主义的世界观,也反映了我国古代朴素的辩证法思想。

3. 精气说 精气学派通过长期的生活生产实践的观察，尤其是对医学科学发展的观察，认为世界一切物质都是"精气"所产生，从而提出了精气是世界万物生成之本源的唯物主义观点。他们说："精气之集也，必有入也。集于羽鸟与，为飞扬；集于走兽与，为流行；集于珠玉与，为精朗（当作"良"）；集于树木与，为茂长；集于圣人与，为敻明。"

精气学派创造了这个具有流动性质的微小物质的精气为世界万物生成的本源的学说，比起用某些特殊性质的物质来说明所有的东西，更加前进了一步，这一学说更有利于说明世界万物的物质性及其统一性。由于这一学说在说明万物起源方面有它优越的地方，所以后来的许多唯物主义哲学家都继承了这一说法。

我国古代哲学和中医学的关系

从我国的丰富文献记载里，我们可以看到，我国古代的阴阳学说和五行学说，到后来在邹衍的哲学思想里合家了，而阴阳五行学说和精气学说迨至《吕氏春秋》一书的问世又被统一在一起。我国古代的这种哲学思想，影响着我国古代自然科学的发展，中医学理论体系就是这种哲学思想影响下形成的。我国古代医学家，为了摆脱巫教神学的束缚，为了与巫教神学进行有力地斗争，为了使长期积累下来的医疗实践经验能够系统化，就在这种哲学思想的指导下，用我国古代的唯物论的认识论和我国古代的辩证法的方法论，把我国古代散在零碎的医疗经验知识集中起来，加以总结，加以系统，使之上升到理论阶段，建立了中医学的理论体系，冲破了天命鬼神的宗教迷信观念，写出了一部伟大的医学巨著——《黄帝内经》，给中医学的不断发展奠定了可靠基础。

我们知道，在《黄帝内经》里，广泛地存在着这种哲学思想的反映。《黄帝内经》用这种哲学作为自己的思想指导，以论述医学上的问题。它提出了"精"是构成人体的基本物质，它说："夫精者，身之本也。"这种"精"，也是生成人体各部组织的本源，而普遍存在于人们的各种组织之中。在人体不断生长发展而人体各部组织不断进行活动的过程中，这种精就不断地被消耗，也同时在不断地摄取饮食水谷之精对人体中的精气进行补充。因为"人之生"，没有精气的存在是不能设想的，而人体各部组织进行活动促成人体生长发育的过程中，又必须有赖于对精气的"用其新，弃其陈"，使其"日新"。这个精气的"用新弃陈"的过程，就是人体各部组织的功能活动促使人体生长发育的过程，而阴阳五行的运动则贯穿于这个过程的始终。在人体的各部组织中，都存在着阴阳五行的内容。阴阳五行是促进人体发育变化的动力，阴阳五行运动普遍存在于中医学的一切事物之中，并贯穿于中医学一切事物发展过程的始终。

对待中医学必须用辩证唯物主义观点

从上所述，表明了中医学的理论是在和巫教神学天命鬼神的宗教迷信思想作尖锐的斗争之中成长、发展、创造出来的，它具有长期的医疗实践基础，它是唯物的，是用我国古代朴素的辩证法的思想观点在对中医学的内容进行论述。它阐述了中医学领域里的一切事物都是"变动不居"的，都是在不断运动、不断发展、不断变化的，如在临床治疗过程中就是"辨证施治"地"病万变药亦万变"。因而，在对待中医学的理论上，形而上学者是无法理解的，机械唯物论者也是无法理解的，只有辩证唯物主义者才能对它真正理解。所以在继承和发扬中医学遗产的事业上，离开了辩证唯物主义的观点是不行的。且由于中医学产生于我国古代，受着当时历史条件的限制，它的唯物论观点和辩证法思想只是朴素的、原始的、不完全的和不彻底的，甚至还杂有一些不纯的东西，也必须以辩证唯物主义的观点、一分为二的观点来对待它。辩证唯物主义是打开中医学宝库的锐利武器，是打开中医学宝库的唯一有效的武器，在继承和发扬中医学遗产的道路上，如果不以这个武器来武装自己的头脑是无法前进的。过去的事实已经证明：排斥了辩证唯物主义的立场、观点和方法来整理中医学遗产的就吃力不讨好，甚至走到错误的道路上去了。

论《黄帝内经》中的古代运气学说

　　《黄帝内经素问》一书中现在所载的《天元纪大论》《五运行大论》《六微旨大论》《气交变大论》《五常政大论》《六元正纪大论》《至真要大论》七篇，是专门论述中国医学中古代运气学说的，所以人们一般把它叫做"运气七篇"。这是中国医学不可分割的一部分。它有着丰富的医学内容和宝贵的辩证法思想，在中国医学的长期发展过程中，一直起着积极的促进作用。汉末张仲景根据"运气七篇"和其它几部古典著作的医学思想，总结了当时的医学知识和自己的医疗经验，写出了理、法、方、药全备的《伤寒杂病论》一书，系统论述了辨证施治，这是我国古代医药的一大发展；宋代刘完素对"运气七篇"进行了深入的研究，结合自己的医疗实践，写出了《素问玄机原病式》一书，提出了"六气皆可以化火"的论点，卓然成为我国医学史上的一大家，这就是其中突出的例子。

"运气七篇"的写作年代

　　宋代林亿等人说过："《素问》第七卷亡已久矣。……观《天元纪大论》《五运行论》《六微旨论》《气交变沦》《五常政论》《六元正纪论》《至真要论》七篇，居今《素问》四卷，篇卷浩大，不与《素问》前后篇卷等，又且所载之事与《素问》余篇略不相通，窃疑此七篇乃《阴阳大论》之文，王氏取以补所亡之卷，犹《周宫》（当作《周礼》）亡《冬官》以《考工记》补之之类也。"又说："汉·张仲景《伤寒论·序》云：'撰用《素问》《九卷》《八十一难》《阴阳大论》……'。是《素问》与《阴阳大论》两书甚明，乃王氏并《阴阳大论》于《素问》中也，要之《阴阳大论》亦古医经，终非《素问》第七矣。"（均见《黄帝内经素问序》新校正注）据此，则"运气七篇"乃《阴阳大论》一书，而非《黄帝内经素问》之文。然《阴阳大论》之书，现在也别无传本，独《针灸甲乙经》中，有题《阴阳大论》的一篇，但其所载内容，全是《素问·阴阳应象大论》之文，而皇甫谧又明谓他的《针灸甲乙经》一书，是根据《素问》《针经》《明堂孔穴针灸治要》等三书编撰而成，没有采用过《阴阳大论》一书。这说明了《针灸甲乙经》中的《阴阳大论》这一篇，不是古代的《阴阳大论》之书，而是"阴阳应象大论"脱落了"应象"二字或者是皇甫谧写这一篇题时随意略去了"应象"二字，使之成为"阴阳大论"这样一个篇题的。如果不是这里少了"应象"二字，是《阴阳应象大论》之题多了"应象"二字，而《阴阳应象大论》就是古代《阴阳大论》之书，张仲景是不会在《伤寒论·伤寒杂病论集》中说他所写的《伤寒杂病论》是既撰用《素问》又撰用《阴阳大论》的。因此，林亿等所谓"运气七篇"即古代《阴阳大论》之说，是可以采取的。

《阴阳大论》一书，东汉初年班固撰写的《汉书·艺文志》不载，表明它不是东汉建武以前的作品，而且它用了干支纪年，如它说："天气始于甲，地气始于子，子甲相合，曰命岁立"和"甲子之岁""乙丑岁""丙寅岁""丁卯岁""戊辰岁"（见《六微旨大论》）以及"甲己之岁""乙庚之岁""丙辛之岁""丁壬之岁""戊癸之岁""子午之岁""丑未之岁""寅申之岁""卯酉之岁""辰戌之岁""己亥之岁"（见《天元纪大论》）等等，更表明它不是西汉以前的作品。我们知道，在古代，干支只用于纪日，西汉以前，是不以干支纪年的。用干支纪年，只是从东汉初期光武帝刘秀建武年间才开始的。因此，《阴阳大论》成书年代的上限，不会早于东汉初年建武以前，而只能在这以后。

"阴阳大论"这一书名，首见于《伤寒论·伤寒杂病论集》。它说："撰用《素问》《九卷》《八十一难》《阴阳大论》《胎胪》《药录》，并平脉辨证，为《伤寒杂病论》合十六卷"。张仲景写《伤寒杂病论》的时候，就已经把《阴阳大论》一书作为他的重要参考书籍，表明《阴阳大论》一书早于张仲景的《伤寒杂病论》而存在。张仲景为东汉末年灵、献时代人，因而，《阴阳大论》成书年代的下限，不会晚于东汉末年灵、献时代以后，而只能在这以前。

从上所述，我们可以看出，《阴阳大论》即《素问》"运气七篇"的成书年代，是在东汉初期刘秀建武至东汉末期灵、献时代之间。

《素问》中运气学说的辩证法思想

《素问》"运气七篇"中运气学说（以下简称"《素问》中运气学说"），总结了我国古代劳动人民在长期生活生产实践中逐渐产生和发展起来的辩证法思想，论述了辩证法在中国医学中的应用。

中国医学早在《黄帝内经》成书的战国时代，就已经认识到：自然界一切事物都不是孤立的，人体各部组织是相互联系相互制约，自然界各种事物也是相互影响的，人体各部组织是一个统一的整体，而人与自然界也是息息相关的。在当时已经发展起来的阴阳五行学说这种古代朴素辩证法思想指导下，古代医学家用取象比类的方法，阐明了这个医学世界的统一性，并且还指出了自然界一切事物内部都有阴阳对立的两个方面，这两个方面是互相联系、互相为用的（"阴在内，阳之守也；阳在外，阴之使也"），又是相互斗争的（"阴胜则阳病，阳胜则阴病"）。二者总是反映出"阴阳交争""阴阳相薄"来，而"交争""相薄"的结果，还在一定条件下各向自己的对立方面发生转化。所谓"重阴必阳，重阳必阴""寒极生热，热极生寒"即是。事物阴阳对立的矛盾运动，推动着事物的不断变化和发展，促成着事物进行"生长壮老已"的过程。"阴阳者，万物之能（"能"即"台"字，读为"胎"）始也"。阴阳对立统一运动，普遍存在于世界万物之中，是世界万物生长发展进行"生长壮老已"的根本动力。所以《素问·阴阳应象大论篇第五》说："阴阳者，天地之道也，万物之纲纪，变化之父母，生杀之本始，神明之府也。"

《素问》中运气学说，继承了这分宝贵的思想遗产，并在医学的具体应用上有了发展。它在前人思想成就的基础上提出了"阴阳""刚柔""天地""升降""出入""上下""内外""先后""寒暑""盛衰"

"盈虚""气形""邪正（真）""本标""逆顺""迟速""动静""胜负""缓急""深浅""厚薄""补泻""散收"等等相对概念。这一切以阴阳学说为总纲，受阴阳学说的统辖，是阴阳学说在各方面的具体应用。而阴阳学说则是事物内部运动的基本形式，是事物普遍存在的运动规律。

《素问》中运气学说在论述这些相对概念的同时，明确指出了事物对立的两个方面，不是绝对分离，互不相干的，而是"阳中有阴，阴中有阳"（见《天元纪大论篇第六十六》），"上下交互"在一起，并且还"上胜则天气降而下"，天气转化为地气，"下胜则地气迁而上"，地气又转化为天气（见《六元正纪大论篇第七十一》），阴阳对立的双方在一定条件下是要向自己对立的方面进行转化的，所以《素问·六元正纪大论篇第六十六》说："动复则静，阳极反阴。"《素问·天元纪大论》说："动静相召，上下相临，阴阳相错，而变由生也。"这表明了对立双方的斗争促进事物的变化。

"君火之右，退行一步，相火治之，复行一步，土气治之；复行一步，金气治之，复行一步，木气治之；复行一步，君火治之"（见《六微旨大论篇第六十八》），自然界一切事物都是"变动不居"的，从而《素问》中运气学说明确地提出了一个"动而不已"（见《六微旨大论篇第六十八》）的辩证新观点，论述了世界万物都是处在不断运动、不断变化过程中。事物内部阴阳的不断运动，使事物得到不断的发展和变化，"曰阴曰阳，曰柔曰刚，幽显既位，寒暑弛张，生生化化，品物咸彰"（见《天元纪大论篇第六十六》），事物都进行着正常的"生长壮老已"或"生长化收藏"的发展过程，自然界呈现出一片蓬蓬勃勃的繁荣景象。阴阳的对立统一如被破坏，发生"阴阳离决"，失去运动，"出入废则神机化灭，升降息则气立孤危"，事物也就完结，生命也就终止了。所以世界上一切事物，都是"非出入则无以生长壮老已，非升降则无以生长化收藏"（见《六微旨大论篇第六十八》）的。

众所周知，任何运动规律都是依赖于物质的存在而存在，阴阳运动也不例外。没有物质就没有运动。《素问》中运气学说根据《周易·系辞上》所谓"形乃谓之器"，提出了"器"这个有形质的物体作为阴阳运动、万物生化的物质基础。它说："器者，生化之宇。器散则分之，生化息矣。"（见《六微旨大论篇第六十六》）这就表明《素问》运气学说认为有形质的物体，是阴阳运动的基础，是事物生长发展的根本，没有物体就没有阴阳运动的存在，也就没有事物的生长和发展。从而又表明了运气学说的古代朴素的唯物论观点。

阴阳对立统一的矛盾运动，普遍存在于一切物体中，"是以升降出入，无器不有"（见《六微旨大论篇第六十六》），因而任何物体的运动，都是"无不出入，无不升降"（见《六微旨大论篇第六十六》）的。

《素问》中运气学说还认为一切事物的发展都不是绝对平衡的，世界上等同的事物是不存在的。论中所说的"气用有多少，化洽有盛衰""病形有微甚，生死有早晏"（均见《六元正纪大论篇第七十一》），"气味有厚薄，性用有躁静"，以及"治有缓急，方有大小""证有中外，治有轻重"（均见《至真要大论篇第七十四》）等等，就是表达了这种观点。

《素问》中运气学说对中国医学的贡献

《素问》中运气学说在古代朴素的辩证法思想指导下，以干支立年为工具，论述了"肝""心""脾""肺""肾"五藏和"风""寒""暑""湿""燥""火"六气错综复杂变化为病的规律以及其相应的治疗原则，系统地总结了我国东汉以前的医疗经验，发展了《黄帝内经》的医学思想，为中国医学的进一步发展作出了贡献。

《素问》中运气学说在人体与自然环境是一个统一整体的思想指导下，在《内经》医学理论的基础上，把"在天为气"的自然界风寒暑湿燥火"六气"与人体三阴三阳经脉紧密联系在一起，把"在地成形"的自然界木火土金水"五行"与人体五藏紧密联系在一起，运用司天在泉、客主加临、淫郁胜复、太过不及等理论，论述了风寒暑湿燥火六气伤人及风寒暑湿燥火相兼而导致的人体藏府经脉病变的规律，论述了人体藏府和经脉的复杂病证，这就发展了《黄帝内经》在这方面的医学理论，使之能更有效地指导医疗实践。记述了包括内科、外科、妇科、眼科、口腔和耳鼻咽喉等各科共四百多个病证，丰富和发展了《黄帝内经》所载病证的内容，表示了对医学世界认识的进一步深化。它还由博返约，把这些病证作了归纳，找出了六气为患导致人体发生病变的基本规律，提出了"厥阴所至为里急"，"为支痛"，"为软戾"，"为胁痛呕泄"；"少阴所至为疡疹身热"，"为惊惑恶寒战慄谵妄"，"为悲妄衄蔑"，"为语笑"；"太阴所至为积饮否隔"，"为稸满"，"为中满霍乱吐下"，"为重胕肿"；"少阳所至为嚏呕，为疮疡"，"为惊躁瞀昧暴病"，"为喉痹耳鸣呕涌"，"为暴注瞤瘛暴死"；"阳明所至为浮虚"，"为觥尻阴股膝髀腨胻足病"（疑此句文字有误），"为皴揭"，"为觥嚏"；"太阳所至为屈伸不利"，"为腰痛"，"为寝汗，痉"，"为流泄禁止"（见《六元正纪大论篇第七十一》），特别是提出了"诸风掉眩，皆属于肝；诸寒收引，皆属于肾；诸气愤郁，皆属于肺；诸湿肿满，皆属于脾；诸热瞀瘛，皆属于火；诸痛痒疮，皆属于心；诸厥固泄，诸属于下；诸痿喘呕，皆属于上；诸禁鼓慄，如丧神守，皆属于火；诸痉项强，皆属于湿，诸逆冲上，皆属于火；诸胀腹大，皆属于热；诸躁狂越，皆属于火；诸暴强直，皆属于风；诸病有声，鼓之如鼓，皆属于热；诸病胕肿，疼酸惊骇，皆属于火；诸转反戾，水液浑浊，皆属于热；诸病水液，澄澈清冷，皆属于寒；诸呕吐酸，暴注下迫，皆属于热（见《至真要大论篇第七十四》），即所谓"病机十九条"（实际上，当还有燥邪为病之文，今脱落），约两千年来一直脍炙人口，对中国医学的发展起了重要作用。

《素问》中运气学说根据运用司天在泉、客主加临、淫郁胜复、太过不及等理论所阐明的疾病规律，还相应地规定了治疗这些疾病的原则，例如《至真要大论篇第七十四》提出的"风淫于内，治以辛凉，佐以苦，以甘缓之，以辛散之"，"木位之主，其写以酸，其补以辛"等论述。它还根据疾病的一般规律，提出了"寒者热之，热者寒之，微者逆之，甚者从之，坚者削之，客者除之，劳者温之，结者散之，留者攻之，燥者濡之，急者缓之，散者收之，损者温之，逸者行之，惊者平之"等治疗的普遍法则和"大毒治病，十去其六；常毒治病，十去其七；小毒治病，十去其八，无毒治病，十去其九，谷肉果菜，食尽养之，无使过之，"以及"大积大聚，衰其大半过乃止"的给药原则。所有这些，至今在临床上仍不失其指导意义。

写在后面

东汉时代的唯物主义者王充在他所写的《论衡·明雩篇》中说过："夫天之运气，时当自然。"《素问》中"运气七篇"的运气学说，是根据人们在长期的生活实践和医疗实践中观察自然界气候变化及其影响人体发生疾病所获得的丰富经验，运用阴阳对立统一规律总结出来的，是唯物的。它以"五运回薄""六气往复"的"变动不居"，阐述了自然界气候的不断变化，而影响人体发生的疾病也在不断发展，这与汉儒董仲舒倡导的"天不变，道亦不变"的形而上学观是背道而驰的。它在论述了风寒暑湿燥火"六气"变化导致人体发病的规律的同时，提出了相应的治疗这些疾病的法则，表达了疾病规律可以认识、疾病可以治疗的正确观点，实际上反对了"死生有命"的"宿命论"思想。它以干支立年为工具，讨论自然界气候变化及其导致人体发病的规律，似乎是有六十岁一周的循环论倾向，但它明确指出了气候是"应常不应卒"（见《气交变大论篇第六十九》），自然界是"时有常位，而气无必"（见《至真要大论篇第七十四》），不是用甲子推算其时至其气亦必至的，它注重参验，讲究效用，在《气交变大论篇第六十九》中提出了"善言天者，必应于人；善言古者，必验于今；善言气者，必彰于物"，强调理论必须紧密联系于实际，理论只有符合于实际才是有用的，主张在医疗实践中正确地运用这个理论。这就说明它以实践为基础，把理论牢靠地放在实践的基础之上，就使这个理论自然而然地具有了朴素唯物主义的实质。它在《黄帝内经》的基础上，发展了我国的古代医学，又促进了后世医学的发展。由于它受到当时社会历史条件的限制，不可避免地存在某些错误的东西，但它与后来带上了严重的唯心主义色彩的运气学说是有着本质区别的。在宋代，由于程朱理学思想的影响，受程朱理学思想统治的运气学家，抛弃了《素问》中运气学说的丰富的医学实际内容和宝贵的辩证法思想，把干支立年这个运气学说的外壳拿来加以固定化，以干支立年为基础，机械地推算出某年为某气司天必发生

论《黄帝内经》中的古代运气学说

某病而当用某药，给人们规定了一个万古不变的"模式"，这就脱离了事物发展的客观实际，陷入了唯心主义的泥坑。这种宋儒运气学说阉割了《素问》中运气学说的灵魂，与《素问》中运气学说名同而实异，所以沈括在《梦溪笔谈·象数一》中说："医家有五运六气之术，大则候天地之变，寒暑风雨，水旱螟蝗，率皆有法，小则人之众疾，亦随气运盛衰。今人不知所用，而胶于定法，故其术皆不验。"然而现在有些人对《素问》中运气学说和带着严重宋儒色彩的运气学说不加区别，混为一谈，或者统加赞扬，或者均加否定，这都是因为没有考察中国医学运气学说的变化史，没有深究名同而实异的两个运气学说的实质，缺乏对运气学说真正认识，因而总是人云亦云，甚至信口雌黄，妄加评说，这是不对的。

《黄帝内经》对我国古代医学的贡献

依据马克思主义的观点，自从有了人类的出现，就有了医疗的活动，医药起源于劳动。我国古代劳动人民在长期的生活、生产实践中逐渐地产生了医疗知识，发现了医药，创造了医疗方法。在古代一段漫长时间里，医学曾被披上了神学迷信的外衣。然医学本身在医疗实践活动中仍然是沿着唯物主义道路在继续前进，继续发展。到了春秋战国时期，由于农业、手工业的发展也使医学发展到了一个较高的程度，当时已发现了不少药物和创造了很多种医疗方法，进行了人体解剖，在长期医疗实践的基础上产生了医学理论，并出现了一些医学专门著作的小册子，如《黄帝内经》中引用的所谓的《上经》《下经》《金匮》《揆度》《奇恒》（见《素问·病能论篇第四十六》）、《本病》（见《素问·痿论篇第四十四》）、《阴阳传》（见《素问·著至教论篇第七十五》）、《脉经上下篇》（见《素问·示从容论篇第七十六》）、《奇恒势六十首》（见《素问·方盛衰论篇第八十》）、《刺法》（见《灵枢·官针第七》和《灵枢·逆顺篇第五十五》）《九针六十篇》（见《灵枢·禁服第四十八》）等均是。《灵枢·病传第四十二》所载"岐伯曰：诸方此，众人之方也，非一人之所尽行也"等语，也说明了这一点。但是由于当时诸侯封疆闭塞，关隘受阻，交通不便，文学各异，医学得不到很好的交流，使医学理论存在着分歧，《素问·五藏别论篇第十一》载"余闻方士，或以脑髓为藏，或以肠胃为藏，或以为府，敢问更相反，皆自谓是"等就是其例。这在一定程度上限制了医学的发展，因而就有必要对其医疗经验和医学理论加以总结、整理和提高。战国之世，诸侯兼并，争城夺池，突破和改变了旧有的封疆领地，人民往来转频繁，使各地医学文化交流有了可能。在秦国，通过商鞅变法之后，"主以尊安，国以富强"（见《韩非子·和氏》），"山无盗贼，家给人足"（见《史记·商君列传》），"禽将破敌，攘地千里"（见《史记·范雎蔡泽列传》），关东之民多西来，这就给当时的医学交流和整理提高准备了较好的条件，于是秦国就开展了这项工作。当时参加这项医学整理工作的医学家们，以革新思想为指导，重视劳动人民在医学上的创造，重视人们的医疗实践，批判了唯心主义和形而上学，依据唯物主义路线在医学上进行了创新，写出了战国时期划时代的医学巨著《黄帝内经》（还有《黄帝外经》一书，今已佚），给中国医学的发展奠定了理论基础，为我国人民的健康事业做出了贡献。

众所周知，殷周之际，我国医学一直被巫觋所把持，他们给医学蒙上了一层宗教迷信的罩衣，使医学长期陷入视觉的羁绊中；到了春秋末期，出身于没落奴隶主阶级的儒家创始人孔丘，又大叫什么"生而知之""上智与下愚不移"，什么"死生有命，富贵在天"，意图鼓吹其反动的"天才论"和"天命观"，要人们"安贫知命"，有病待死。《内经》站在朴素的唯物主义的立场上，从医学的角度进行了批判，指出世界上无论什么人，他们的生理活动都是一样的，"五藏者，所以藏精神血气魂魄者也；六府者，所以化水谷而行津液者也。此人之所以具受于天也。无愚智贤不肖，无以相倚也"（见《灵枢·本藏第四十七》），人禀于自然而具有的消化水谷、吸收营养、运行津液、流畅血气、维持生命活动、产生思想意识的能力都是相同的，没有任何人是不一样的，至于人们在社会活动中而出现了知识才能的差异性，那主要是由于后天环境所造成而不是完全由先天决定的。人体生疮害病，也不是"获罪于天"，也不是无缘无故的命定，"夫痈疽之生，脓血之成也，不从天下，不从地出，积微之所生也"（见《灵枢·玉版第六十》），而是受到一定的致病因素的影响，气血不和，精气流行不畅，经过一个量变到质变的转化过程逐渐形成疾病的。疾病之在人身，并不是什么鬼神在人体内为祟作怪，而是能够引起人体生病的因素所谓"邪气"侵犯了人体，这和芒刺误入了肌肉，秽浊污染了衣服，绳索发生了缠结，水道发生了闭塞一样，是可以把它清除的，"刺虽久，犹可拔也；污虽久，犹可雪也；结虽久，犹可解也；闭虽久，犹可决也。或言久疾之不可取者，非其说也。……疾虽久，犹可毕也，言不可治者，未得其术也"（见《灵枢·九针十二原第一》）。疾病都是可以认识并且都是可以治疗的，治不好是技术不行。"拘于鬼神者，不可以言至德"（见《素问·五藏别论篇第十一》），对于那些迷信鬼神的人，是不可以和他们说自然道理的，这是一种唯物主义的观点。

《内经》非常重视人体解剖。它认为人体的生命活动是可以认识的，主张用解剖的方法去观察认识人体的组织结构，它说："若夫八尺之士，皮肉在此，外可度量切循而得之，其死可解剖而视之。"（见《灵枢·经水第十二》）在治疗上，对于某些疾病，则提倡手术切除，"发于足指，名脱痈（疽），其状赤黑……急斩之"（见《灵枢·痈疽第八十一》）；"夫痈（痈）气之息等，宜以针开除去之"（见《素问·病能论篇第四十六》）等就是其例。

《内经》总结了它以前的医学知识和当时的医疗经验，论述了有关人体的解剖、生理、病理、致病因素、发病以及有关疾病的诊断、治疗和预防，形成了比较完整而系统的医学理论体系。它从唯物主义的立场出发，提出了"精气"是构成人体的基本元素，否定了"神创造人"的唯心主义的错误观点。它比较详细地讨论了有关人体藏府组织器官的生理活动和病理变化，并依据各藏府功能的特点，把它们分成"五藏""六府"和"奇恒之府"。藏象学说，在中国医学理论体系中占有相当重要的位置，是中国医学的一个极端重要的组成部分。经络，"内属于府藏，外络于肢节"（见《灵枢·海论第三十三》），运行气血，营养人体表里上下的五藏六府、肢体百骸、五官九窍。它分为十二经脉、奇经八脉、十二经别、十五别络、孙络、十二经筋、十二皮部等部分。这些部分，共同组成了中国医学理论中的一个独特系统。对于致病因素，《内经》称其为"邪气"，它批判地继承和发展了医和"阴淫寒疾，阳淫热疾，风淫末疾，雨淫腹疾，晦淫惑疾，明淫心疾"（见《春秋·左昭元年传》）的"六气病因说"，指出"风""雨""寒""暑""燥""湿"和"喜""怒""忧""思""悲""恐""惊""欲"以及"饮食""劳倦""性欲"等在一定条件下都是致病因素，都是邪气，都可伤人致病。然这些邪气的伤人，一点也离不开正气的失常，"邪之所凑，其气必虚"（见《素问·评热病论篇第三十三》），"风雨寒暑，不得虚，邪不能独伤人"（见《灵枢·百病始生第六十六》），这就清楚地表明了它"内因决定外因"的发病学观点。在诊法上，提出了"望""闻""问""切"四诊合参的诊断方法。在治疗上，确立了"盛者泻之，虚者补之"（见《灵枢·经脉第十》），"寒者热之，热者寒之"（见《素问·至真要大论篇第七十四》）和因人因时因地制宜以及根据疾病标本缓急施治等基本原则；其治疗方法除详细讨论了针灸疗法外，还记述了汤液、药酒、丸剂、导引、按摩、熨法、浴法、膏法、蒸法以及手术疗法等，真是丰富多彩！尤其值得特别提出的是《内经》还产生了"有病早治，无病先防"的"治未病"（见《素问·刺热篇第三十二》和《素问·四气调神大论篇第二》）的预防医学思想，同时否定了"诸仙人及不死之药"的存在，这在当时更是难能可贵的。《内经》的医学内容，在许多方面，今天仍然值得我们用马克思主义的立场、观点和方法来对它进行发掘。

《内经》还接受了具有朴素辩证法思想的阴阳五行学说。它在接受阴阳五行学说的时候，批判了阴阳五行家们附会上去的有关社会人事、历史兴替的唯心主义观点，而以阴阳五行学说的辩证法思想为指导方法，总结和论述了中国医学的理论，阐明了医学世界的统一性，从而确立了中国医学的整体观念。中国医学的这种整体观，贯串于中国医学的解剖、生理、病理、病因、诊断、治法等各个方面，贯串于中国医学的医疗活动的始终，指导着中国医学的实践，促进了中国医学的发展。至于阴阳五行学说的先天不足，规定了它的辩证法思想的不完整性和不彻底性，使中国医学没有能够随着医疗实践的发展而对医学上发展了的东西做进一步深入的研究，阴阳五行学说代替了具体医学理论的创造，从而出现了束缚中国医学发展的情况，这是后来的事情，不能误会地把它完全记在《内经》的账上。

《黄帝内经》的成书，标志着我国古代医学发展到一个新的阶段，标志着我国古代医学脱离了巫教神学的羁绊。它是这一时期医学领域里的唯物战胜唯心、医学战胜巫术的一部杰出著作，它以讨论医学的方式批判了儒家的"天命观"和反动礼教，批判了宣扬宗教迷信的"鬼神论"，以朴素唯物主义的观点和进取精神，总结了当时及其以前我国古代劳动人民在长期与疾病作斗争的实践中所创造的医疗经验和医学知识，并在医学理论上进行了创新，使我国古代医学理论系统化、完整化，形成了中国医学的理论体系，给我国古代医学的进一步发展奠定了理论基础和实践基础。不少内容，到现在对于我们的医学活动和临床实践都仍然具有很大的实际意义。但是由于《内经》成书的时代局限性和《内经》作者的阶级局限性，使《内经》一书的唯物主义思想和辩证观点还是朴素的、自发的、不彻底的，因此，其中还夹杂一些不切实际的东西，特别是对有关医学发展史方面的观点，《素问》的《上古天真论》《移精变气论》《汤液醪醴论》等篇章均宣扬了"今不如昔"就是其例。在继承发扬中国医学遗产的今天，我们必须要以客观认真的态度，正确地对待《内经》。

《黄帝内经》对我国古代医学的贡献

论《黄帝内经》思想文化的基本特征

根据我国的考古发现，我国中医药文化开始于数千年前的新石器时代，发展到战国末期，人们对以往长期积累的医疗经验和医学知识，在互相交流的基础上进行了总结整理，升华到理论高度，写出了一部划时代的医学巨著《黄帝内经》。这部《黄帝内经》已经具有了比较完整和系统的理论体系以及丰富多彩的医疗方法。两千多年来，它一直指导着中医药学的临床实践，保证了我国民族的繁衍和发展，规定了我国传统医学的发展方向，体现了中医药学思想文化的基本特征。

一、人本思想

《素问·宝命全形论篇第二十五》说："天覆地载，万物悉备，莫贵于人。"人为万物之灵，体内"藏神"，有智慧，会劳动，能创造。人是社会的人，不是细胞简单的堆砌，而是有着复杂的心理活动。《素问·宝命全形论篇第二十五》说："君王众庶，尽欲全形。"一切从"人"出发，把维护人的生命健康放在首位，研究人，研究人的活动，研究人体组织结构，生理状况，病理变化，生存条件和生存环境。《灵枢·本神第八》提出养生"必须四时而适寒暑，和喜怒而安居处，节阴阳而调刚柔"，以达到人体"十二官"的相互为用，"主明下安"，并创造发明了"行气""导引""按摩""针刺""灸焫""药物"与外科手术等强身保健和治疗疾病的有效方法，保障人体健康和生命安全。

二、整体观

在《黄帝内经》里，认为人体以心、肝、脾、肺、肾五藏（还有心包络）和胆、胃、大肠、小肠、三焦、膀胱六府为中心，在心神的主导下，通过网布人体周身内外上下的经络系统，将营卫血气输送到各部组织机构，以保证各部组织机构的正常功能活动，发挥着"神"的作用，并体现出各部组织的相互为用，使人体形成一个统一的整体；同时，营卫血气通过心神作用的主导，在经络系统内循环运行过程中，从遍布全身经脉循行路线的穴位上稍事会聚，以与外界环境相交通，从而构成人体各部组织是一个统一的整体，人体与外在环境也是一个不可分割的整体，故自然的日月运行、四时变迁、海水潮汐、晴雨变化和社会的富贵贫贱的变更等等，都会给人体以影响。《素问·生气通天论篇第三》说"平旦人气生，日中而阳气隆，日西而阳气已虚，气门乃闭"之文，从一个侧面阐述了古人的这一观点。

三、变动观

《黄帝内经》认为，在医学世界里，一切事物都不是静止的、不变的，而是在不断运动、不断发展、不断变化的，永远处在"变动不居"中。《素问·宝命全形论篇第二十五》说"人生有形，不离阴阳"，《素问·阴阳离合论篇第六》说"阴阳者，数之可十，推之可百，数之可千，推之可万，万之大，不可胜数，然其要一也"。阴阳存在于一切事物过程中，贯串于一切事物过程之始终。阳道奇，一、三、五、七、九是也；阴道偶，二、四、六、八、十是也。二者相对平衡，既相互联系，又相互对立，处于一个统一体中，维护着人体的生存和正常发展。这种平衡如被打破，则偏阴偏阳是谓疾也。

《灵枢·经脉第十》说"人始生，先成精"，《素问·金匮真言论篇第四》说："夫精者，身之本也。"精是构成人体的基本物质，在保证人体正常生长发育过程中不断地被消耗，又不断地从饮食中得到补充。《灵枢·营气行第六十》说："谷入于胃，乃传于肺，流溢于中，布散于外，精专者，行于经隧，常营无已，终而复始，是谓天地之纪。"精气在终而复始的不断循环运行以濡养人体各部组织过程中，总是"弃其陈，用其新，腠理遂通，精气日新"，进行着人体的新陈代谢，保障着人的生命活动，精气郁滞则为病。

四、疾病观

《素问·调经论篇第六十二》说："夫心藏神，肺藏气，肝藏血，脾藏肉，肾藏志，而此成形，志意通，内连骨髓，而成身形五藏。五藏之道，皆出于经遂，以行血气，血气不和，百病乃变化而生。"以五藏为主体、以心为主导通行血气具有生命活动的人体发病，乃由某些致病因素伤人导致血气阴阳失去平衡而然。人有疾病，必然在人体某些部位甚至全身反映出各种证候，所谓"有诸内必形诸外"也。人体疾病的各个证候，彼此都是互相关联、互相影响着的。恩格斯也曾说过："身体某一部分形态的改变，总是引起其他部分的形态改变。"即使只身体某一个部位出现证候，它也是人体全身病变的局部反映。而且，任何疾病都是动态的，都是随着时间的推移而不断地发生着变化，有的从外入内进行传变，有的由藏传府或由府传藏，有的循太阳、阳明、少阳、太阴、少阴、厥阴六经传变，有的循卫、气、营、血等传变，有的循上焦、中焦、下焦三焦传变，有的循肝、心、脾、肺、肾五藏传变：寒证可以转化为热证，热证也可以转化为寒证，实证可以转化为虚证，虚证也可以转化为实证。总之，病证不是固定不变的。

五、治疗观

《素问·四气调神大论篇第二》说："圣人不治已病治未病。"所谓"治未病"者，乃指"未病先防"和"已病防变"也。扬汤止沸，何若釜底抽薪？《黄帝内经》认为，已病则治，不如预防而无病，提出了积极"养生"的概念，嘘吸阴阳，调摄精神，和喜怒，适寒温，节阴阳，安居处，清净调适，恬淡无为，不以物累形，使邪僻不生，则健康无病。其"已病防变"者，则如《金匮要略·藏府经络先后病篇》说"见肝之病，知肝传脾，当先实脾"，以防止疾病之传变。如病已传，则"随证治之"，做到"病万变药亦万变"。然疾病尚有寒热之别，虚实之异，又根据各疾病寒热虚实的不同病机，提出"寒者热之，热者寒之""虚者补之，实者泻之"，以调整人体机能，祛除病邪，达到人体阴阳气血的平衡协调，恢复健康。

六、教育观

中医药学是我国古代长期医疗实践活动积累起来的经验知识，是维护人体健康和生命的一门学科，在长期传承过程中，形成了具有东方特色的教育观念。

1. 择人而教 《素问·气交变大论篇第六十九》说："得其人不教，是谓失道，传非其人，慢泄天宝。"是故必选择道德高尚、行为端正、聪敏颖慧、有志于医的优秀人才而教，以确保医学知识的传承，达到《灵枢·师传第二十九》说的"则而行之，上以治民，下以治身，使百姓无病，上下和亲，德泽下流，子孙无忧，传之后世，无有终时"，体现着对后世子孙永远的人文关怀。

2. 因材施教 《灵枢·病传第四十二》说："诸方者，众人之方也，非一人之所尽行也。"根据人们不同的天资、性格和兴趣，教以不同的医学知识和技能，《灵枢·官能第七十三》指出："明目者，可使视色。聪耳者，可使听声。捷疾辞语者，可使行针艾，理血气而调诸逆顺，察阴阳而兼诸方。缓节柔筋而心和调者，可使导引行气。疾毒言语轻人者，可使唾痈咒病。爪苦手毒，为事善伤者，可使按积抑痹。"

3. 传授真知 《素问·金匮真言论篇第四》说"非其真勿传"。为了传授真正的知识与技能，《黄帝内经》提出了"法于往古，验于来今"的教育观点，就是用前人总结整理长期实践经验而撰著的《针经》为教材，向受教育者传授系统的理论知识和医疗技术，然后再把从书本上所学内容放到临床医疗的实际中去验证它的有效性，符合《素问·举痛论篇第三十九》所说"善言天者，必有验于人，善言古者，必有合于今"的原则也。

4. 问答教学 《黄帝内经》162 篇中所讲述的内容，大多是以"一问一答"甚至是"再问再答"的"问答"方式进行教学。其所涉及的范围包括基础理论（含有关天文、地理、历法、时令等知识）、医疗原则、学习方法和病例讨论等。这种问答式教学，生动活泼，受教育者占主动，符合"人本思想"和"因材施教"，虽未尽善，然总比"先生讲，学生听""一人讲，百人听"的机械教学方法要好。

《黄帝内经》还记述了黄帝向岐伯、伯高、鬼臾区、少师、少俞等人问道，又体现了广收众师之长的多师制教育。

总之，《黄帝内经》确立的中医药学理论体系及其基本观点，都是建立在大量的医疗实践经验的基础之上的，具有东方医学特色的辩证思维形式，在长期指导临床医疗活动中显现了它明显的治病有效性，两千多年来中医药学的不断发展并成为一个"伟大的宝库"，就充分有力地证明了这一点。

正确解读《黄帝内经》的学术内容

《黄帝内经》是一部具有很高学术价值的古典著作，蕴涵有丰富的辩证法思想和生命科学的内容，很值得我们今天大力研究。但它成书较早，颇有错简，读之不易，兹特选择二三疑点以析之。

一

《素问·六节藏象论篇第九》说："脾、胃、大肠、小肠、三焦、膀胱者，仓廪之本，营之居也，名曰器，能化糟粕，转味而入出者也。其华在唇四白，其充在肌，其味甘，其色黄，此至阴之类，通于土气。"

按： 全国中医高等教育的教材，无论中国中医药出版社出版的，抑或是人民卫生出版社出版的《黄帝内经》之教科书，都选入了这段经文。然这段经文实有错简，又不给以校正，只是随文敷衍，曲为之解，是会误导学生，造成理论混乱，从而搅乱了中医基本理论的规律性，害莫大焉。《灵枢·本藏第四十七》说："五藏者，所以藏精神血气魂魄者也，六府者，所以化水谷而行津液者也。"脾为五藏之一，试问何以"名之曰器"？又怎样"能化糟粕"而"转味入出"？其"胃、大肠、小肠、三焦、膀胱"此五者皆为"府"而属"阳"，功专"传化物而不藏"，其何以能为"营之居"而又是"仓廪之本"？何能"华唇四白"且"其充在肌"？《灵枢·阴阳系日月第四十一》说："脾为阴中之至阴"，《素问·金匮真言论篇第四》说："腹为阴，阴中之至阴，脾也。"至阴，为一名词，《黄帝内经》一书中数见，主要以"阴极"为义，这里则指脾湿之土气。胃为足阳明，大肠为手阳明，小肠为手太阳，膀胱为足太阳，三焦为手少阳，五者何类于"至阴"而"通于土气"？惜今之学者多急功近利，学术浮躁，不愿读书，随意解说，懒于发掘古人研究成果。其实，这段经文，早在元代，滑寿《素问抄》对这段文字就做了正确的校读，见于清代汪石山《读素问抄》一书的《藏象》中，作"脾者，仓廪之本，营之居也，其华在唇四白，其充在肌，此至阴之类，通于土气。胃、大肠、小肠、三焦、膀胱能化糟粕，转味而出入者也"。如此，则文通而理顺矣。其实，在明代，高武《针灸聚英》卷一上"足太阴脾经"引此文就声称是据滑氏改作了"脾者，仓廪之本，营之居也，其华在唇四白，其充在肌，此至阴之类，通于土气"也。

二

《素问·六节藏象论篇第九》说："凡十一藏取决于胆也。"

按：王冰注："上从心藏，下至于胆为十一也。然胆者，中正刚断无私偏，故十一藏取决于胆也"。王注是。此句乃论述本篇藏象理论而及于十一藏皆取决于胆，与上《灵兰秘典论篇第八》中"胆者，中正之官，决断出焉"同一思想，林亿等新校正引《针灸甲乙经》亦有"胆者，中精之府，五藏取决于胆"之文，而《诸病源候论》则称谓五藏六府取决于胆，以胆"盛精计三合"而为"小心"也，《素问·刺禁论篇第五十二》所谓"十（原误为'七'，今改正）节之傍，中有小心"者是也。然今之所谓"学者"，于上文"脾、胃、大肠、小肠、三焦、膀胱者"一段，明有错简，不思校正而强为之解说，而此"凡十一藏取决于胆也"之文，明明正确无误，却毫无根据地要把它改为"凡土藏取决于胆也"，硬说"十一"二字为一"土"字之裂而为二者，以迎合浅人"土受木制"之说也。真是"天下本无事，庸人自扰之"！殊不知此文乃本篇藏象理论之最后一句，且句上冠有一"凡"字，所谓"凡"者，言其"非一"也。如只一"土藏"，文上何用"凡"字为？文不通，理不顺，莫此为甚！这种释经随意性，不足以为人之师表也！

三

《素问·皮部论篇第五十六》说："邪之始入于皮也，泝然起毫毛，开腠理……"

按：王冰注："泝然，恶寒也。"考：逆流而上谓之"泝"。其"泝"字无"恶寒"之义，或"泝"乃"淅"字之坏，脱去中间之"木"而于右下方被误置一"、"使然。《灵枢·百病始生第六十六》说"是故虚邪之中人也，始于皮肤，皮肤缓则腠理开，开则邪从毛发入，入则抵深，深则毛发立，毛发立则淅然"，《灵枢·刺节真邪第七十五》说"虚邪之中人也，洒淅动形，起毫毛而发腠理"，《素问·刺热篇第三十二》说"肺热病者，先淅然，厥起毫毛"，《灵枢·邪气藏府病形第四》说"虚邪之中身也，洒淅动形"，《金匮要略·百合狐惑阴阳毒病篇》说"百合病……若溺时头不痛，淅然者，四十日愈"等，可见《黄帝内经》《金匮要略》等书中不用"泝"而皆用"淅"，《针灸甲乙经》卷二第一下载此文正作"淅然"。然"淅"在此亦为"痒"之借字，《说文·疒部》说"痒，寒也，从疒，辛声"，是其义，而"淅"字本义为"汰米"则与"恶寒"亦无涉也。

《黄帝内经》中"小心"及其临床意义

《素问·刺禁论篇第五十二》说："黄帝问曰：愿闻禁数，岐伯对曰：藏有要害，不可不察。肝生于左，肺藏于右，心部于表，肾治于里，脾为之使，胃为之市，鬲肓之上，中有父母，七节之傍，中有小心，从之有福，逆之有咎。"

"小心"义考

考：此文"七节之傍，中有小心"之义，诸注多歧，且又无当，王冰注谓"小心，谓真心，神灵之宫室"，真心何必曰"小心"？其与七节之傍何涉？注为误。张志聪、高世栻等注"七节之傍"为"膈俞穴"，注"中有小心"为"心气出于膈俞穴极微极细"，其膈俞之气内通于"膈"。膈能遮蔽浊气，然其实无心神之用，何能称之为"小心"？马莳注谓："然心之下有心包络，其形有黄脂裹者，属手厥阴经，自五椎之下而推之，则包络当垂至第七节而止，故曰'七节之傍，中有小心'。盖心为君主，为大心：包络为臣，为小心。"其注谓"包络为臣"而"为小心"，于理似可通，但其部位却未当"七节之傍"，故亦非是。张介宾、姚止庵、汪昂等注谓"两肾之间"的"命门""相火""代心君行事"而为"小心"，吴崑注谓"右（肾）为命门""相火代心君行事"而为"小心"，其释"七节"均指脊胠从下向上逆数第七节，然《内经》于脊胠无逆数之理；而且《内经》中根本没有所谓"命门相火"这一学说，何能据之以释此文"小心"之义？

所谓"小心"者，当有类似"心"的功用，而地位于心为次也。

心在人体中，"藏神"而为"五藏六府之大主"。似此作用，在十二藏府中，据《内经》所载，惟"胆"为能。《灵枢·本输第二》说："胆者，中精之府。"惟其为"中精之府"，内盛精汁藏而不泻，异于其他各府，故《素问·五藏别论篇第十一》称之为"奇恒之府"也。

《素问·灵兰秘典论篇第八》说"胆者，中正之官，决断出焉"，《素问·苛病论篇第四十七》说"夫肝者，中之将也，取决于胆"，《素问·六节藏象论篇第九》说"凡十一藏，取决于胆也"。从而表明了"胆"确具有类似于"心"的作用。而且，胆在病变上多有神志或与心神相关的证候，如《灵枢·邪气藏府病形第四》说"胆病者，善太息，口苦，呕宿汁，心下澹澹恐（如）人将捕之，嗌中介介然，善唾"，《灵枢·经脉第十》说"胆足少阳之脉……是动则病口苦，善太息"，《灵枢·四时气第十九》说"善呕，呕有苦，心中澹澹恐（如）人将捕之，邪在胆……"《灵枢·胀论第三十五》说"胆胀者，胁下痛胀，口中苦，善太息"，《素问·刺疟论篇第三十六》说"足少阳之疟，令人身体解亦，寒不甚，热不甚，恶见人，见人心惕惕然……"还有，《素问·宣明五气篇第二十三》和《灵枢·九针论第七十八》所载"胆为怒"以及《华氏中藏经》卷上第二十三所谓"胆热则多睡，胆冷则无眠"，等等，其中尤以"善太息""心下澹澹恐"或"恶见人，见人心惕惕然"等证，明显不过的与心相关。

《灵枢·口问第二十八》说："黄帝曰：人之太息者，何气使然？岐伯曰：忧思则心系急，心系急则气道约，约则不利，故太息以伸出之，补手少阴心主，足少阳留之也。"又说："太息，补手少阴心主，足少阳留之。"这里叙述"人之太息"，是由于"忧思"而"心系急"以致"气道约"所使然。病为"心系"之"急"，治疗不仅"补手少阴心主"，而且又取"足少阳胆经"，这正说明了"胆""心"之间的关系，所以后世的《医学入门·藏府总论》中注引《五藏穿凿论》谓"心与胆相通"。是"胆"可称为"小心"而当之无愧也。

藏府居于胸腹之内，其俞皆在于背，而列于脊胕之傍。藏府之气转行于背俞，背俞之气与藏府相应。胆在肝之短叶间，居于胁下，其气与俞通。《针灸甲乙经·卷三·第八》载："胆俞，在第十椎下两傍各一寸五分。"此言"七节之傍"者，王冰注《素问·疟论篇第三十五》"其明日日下一节"之文说"节，谓脊骨之节"，是"节"即"椎"也；而此"七"字乃"十"字之误。古文"十"字为"横短竖长"而"七"字为"横长竖短"也，由此可见，古文"十""七"二字形似，易于致误也。《史记·周本纪》说"诗人道西伯，盖受命之年称王而断虞芮之讼，后十年而崩"，张文虎《舒艺室续笔》据《尚书大传》谓"十年乃七年之误"，并自注云："十与七形近而伪，《史·表》多有。"是《史记·周本纪》中"七"字误为"十"，而此文则"十"误为"七"也。据此，则"七节之傍"乃"十节之傍"之误，而"十节之傍"即上引《针灸甲乙经·卷三·第八》之"十椎下两傍"，指"胆俞"。然此所谓"小心"也者，即谓"胆"也。观下文"刺中胆，一日半死，其动为呕"，与刺中"心""肝""肾""肺""脾"等死候并列而置于"从之有福，逆之有咎"文下，亦可证明这一点。

"小心"理论的临床意义

一、胆曰"小心"，其气与心通

《素问·宣明五气篇第二十三》说"胆为怒"，胆气怒狂，则欲持刀而杀人。治例：

患者某，男，20 岁。数年前曾发狂证多日，1966 年 11 月其病复发，狂走妄行，善怒，甚至欲持刀行凶。同年 12 月 5 日就诊于余。见其哭笑无常，时发痴呆，伴头昏、耳鸣、失眠、多梦、心悸、两鬓有掣动感，两手振颤，淅然畏寒，四肢冷，面部热，口渴喜饮，大便秘结。唇红，苔白，脉弦细数。治以柴胡加龙骨牡蛎汤去铅丹：

柴胡 12 克	黄芩 10 克	法半夏 10 克
党参 10 克	生姜 10 克	大枣 3 枚 (擘)
桂枝 10 克	茯苓 10 克	龙骨 12 克
牡蛎 12 克	大黄 8 克	

上 11 味，以适量水煎药，汤成去渣取汁温服，日 2 次。服药 4 剂，

狂止症退，改以温胆汤加味：

竹茹 15 克	茯苓 10 克	炒枳实 10 克
陈皮 10 克	龙骨 12 克	法半夏 10 克（打）
牡蛎 12 克	炒枣仁 10 克	石菖蒲 8 克
龟板 10 克	炙甘草 8 克	

上 11 味，以适量水煎药，汤成去渣取汁温服，日 2 次。服药数剂，其病痊愈，今未复发。

按：《素问·灵兰秘典论篇第八》说："胆者，中正之官，决断出焉。"《灵枢·九针论第七十八》说："胆为怒。"胆实痰郁，失其中正之用，无以正常决断，则善怒，甚则欲持刀行凶。胆主筋，司运动，其脉行于头面两侧，绕耳前后，故其狂走妄行，两手振颤，两鬓有掣动感而头昏、耳鸣。肝藏魂，胆为肝之府而为肝用，故失眠多梦。胆气通于心，心神失宁，故其哭笑无常，时发呆痴而心悸。胆气郁而不伸，其阳郁结于内，则面部热、口渴、大便结、唇红、脉弦细数。其阳不达于外，则四肢冷而淅然畏寒。柴胡加龙骨牡蛎汤升发胆气，化痰定神明。服药后怒止症退，再以温胆汤加龙骨、牡蛎、石菖蒲利窍化痰安神而收功。

二、胆为肝之府，胆虚则善恐，心下澹澹如人将捕之

治例：

患者某，女，40 岁，职工，住重庆市。原患胃下垂，1976 年 1 月 24 日突然发病，头顶昏闷而掣痛，且目痛欲脱，失眠，易惊，心慌，心悸，惕惕善恐，性急躁而易悲哭，善太息，小便黄，月经量少而色黑，苔薄，脉弦而重按少力，曾在重庆某医院住院治疗数月而无效，至 1977 年 6 月 18 日在武汉就医，治以温胆汤加党参、石菖蒲为主，其他则据证候变化以炒枣仁、龙齿、当归、白术、胆南星、远志、合欢皮、夜交藤、白芍、朱砂、防风等药加减出入，服 40 余剂而病基本告愈。

三、胆为少阳，起于阴中而主升

今胆气郁陷而欲升不能，阳引而上，阴引而下，阴阳相引，是故善欠。治例：

患者某，女，50 岁，住湖北枣阳某乡镇，家庭妇女。1951 年 3 月某日就诊。大病后形容消瘦，频频哈欠，舌苔薄而前部偏左有一蚕豆大斜方形正红色苔，脉弦细数。乃少阳郁陷，欲升不能。治宜升提少阳，佐以泻热，拟小柴胡汤加味：

柴胡 24 克	黄芩 10 克	党参 10 克
法半夏 10 克	甘草 10 克	生姜 8 克
黄连 10 克	红枣 4 枚（擘）	

以水煎服，日 2 次。服 1 剂后症退。

按：大病后，正气不足，血气损伤，故形容消瘦。邪热内蕴，胆气被遏，甲木郁陷于阴分，少阳生气欲升而不能，故频频哈欠。病在少阳则脉弦，正气不足则脉细，邪热内结则脉数而舌见蚕豆大斜方形正红色苔。小柴胡汤加味，用感一阳之气而生的柴胡为君，以升少阳之清气，佐黄芩清热，生姜、半夏升清降浊，党参、甘草、红枣补益正气，再加黄连泻蕴结之邪热。上方用后，能从阴分起郁陷之甲木，升少阳之生气，邪去而正复，故药服 1 剂而症退。

四、胆冷则无眠

《华氏中藏经》卷二第二十三说"胆冷则无眠"，《备急千金要方》卷十二第二说："大病后，虚烦不得眠，此胆寒故也，宜温胆汤。"治例：

患者某，女，41 岁，江浙人，保姆。1975 年 4 月就诊。经常失眠，不能入寐，寐则多恶梦，易惊醒，心烦，舌苔黄腻。乃痰浊阻胆，肝魂不藏；治宜清化痰浊，佐以安神；拟黄连温胆汤加味：

竹茹 15 克	炒枳实 10 克	茯苓 10 克
制半夏 10 克	炙甘草 10 克	陈皮 10 克
黄连 8 克	生地 10 克	当归 10 克
酸枣仁 10 克（炒打）		

以水煎服，日 2 次。

上药服 3 剂而愈，旋归江浙而去。

按：《灵枢·本输第二》说"肝合胆，胆者中精之府"，《素问·苛病论篇第四十七》王冰注说："肝与胆合，气性相通。"痰浊郁滞胆府，肝魂失于舍藏，则证见经常失眠，不能入寐，而寐则多噩梦。痰浊郁滞，邪实则正衰，胆气不足，故睡眠易惊醒。胆气通于心，胆有邪则心为之烦。痰浊郁结生热，则见舌苔黄腻。黄连温胆汤清化热痰；肝藏血，心主血，而血则为神之物质基础，然神在肝曰魂，在心曰神，神魂不安，故方中加入生地、当归、酸枣仁养血安神。患者服3剂而愈。

五、胆寒齿痛

《灵枢·经脉第十》说"胆……主骨所生病"，齿为骨之余，胆寒齿痛。治例：

患者某，女，45岁，住武汉市，1975年某月发病，右侧牙齿上连头角下及右颈剧痛不可忍，身体渐然微寒，面黄而无华，苔白，脉弦，以针刺止痛1天而复发，服二乌豆腐方无效，用温胆肠加白术服之痛减而右半身微麻如虫行，遂于原方再加党参、防风服之痛已而病愈，至今未复发。

六、胆移热于脑

《灵枢·本输第二》说"胆者，中精之府"，精生髓，髓聚于脑，故《素问·气厥论篇第三十七》说"胆移热于脑，则辛颏鼻渊。鼻渊者，浊涕下不止也，传为衄蔑瞑目"。辛夷消风散加减治之，辛夷、细辛、藁本、川芎、防风、甘草、升麻、黄芩、炒栀子、羚羊角、苦丁茶等煎服。

附：胆气与心通，故心病有治胆者，胆病亦有治心者。

心病治胆者例：

1.《素问·调经论篇第六十二》说："神有余则笑不休。"患者某，男，40岁，住湖北省枣阳市某区镇，干部。1975年4月某日就诊。患高血压病已多年，忽于2周前发生时而无故微笑，自己明白而不能控制，形体胖，头部昏闷，口干，舌苔厚腻而黑，脉象弦数。乃痰涎沃心，神明失守；治宜化痰涎，泻心火；拟导痰汤加味：

| 胆南星 10 克 | 炒枳实 10 克 | 茯苓 10 克 |

法半夏 10 克	炙甘草 6 克	陈皮 10 克
大贝母 10 克	石菖蒲 10 克	黄芩 10 克
黄连 10 克	玄参 10 克	

上 11 味，以适量水煎药，汤成去渣取汁温服，日 2 次。

按：《灵枢·九针论第二十二》说"心藏神"，《素问·调经论篇第六十二》说"神有余则笑不休"。心邪盛，则见时而无故发笑而不能自控。形体肥胖多属痰盛体质。痰浊郁结，清阳不升，津液不布，则头部昏闷，舌苔厚腻而口干，脉弦。痰郁化火，火极似水，故脉兼数象而舌苔兼黑色，《灵枢·癫狂第二十二》说"狂者多食，善见鬼神，善笑而不发于外者，得之有所大喜"。喜则气缓，津聚为痰，痰涎沃心，发为狂证善笑。导痰汤方加味，用导痰汤化痰行气。加大贝母、石菖蒲开郁通窍，黄连、黄芩泻心火，以平心神之有余。《素问·藏气法时论篇第二十二》说"心欲软，急食咸以软之"，加玄参咸软，以遂心欲而滋水以制火。药服 7 剂，痰消火退，善笑遂已。

2.《素问·调经论篇第六十二》说"神不足则悲"。患者某，女，55 岁，住湖北省襄樊市，家庭妇女。1972 年 5 月某日就诊。儿子溺死，又家中失火被焚，3 天前发病，神识不聪，烦躁欲走，多言语，善悲哭，舌苔白，脉虚。某医院诊断为"精神分裂症"，乃心神虚馁，痰浊扰心；治宜补心神而化痰浊；拟涤痰汤：

法半夏 10 克	炒枳实 12 克	竹茹 15 克
胆南星 10 克	石菖蒲 10 克	陈皮 10 克
远志肉 10 克	炙甘草 8 克	党参 10 克
茯苓 10 克		

上 10 味，以适量水煎药，汤成去渣，取汁温服，日 2 次。

按：忧思过甚则气结聚液为痰，痰浊上扰，则心神虚馁而失守。《素问·调经论篇第六十二》说"神不足则悲"，故其发病，则善悲哭而脉见虚象。《难经·三十四难》说"心色赤……其声言"，神明失聪，则精神恍惚而烦躁欲走，且多言语。涤痰汤方，用半夏、南星、竹茹、陈皮燥湿化痰，且陈皮同枳实行气以佐之，茯苓、甘草渗湿和中，以绝其生痰之源，党参、远志、石菖蒲补心安神，通窍益智。药服 6 剂，家中亦得到适当安慰而病遂愈。

胆病治心者例：

《灵枢·邪气藏府病形第四》："胆病者，善太息，口苦，呕宿汁，心下澹澹恐人将捕之，嗌中介介然，数唾，在足少阳本末亦视其脉之陷下者，灸之。"此据《诸病源候论·胆病候》为"胆气之虚也，则宜补之"，可用"人参养荣汤"补心以治之。

《黄帝内经》等"胆府理论"
（文献例录）

《素问·灵兰秘典论篇第八》："胆者，中正之官，决断出焉。"

《素问·五藏别论篇第十一》："胆……者，地气之所生也，皆藏于阴而象于地，故藏而不写，名曰奇恒之府。"

《灵枢·本输第二》："肝合胆，胆者，中精之府。"

《难经·三十五难》："胆者，清净之府也。"

《难经·四十二难》："胆在肝之短叶间，重三两三铢，盛精汁三合。"

《素问·六节藏象论篇第九》："凡十一藏，取决于胆也。"

《素问·刺禁论篇第五十二》："七节之傍，中有小心。""刺中胆，一日半死，其动为呕。"

《医学入门·藏府总论》注引《五藏穿凿论》："心与胆相通。"

《灵枢·师传第二十九》："目下果大，其胆乃横。"

"肝合胆，胆者，筋其应……肝应爪，爪厚色黄者，胆厚；爪薄色红者，胆薄；爪坚色青者，胆急；爪濡色赤者，胆缓；爪直色白无约者，胆直；爪恶色黑多纹者，胆结也。"

《灵枢·经脉第十》："胆足少阳之脉……是主骨所生病者。"

《素问·热论篇第三十一》："少阳主胆，其脉循胁络于耳，故胸胁而耳聋。"

按：《太素·热病决》《甲乙经》卷七第一上载此均作"少阳主骨"。

《灵枢·天年第五十四》："人生……五十岁，肝气始衰，肝叶始薄，胆汁始减，目始不明。"

《素问·宣明五气篇第二十三》："胆为怒。"《灵枢·九针论第七十八》文同。

《灵枢·邪气藏府病形第四》："胆病者，善太息，口苦，呕宿汁，心下澹澹恐人将捕之，嗌中吤吤然，数唾，在足少阳本末亦视其脉之陷下者，灸之；其寒热者，取阳陵泉。"

《灵枢·四时气第十九》："善呕，呕有苦，长太息，心中澹澹恐人将捕之，邪在胆，逆在胃，胆液泄则口苦，胃气逆则呕，故曰呕胆。取三里以下胃气逆，则刺少阳血络以闭胆逆，却调其虚实以去其邪。"

《素问·苛病论篇第四十七》："有病口苦，取阳陵泉。口苦者，病名为何？何以得之？岐伯曰：病名曰胆瘅。夫肝者，中之将也，取决于胆，咽为之使。此人者，数谋虑不决，故胆虚气上溢，而口为之苦，治之以胆募俞，治在《阴阳十二官相使》中。"

《素问·气厥论篇第三十七》："胆移热于脑，则辛頞鼻渊。鼻渊者，浊涕下不止也，传为衄衊瞑目。"

《素问·气厥论篇第三十七》："胃移热于胆，亦曰食亦。"

《灵枢·胀论第三十五》："胆胀者，胁下痛胀，口中苦，善太息。"

《灵枢·淫邪发梦第四十三》："厥气……客于胆，则梦闘讼自刳。"

《黄帝内经》论"脾胃"
（文献选编）

一

《素问·太阴阳明论篇第二十九》说："太阴，阳明为表里，脾胃脉也。"

《灵枢·经脉第十》说"胃足阳明之脉……属胃，络脾"，又说："脾足太阴之脉……属脾，络胃。"

《素问·太阴阳明论篇第二十九》说："脾与胃以膜相连耳。"

《灵枢·本藏第四十七》说："脾合胃，胃者，肉其应。"

二

《素问·太阴阳明论篇第二十九》说："帝曰：脾与胃以膜相连耳，而能为之行其津液何也？岐伯曰：足太阴者，三阴也，其脉贯胃、属脾，络嗌，故太阴为之行气于三阴。阳明者，表也，五藏六府之海也，亦为之行气于三阳。藏府各因其经而受气于阳明，故为胃行其津液。"

《素问·玉机真藏论篇第十九》说："脾脉者，土也，孤藏以灌四旁者也。"

《素问·太阴阳明论篇第二十九》说："帝曰：脾不主时，何也？岐伯曰：脾者，土也，治中央，常以四时长四藏，各十八日寄治，不得独主于时也。脾藏者，常著胃土之精也。土者，生万物而法天地，故上下至头足，不得主时也。"

《素问，藏气法时论篇第二十二》说："脾主长夏，足太阴阳明主治，其日戊己。"

三

《灵枢·营卫生会第十八》说："谷入于胃，以传与肺，五藏六府，皆以受气。其清者为营，浊者为卫，营在脉中，卫在脉外，营周不休，五十而复大会，阴阳相贯，如环无端。"

《灵枢·五味第五十六》说："胃者，五藏六府之海也，水谷皆入于胃，五藏六府皆禀气于胃，五味各走其所喜，谷味酸，先走肝；谷味苦，先走心；谷味甘，先走脾；谷味辛，先走肺；谷味咸，先走肾。谷气津液已行，营卫大通，乃化糟粕，以次传下。"

四

《素问·玉机真藏论篇第十九》说："五藏者，皆禀气于胃。胃者，五藏之本也。藏气者，不能自致于手太阴，必因于胃气，乃至于手太阴也。故五藏各因其时，自为而至于手太阴也。"

《素问·五藏别论篇第十一》说："胃者，水谷之海，六府之大源也。五味入口，藏于胃，以养五藏气。气口，亦太阴也，是以五藏六府之气味，皆出于胃，变见于气口。"

五

《素问·玉机真藏论篇第十九》说："人以水谷为本，故人绝水谷则死，脉无胃气亦死。所谓无胃气者，但得真藏脉不得胃气也。所谓脉不得胃气者，肝不弦，肾不石也。"

《素问·玉机真藏论篇第十九》说："故邪气胜者，精气衰也。故病甚者，胃气不能与之惧至于手太阴，故真藏之气独见。独见者病胜藏也，故曰死。"

《素问·平人气象论篇第十八》说："平人之常气禀于胃。胃者，平人之常气也。人无胃气曰逆，逆者死。"

六

《灵枢·本输第二》说："下陵，膝下三寸，骺骨外三里也，为合；复下三里三寸，为巨虚上廉也。复下上廉三寸，为巨虚下廉。大肠属上，小肠属下，足阳明胃脉也，大肠小肠，皆属于胃，是足阳明也。"

七

《素问·咳论篇第三十八》说："脾咳之状，咳则右胁下痛，阴阴引肩背，甚则不可以动，动则咳剧。""脾咳不已，则胃受之。胃咳之状，而呕，呕甚则长虫出。"

《灵枢·胀论第三十五》说："脾胀者，善哕，四肢烦悗，体重不能胜衣，卧不安。""胃胀者，腹满，胃脘痛，鼻闻焦臭，妨于食，大便难。"

《素问·风论篇第四十二》说："脾风之状，多汗恶风，身体怠惰，四支不欲动，色薄微黄，不嗜食，诊在鼻上，其色黄。""胃风之状，颈多汗恶风，食饮不下，鬲塞不通，腹善满，失衣则膜胀，食寒则泄，诊形瘦而腹大。"

《黄帝内经》论"浮肿"
（文编校释）

浮肿，在《黄帝内经》里就有较多的论述。它论述了浮肿病的发病原因、病理机制、临床证候、针灸治疗以及其病的预后等，兹特将有关经文加以摘编，并对某些疑难字词做出校释，以扫除文字障碍。

一、名称

浮肿一病，在《黄帝内经》里有多种名称，曰"水"，曰"浮"，曰"胕肿"，曰"肤肿"，曰"风水"，曰"肾风"，曰"石水"，曰"风水肤肿"。

二、发病

《素问·评热病论篇第三十三》说："邪之所凑，其气必虚。"

校释： 凑，《说文·水部》说"凑，水上人所会也"，段玉裁注："引申谓凡聚集之称。"言邪气会聚之处，其正气必空虚。

三、病因病机

（一）《素问·水热穴论篇第六十》说："肾者，至阴也。至阴者，盛水也。肺者，太阴也。少阴者，冬脉也。故其本在肾，其末在肺，皆积水也。帝曰：肾何以聚水而生病？岐伯曰：肾者，胃之关也，关门不利，故聚水而从其类也，上下溢于皮肤，故为胕肿，胕肿者，聚水而生病也。帝曰：诸水皆生于肾乎？岐伯曰：肾者，牝藏也。地气上者属于肾而生水液也，故曰至阴，勇而劳甚，则肾汗出，肾汗出逢于风，内不得入于藏府，外不得越于皮肤，客于玄府，行于皮里，传为胕肿，本之于肾，名曰风水。"

校释：（1）至阴：肾为阴藏而主水，水亦为阴，阴气太盛，故曰"至阴"。（2）肾者，胃之关也：王冰注："关者，所以司出入也。肾主下焦，膀胱为府，主其分注，关窍二阴，故肾气化，则二阴通，二阴闭则胃填满，故云：'肾者，胃之关也。'"（3）胕肿：《素问·六元正纪大论篇第七十一》说："甚则水闭胕肿"，王冰注："胕肿，肉泥按之陷而不起也。"（4）玄府：下文"所谓玄府者，汗空也"。（5）风水：因风而病水，故曰"风水"。

（二）《素问·阴阳应象大论篇第五》说："寒胜则浮。"

校释：浮与"胕"通。《太素·阴阳大论》载此文作"寒胜则胕"，可证。《山海经·西山经》说"又可以已胕"，郭璞注："治胕肿也。"

（三）《素问·阴阳别论篇第七》说："阴阳结斜，多阴少阳，曰石水少腹肿。"

校释：（1）斜：与"邪"同。（2）石水：病证名词，水邪坚结于小腹，小腹肿满的水肿病。《金匮要略·水气病篇》说："石水，其脉自沉，外证腹满不喘。"

（四）《素问·阴阳别论篇第七》说："三阴结谓之水。"

校释：三阴，指手足太阴。王冰注："三阴结，谓脾肺之脉俱寒结也。脾肺寒结，则气化为水。"

（五）《素问·阴阳别论篇第七》说："结阳者肿四支。"

校释：四肢为诸阳之本，阳失温化，寒气结而化水，故肿在四肢。

（六）《素问·汤液醪醴论篇第十四》说："其有不从毫毛而生，五藏阳以竭也，津液充郭，其魄独居。孤精于内，气耗于外，形不可与衣相保。此四极急而动中，是气拒于内，而形施于外。"

校释：（1）五藏阳以竭也：以，犹"为"也。竭，借作"遏"。（2）津液充郭：津液，指水液。郭，指皮肤。津液充郭，谓水液充满于皮肤。（3）魄:指形体。（4）孤精于内："孤""精"二字误倒，当乙转。（5）四极：指"四肢"。（6）施：与"弛"通。

（七）《灵枢·五癃津液五别第三十六》说："阴阳气道不通，四海闭塞，三焦不写，津液不化，水谷并行肠胃之中，别于迴肠，留于下焦，不得渗膀胱，则下焦胀，水溢则为水胀。"

校释：（1）四海：脑为髓海，冲为血海，膻中为气海，胃为水谷之海，是谓人身之"四海"，见《灵枢·海论第三十三》。（2）迴肠：《难经·四十二难》说："迴肠，大四寸，径一寸半，长二丈一尺。"杨玄操注："迴肠者，大肠也。"（3）水胀：病证名词，见《灵枢·水胀》。

（八）《素问·宣明五气篇第二十三》说："下焦溢为水。"

校释： 下焦溢为水：《素问·灵兰秘典论篇第八》说："三焦者，决渎之官，水道出焉。"三焦决渎失职，水道不通，水无下出之路，遂溢渗入皮肤之中而为水肿之病。

四、病候

（一）《素问·评热病论篇第三十三》说："有病肾风者，面胕庞然，壅害于言。"

校释：（1）肾风：病证名词。《素问·经脉别论篇第二十一》说"持重远行，汗出于肾"，肾汗出而逢风，汗被风遏，留于皮肤，而成水病，故曰"肾风"。（2）面胕庞然：胕，肿也。庞，与"尨"同。《方言》卷一说："尨，大也。"庞然，是形容面肿大之状。（3）壅害于言：害，与"曷"通，读若"遏"。言，乃"音"字之借。壅害于言，即"壅遏于音"也。

（二）《素问·风论篇第四十二》说："肾风之状，多汗恶风，面庞然浮肿，脊痛不能正立，其色炲，隐曲不利，诊在肌上，其色黑。"

校释：（1）面庞然浮肿：与上《素问·评热病论篇第三十三》"面胕庞然"义同。（2）炲：炲煤，黑色。（3）隐曲不利：此指"小便不利"。（4）肌上：肌，为"颐"字之误，当改正。颐上，即"颐部"，非指颐部之上。

（三）《素问·藏气法时论篇第二十二》说："肾病者，腹大，胫肿，喘咳，身重，寝汗出，憎风。"

校释：（1）腹大：此当指"小腹大"。（2）憎风：王冰注："憎风，谓深恶之也。"

（四）《素问·平人气象论篇第十八》说："足胫肿曰水。"

校释：小便不利，水留下焦，故足胫肿也。

（五）《素问·平人气象论篇第十八》说："颈脉动喘疾。咳，曰水，目裹微肿，如卧蚕起之状，曰水。"

校释：（1）颈脉动喘疾：颈脉，颈两旁之"人迎脉"。喘，疾数。颈脉动喘疾，乃言"人迎脉"跳动疾数。（2）目裹：即"目窠"也。

（六）《灵枢·水胀第五十七》说："水始起也，目窠上微肿，如新卧起之状，其颈脉动，时咳，阴股间寒，足胫瘇，腹乃大，其水已成矣，以手按其腹，随手而起，如裹水之状，此其候也。"

校释：（1）目窠：《素问·评热病论篇第三十三》说："诸有水气者，微肿先见于目下也。"是此"目窠"即指两目之"下眼胞"，故其"微肿"，有如人之"新卧起之状"。（2）阴股：又称"股阴"，为人之大腿内侧。（3）瘇：《小字钩沈》卷六载《通俗文上》说："肿足曰瘇"。字又作"尰"。

（七）《灵枢·论疾诊尺第七十四》说："视人之目窠上微痈，如新卧起状，其颈脉动，时咳，按其手足上窅而不起者，风水肤胀也。"

校释：（1）微痈：《说文》"痈""肿"二字互训。痈，肿也。微痈，与《素问·平人气象论篇第十八》《灵枢·水胀第五十七》等之"微肿"义同。（2）窅：《金匮要略·水气病篇第十八》引此文作"陷"。

（八）《灵枢·水胀第五十七》说："肤胀者，寒气客于皮肤之间，瓵瓵然不坚，腹大，身尽肿，皮厚，按其腹，窅而不起，腹色不变，此其候也。"

校释：瓵瓵：《针灸甲乙经》卷八第四《太素·胀论篇》并作"殼殼"。

（九）《素问·水热穴论篇第六十一》说："故水病下为胕肿，上为喘呼不得卧者，标本俱病，故肺为喘呼，肾为水肿，肺为逆不得卧。"

校释：（1）下为胕肿：指两脚浮肿。（2）喘呼：又称"喘鸣"，即"喘息有音"。（3）不得卧：肺气逆上，致喘呼而不能平卧。（4）标本俱病：《素问·水热穴论篇第六十一》说："……故其本在肾，其末在肺，皆积水也。"本，指"肾"；标，与"末"同义，指"肺"。标本俱病，谓"肺肾皆病"也，故下文说"肺为喘呼，肾为水肿，肺为逆不得卧"。

（十）《素问·大奇论篇第四十八》说："肾肝并沉为石水，并浮为风水。"

校释：（1）肾肝并沉为石水：《伤寒论·平脉法》说："沉潜水畜。"肾主水，肝属木主风，二者同居下焦，寒水坚结停畜为小腹肿满，阳气受阻而退藏于下，以致肾肝之脉并沉而病为石水。如风邪激动水气上行而浸渍于肌肤发为浮肿，则脉应之而浮，因风而病水，故名曰风水。

（十一）《灵枢·邪气藏府病形第四》说："肺脉……大甚为胫肿。"

校释：肺主通调水道，下输膀胱，脉大为邪实，寒实壅塞于肺，失其通调水道之用，小便不利，水无下出之路，浸渍于肌肤，故为脉大而胫肿。

五、主要并发症

（一）《素问·评热病论篇第三十三》说："月事不来……月事不来者，胞脉闭也。胞脉者，属心而络于胞中，今气上迫肺，心气不得下通，故月事不来也。"

校释：（1）月事：妇女行经之事每月一次，故称"月事"，又称"月经"，又称"月水"，也叫"经水"。（2）胞脉：指"胞宫之脉"。

（二）《素问·评热病论篇第三十三》说："不能正偃，正偃则欬——真气上逆，故……卧不得正偃，正偃则咳出清水也。诸病水者，故不得卧，卧则惊，惊则欬甚也。"

校释：（1）正偃：偃，与"仰"通。正偃，即"正仰"，谓"仰身而卧"。（2）真气：即"正气"。《灵枢·刺节真邪》说："真气者，所受于天，与谷气并而充身者也。"（3）惊：读若《素问·生气通天论篇第三》"起居如惊"之"惊"。

六、主要治法

（一）《素问·汤液醪醴论篇第十四》说："平治以权衡：去菀陈……开鬼门，洁净府。"

校释：（1）平治以权衡：《春秋·隐元年公羊传》："公将平国而反之桓"，何休注："平，治也。"是"平"亦"治"也，二字为叠词同义，故每连用作"平治"，《孟子·离娄上》说："不以仁政，不能平治天下"是其例。权，为"秤锤"，衡，为"秤星"。二者相合而称物使平。平治以权衡，谓治疗其病使人身气血恢复平衡。（2）去菀陈：《素问·针解篇第五十四》说："菀陈则除之者，出恶血也。"《灵枢·小针解第三》说："宛陈则除之者，去血脉也。"是针刺络脉放血的一种方法。（3）开鬼门：是指用发汗治疗水肿病的一种方法。（4）洁净府：是指用利小便治疗水肿病的一种方法。

（二）《灵枢·四时气第十九》说："风水肤胀者，为五十七痏，取皮肤之血者，尽取之。"

校释：（1）为五十七痏：痏，有"伤"义，针刺穴位则肌肉有伤，故称"痏"。为五十七痏，即言"针刺五十七穴"。其穴目见下注。（2）取皮肤之血者：言针刺皮肤上所见屈曲之血络放血。

（三）《灵枢·水胀第五十七》说："肤胀……可刺邪？岐伯曰：先写其胀之血络，后调其经，刺去其血络也。"

校释：（1）先写其胀之血络：先针刺皮肤上所见之屈曲细小络脉。（2）经：指经脉。

（四）《素问·骨空论篇第六十》说："水俞五十七穴者，尻上五行、行五，伏菟上两行、行五，左右各一行、行五；踝上各一行、行六穴。"

校释：（1）水俞：治疗水肿病的俞穴，共有五十七。（2）尻上五行、行五：尻，乃"居"之本字，与"尻"异字。尻，骨名，在腰椎下、骶骨上，八髎穴处也。尻上五行、行五，谓背部有五行，每行有五穴，中行乃督脉气所发，穴为脊中、悬枢、命门、腰俞、长强；左右傍行乃足太阳脉气所发，穴为大肠俞、小肠俞、膀胱俞、中膂俞、白环俞；次左右傍行亦足太阳脉气所发，穴为胃仓、肓门、志室、胞肓、秩边。共二十五穴。（3）伏菟上两行，行五：伏菟，即伏兔，部位名词（亦穴名），在大腿前方、膝上起肉处。伏菟上两行、行五，谓腹部有四行，每行有五穴，腹部正中左右傍行，乃足少阴、冲脉气所发，穴为中注、四满、气穴、大赫、横骨；次左右傍行乃足阳明脉气所发，穴为外陵、大巨、水道、归来、气街，共二十穴。（4）踝上各一行、行六穴：踝，骨名。《急就篇》卷三说"踹踝跟踵相近聚"，颜师古注："踝，足之内外踝也。"《释名·释形体》说："踝，确也，居足两旁硗确然也，亦因其形踝踝然也。"踝上各一行、行六穴，谓左右内踝上有两行，每行有六穴，乃足少阴脉、阴跷脉气所发，穴为太钟、照海、复溜、交信、筑宾、阴谷，共十二穴。

（五）《素问·水热穴论篇第六十一》说："水俞五十七处者，是何主也？岐伯曰：肾俞五十七穴，积阴之所聚也，水所从出入也。尻上五行，行五者，此肾俞……伏菟上各二行。行五者，此肾之街也；三阴之所交结于脚也，踝上各一行，行六者，此肾脉下行也，名曰太冲。凡此五十七穴者，皆藏之阴络，水之所客也。"

校释：（1）肾俞：肾主水，故"水俞"亦称"肾俞"。此非谓腰椎两旁之"肾俞穴"也。（2）脚：与"脚"同，《释名·释形体》说："脚，郤也，以其坐时郤在后也"。是"脚"乃指"下肢"。（3）太冲：王冰注："肾脉与冲脉并下行循足，合而盛大，故曰'太冲'。"非指肝足厥阴经之"太冲穴"。

（六）《灵枢·官针第七》说："病水肿，不能通关节者，取以大针。"

校释：大针：《灵枢·九针十二原第一》说："九曰大针，长四寸……大针者，尖如梃，其针微圆，以写机关之水也。"

附录：《灵枢·四时气第十九》说："徒㽷，先取环谷下三寸，以铍针针之，已刺而筩之；而内之，入而復之，以尽其㽷，必坚来，缓则烦悗，来则安静，间日以刺之，㽷尽乃止，饮闭药，方刺之时，徒饮之，方饮无食，方食无饮，无食他食，百三十五日。"

校释：（1）㽷：《集韵·去声上·六至》说："㽷，式类切，肿病"。(2)环谷下三寸：《太素·杂刺篇》杨上善注："环谷，当是齐中也。齐下三寸，关元之穴也。"（2）铍针：《灵枢·九针十二原第一》说："五曰铍针，长四寸，广二寸半……铍针者，末如剑锋，以取大脓。"（3）筒：《太素》作"筩"，义同。（4）而内之：内，入也，读"纳"。（5）必坚来：坚，假借为"紧"。来，当作"束"字，乃形近而误。下"来"字同。（6）悗，"闷"之异体字。7. 闭药：《太素》杨上善注，谓是"补药"。

七、预后

（一）《素问·奇病论篇第四十七》说："有病庞然如有水状，切其脉大紧，身无痛者，形不瘦，不能食，食少，名为何病？岐伯曰：病生在肾，名为肾风，肾风而不能食，善惊，惊已，心气痿者死。"

校释：（1）切：犹今之"按诊"。（2）善惊：善，犹"喜好"也。惊，惊掣，肌肉掣动。

（二）《灵枢·邪气藏府病形第四》说："肾脉……微大为石水，起脐已下至少腹腄腄然，上至胃脘（脘），死不治。"

校释：（1）腄腄然：《甲乙经》卷四第二作"垂垂然"。（2）胃腕："腕"字疑误，当作"胃脘"。

（三）《素问·三部九候论篇第二十》说："病水者，以夜半死。"

校释：夜半死：《灵枢·营卫生会第十八》说："夜半而阴陇，为重阴。"水为阴，夜半又阴气隆盛，故水病人多以夜半死。

八、鉴别

（一）《素问·平人气象论篇第十八》说："面肿曰风。"

校释：风为阳邪，其性向上，风邪壅塞于肌肤，致肌肤浮起而瘙痒，故"面肿曰风"。

（二）《素问·生气通天论篇第三》说："因于气，为肿。"

校释：因于气：气，风也，《素问·阴阳应象大论篇第五》说"阳之气，以天地之疾风名之"，是"风"即"气"也。疾者为风，缓者为气。

（三）《素问·咳论篇第三十八》说："三焦欬状，欬而腹满，不能食饮，此皆聚于胃，关于肺，使人多涕唾而面浮肿气逆也。"

校释：多涕唾：谓其多唾出痰涎。

（四）《素问·脉要精微论篇第十七》说："肝脉……其耎而散，色泽者，当病溢饮，溢饮者，渴暴多饮，而易（溢）入肌皮肠胃之外也。"

校释：（1）色泽：言皮色光亮明泽。《金匮要略》有"面目鲜泽"句。（2）溢饮：病证名词，《灵枢·论疾诊尺第七十四》作"泆饮"，说："尺肤粗如枯鱼之鳞者，水泆饮也。"《金匮要略·痰饮咳嗽病篇》说："饮水流行，归于四肢，当汗出而不汗出，身体疼重，谓之溢饮。"

《黄帝内经》"水肿病的形成及治疗"
（文献例录）

　　《素问·阴阳应象大论篇第五》："寒胜则浮。"《素问·六元正纪大论篇第七十一》文同。《太素·阴阳大论》载此文作"寒胜则胕"。

　　《素问·阴阳别论篇第七》："三阴结谓之水。"王冰注："三阴结，谓脾肺之脉俱寒结也。脾肺寒结，则气化为水。"

　　《素问·阴阳别论篇第七》："阴阳结斜，多阴少阳，曰石水少腹肿。"

　　《素问·阴阳别论篇第七》："结阳者肿四支。"

　　《素问·平人气象论篇第十八》："足胫肿曰水。"

　　《素问·大苛论篇第四十八》："肾肝并沉为石水，并浮为风水。"

　　《灵枢·水胀第五十七》："肤胀者，寒气客于皮肤之间，鼕鼕然不坚，腹大，身尽肿，皮厚，按其腹，窅而不起，腹色不变，此其候也。"

　　《灵枢·水胀第五十七》："水始起也，目窠上微肿，如新卧起之状，其颈脉动，时咳，阴股间寒，足胫瘇，腹乃大，其水已成矣，以手按其腹，随手而起，如裹水之状，此其候也。"

　　《灵枢·论疾诊尺第七十四》："视人之目窠上微痈，如新卧起状，其颈脉动，时欬，按其手足上窅而不起者，风水肤胀也。"

　　《素问·平人气象论篇第十八》："颈脉动喘疾，咳，曰水。目裹（裹）微肿，如卧蚕起之状，曰水。"

　　《素问·水热穴论篇第六十一》："肾者，至阴也。至阴者，盛水也。肺者，太阴也。少阴者，冬脉也。故其本在肾，其末在肺，皆积水也。帝曰：肾何以能聚水而生病？岐伯曰：肾者，胃之关也，关门不利，故聚水而从其类也，上下溢于皮肤，故为胕肿。胕肿者，聚水而生病也。帝曰：诸水皆生于肾乎？岐伯曰：肾者，牝藏也。地气上者属于肾而生水液也，故曰至阴。勇而劳甚，则肾汗出，肾汗出逢于风，内不得入于藏府，外不得越于皮肤，客于玄府，行于皮里，传为胕肿，本之于肾，名曰风水。"

《素问·评热病论篇第三十三》："帝曰：有病肾风者，面胕庞然，壅害于言，可刺不？岐伯曰：虚不当刺，不当刺而刺，后五日其气必至。帝曰：其至何如？岐伯曰：至必少气时热，时热从胸背上至头，汗出，手热，口干苦渴，小便黄，目下肿，腹中鸣，身重难以行，月事不来，烦而不能食，不能正偃，正偃则咳，病名曰风水，论在《刺法》中。帝曰：愿闻其说。岐伯曰：邪之所凑，其气必虚。阴虚者，阳必凑之，故少气时热而汗出也。小便黄者，少腹中有热也。不能正偃者，胃中不和也，正偃则咳甚，上迫肺也。诸有水气者，微肿先见于目下也。帝曰：何以言？岐伯曰：水者阴也，目下亦阴也，腹者至阴之所居，故水在腹者，必使目下肿也。真气上逆，故口苦、舌干、卧不能正偃、正偃则欬出清水也。诸病水者，故不得卧，卧则惊，惊则欬甚也。腹中鸣者，病本于胃也。薄脾则烦不能食。食不下者，胃脘隔也。身重难以行者，胃脉在足也。月事不来者，胞脉闭也。胞脉者，属心而络于胞中，今气上迫肺，心气不得下通，故月事不来也。"

《素问·风论篇第四十二》："肾风之状，多汗恶风，面庞然浮肿，脊痛不能正立，其色炲，隐曲不利，诊在肌上，其色黑。"

《素问·汤液醪醴论篇第十四》："帝曰：其有不从毫毛而生，五藏阳以竭也，津液充郭，其魄独居，孤精于内，气耗于外，形不可与衣相保，此四极急而动中，是气拒于内，而形施于外，治之奈何？岐伯曰：平治于权衡，去菀陈，莝，微动四极，温衣，缪刺其处，以复其形，开鬼门，洁净府，精以时服，五阳已布，疏涤五藏，故精自生，形自盛，骨肉相保，巨气乃平。"

《素问·水热穴论篇第六十一》："帝曰：水俞五十七处者，是何主也？岐伯曰：肾俞五十七穴，积阴之所聚也，水所从出入也。尻上五行、行五者，此肾俞，故水病下为胕肿，上为喘呼不得卧者，标本俱病。故肺为喘呼，肾为水肿，肺为逆不得卧，分为相输俱受者，水气之所留也。伏菟上各二行、行五者，此肾之街也，三阴之所交结于脚也。踝上各一行、行六者，此肾脉下行也，名曰太冲。凡五十七穴者，皆藏之阴络，水之所客也。"

《素问·骨空论篇第六十》："水俞五十七穴者，尻上五行、行五；伏菟上两行、行五；左右各一行、行五；踝上各一行、行六穴。"

《灵枢·四时气第十九》："风水肤胀，为五十七痏，取皮肤之血者，尽取之。"

《灵枢·四时气第十九》："徒㽷，先取环谷下三寸，以铍针针之，已刺而筩之，而内之，入而复之，以尽其水，必坚来（束）缓则烦悗，来（束）急则安静，间日以刺之，㽷尽乃止，饮闭药，方刺之时，徒饮之。方饮无食，方食无饮，无食他食百三十五日。"

《素问·奇病论篇第四十七》："帝曰：有病庞然如有水状，切其脉大紧，身无痛者，形不瘦，不能食，食少，名为何病？岐伯曰：病生在肾，名为肾风。肾风而不能食，善惊，惊已，心气痿者死。"

《灵枢·邪气藏府病形第四》："肾脉……微大为石水，起脐已下至小腹腄腄然，上至胃脘（脘）死不治。"

《素问·三部九候论篇第二十》："病水者，以夜半死。"

《黄帝内经》等"卒厥、卒中与偏枯关系"（文献例录）

　　《素问·大奇论篇第四十七》："脉至如喘，则为暴厥。暴厥者，不知与人言。"

　　《素问·调经论篇第六十二》："血之与气，并逆于上，则为大厥，厥则暴死，气復反则生，不反则死。"

　　《金匮要略·藏府经络先后病篇》："问曰：寸脉沉大而滑，沉则为实，滑则为气，实气相搏，血气入藏即死，入府即愈，此为卒厥，何谓也？师曰：唇口青，身冷，为入藏即死；如身和，汗自出，为入府即愈。"《备急千金要方》卷二十八第六："寸口脉沉大而滑，沉即为血实，滑即为气实，血气相搏，入藏即死，入府即愈。"

　　《素问·厥论篇第四十五》："厥，或令人腹满，或令人暴不知人，或至半日远至一日乃知人者何也？岐伯曰：阴气盛于上则下虚，下虚则腹胀满；阳气盛于上则下气重上而邪气逆，逆则阳气乱，阳气乱则不知人也。"王冰注："暴，犹卒也，言卒然冒闷不醒觉也。不知人，谓闷甚不知识人也，或谓尸厥。"

　　《素问·繆刺论篇第六十三》："邪客于手足少阴太阴足阳明之络，此五络皆会于耳中，上络左角。五络俱竭，令人身脉皆动，而形无知也，其状若尸，或曰尸厥，刺其足大指内侧爪甲上去端如韭叶，后刺足心，后刺足中指爪甲上各一痏，后刺手大指内侧去端如韭叶，后刺手心主、少阴锐骨之端各一痏，立已；不已，以竹管吹其两耳；鬄其左角之发方一寸，燔治，饮以美酒一杯。不能饮者，灌之，立已。"

　　《备急千金要方》卷二十八第四："人病尸厥，呼之不应，脉绝者死。脉当大，反小者死。"

《灵枢·九宫八风第七十七》："其有三虚而偏中于邪风，则为击仆偏枯矣。"

《素问·通评虚实论篇第二十八》："仆击偏枯……肥贵人则高粱之疾也。"

《素问·风论篇第四十二》："风中五藏六府之俞，亦为藏府之风，各入其门户所中，则为偏风。"王冰注："随俞左右而偏中之，则为偏风。"

《诸病源候论·风病诸候下·偏风候》："偏风者，风邪偏客于身一边也。人体有偏虚者，风邪乘虚而伤之，故为偏风也。其状或不知痛痒，或缓纵，或痹痛是也。"

《素问·大苛论篇第四十八》："胃脉沉鼓濇，胃外鼓大，心脉小坚急，皆鬲（为）偏枯，男子发左，女子发右，不瘖舌转可治；其从者瘖，三岁起；年不满二十者，三岁死。"

《灵枢·热病第二十三》："偏枯，身偏不用而痛，言不变，志不乱，病在分腠之间，巨针取之，益其不足，损其有余，乃可復也。"

《素问·生气通天论篇第三》："汗出偏沮，使人偏枯。"

《灵枢·刺节真邪第七十五》："虚邪偏客于身半，其内深，内居荣卫，荣卫稍衰，则真气去，邪气独留，发为偏枯。"

《诸病源候论·风病诸候下·风偏枯候》："风偏枯者，由血气偏虚，则腠理开，受于风湿，风湿客于身半，在分腠之间，使血气凝涩，不能润养。久不瘥，真气去，邪气独留，则成偏枯。其状半身不随，肌肉偏枯小而痛，言不变，智不乱，邪初在分腠之间，宜温卧取汗，益其不足，损其有余，乃可復也。"

《素问·阴阳别论篇第七》："三阳三阴发病，为偏枯痿易，四支不举。"

我国古代对疫病的认识与防治

疫病的定义

在我国商代甲骨文里，已出现有"疫"字。然则所谓"疫"者，《说文·疒部》说："疫，民皆病也，从疒，役省声。"《释名·释天》说"疫，役也，言有鬼行役也"，《玉篇·疒部》说"疫，俞壁切，疠鬼也"，又说"疠，力誓切，疫气也"，《素问·补遗刺法论篇第七十二》说"五疫之至，皆相染易，无问大小，病状相似"，《素问·六元正纪大论篇第七十一》说"温厉大行，远近咸若"，《集韵·去声上·六至》说"疫，《字林》：病流行也"，《温疫论·正名》说"又名疫者，以其延门阖户，如徭役之役，众人均等之谓也，今省去'彳'加'疒'（原作'疫'，误，今改）为'疫'，又为时气时疫者，因其感时行戾气也，因其恶厉，又谓之疫厉"，《温疫论·原病》说"疫者，感天地之厉气，在岁运有多少，在方隅有轻重，在四时有盛衰。此气之来，无老少强弱，触之者即病，邪从口鼻而入"。是"疫"之为病，具有很强的传染性，一旦发生则易于在人群中传播流行，病势凶猛，延门阖户，一乡一区如鬼厉之行使，患者无远近长幼，病状率皆相似也，而且表明我国在商代已经流行过疫病。

疫病的发生原因及传染途径

我国古代通过对自然现象与人类发病的长期观察，认为疫病的发生和流行，有下列五种为其主要原因：

第一，《楚辞·天问》说："伯强何处？惠气安在？"王逸注："伯强，大厉，疫鬼也，所至伤人。"《后汉书·礼仪志中》说"大傩，谓之逐疫"，李贤等注引《汉旧仪》曰"颛顼氏有三子，生而亡去为疫鬼"，《释名·释天》说"疫，役也，言有鬼行役也"，《玉篇·疒部》说"疫，俞壁切，疠鬼也"，《诸病源候论·疫疠病诸候·疫疠病候》说"其病与时气、温热等病相类，皆由一岁之内，节气不和，其寒暑乖候，或有暴风疾雨，雾露不散，则民多疾疫，病无长少，率皆相似，如有鬼厉之气，故云疫疠病"。疾疫流行，无远近少长，患者之病状率皆相似，如有一种无形之鬼怪精物作祟，使之相互染易，因呼之为疫疠之鬼。

第二，动物为人类疫病的传染之源，导致疫病流行。《山海经·东山经》说"碙山……有鸟焉，其状如凫而鼠尾，善登木，其名曰絜钩，见则其国多疫"，《山海经·中山经》说"复州之山……有鸟焉，其状如鸮，而一足彘尾，其名曰跂踵，见则其国大疫"，《山海经·东山经》又说"太山……有兽焉，其状如牛而白首，一目而蛇尾，其名曰蜚，行水则竭，行草则死，见则天下大疫"，《山海经·中山经》又说"乐马之山，有兽焉，其状如彙，赤如丹火，其名曰㺌，见则其国大疫"。《太平御览·疾病部五·疫疠》引《盛弘之荆州记》曰："始安郡有鸟焉，其形似鹊，白尾，名为青鸟，常以三月自苍梧而度，群飞不可胜数，山人未见其来，多苦疫气。"是禽类、兽类的某些动物皆可导致人类疫病的流行。

第三，阴阳错位，四时失序，气候变异，产生乖戾恶厉之气，造成疫病流行。《吕氏春秋·孟春纪》说"孟春……行秋令，则民大疫"，又《季春纪》说"季春……行夏令，则民多疾疫"，又《仲夏纪》说"仲夏……行秋令……民殃于疫"，又《仲冬纪》说"仲冬……行春令……民多疾疠"。《春秋繁露·五行变数》说："火有变，冬温夏寒……则寒暑失序，而民疾疫。"是时气不和，而人病疫也。

第四，《春秋·左襄元年传》说"在国，天有菑疠"，杜预注："疠，疾疫也。"《汉书·食货志下》说"古者天降灾戾"，颜师古注："戾，恶气也。"菑、灾形异字同，疠、戾声同字通，是"灾戾"亦

"菌疠"也。《伤寒翼·商瘟疫非六淫之邪·四时不正之气》说："瘟疫者何？乃天地之厉气也。厉气伤人，令人壮热，故曰瘟疫。其为病也，轻者乘人之虚怯则着病，亦不沾染，重者则老幼皆同，沿门相似。少则一隅俱有，多则合郡皆然。其邪非风寒燥火暑湿之六淫，又非寒热温凉四时之不正。盖六淫之邪、不正之气，必触冒之而始病。至于厉气之来，从天而降，杂于雾气之中，着于水物之内，无知无觉，呼吸饮食，入人肺胃，或即发而暴亡，汤药不及；或淹留而垂毙，治疗无方……"

第五，空气失于洁清，秽浊腐臭，触之伤人，尤其是战争后，尸横遍野，未及掩埋，化为腐臭秽浊，弥漫于空气之中，病原体微生物最易滋生繁殖，传播疾病，导致人类疫病的流行。故《老子》第三十章中有"大军之后，必有凶年"之文也。

古代疫病流行举例

根据我国文献资料记载，在我国古代时有疫病的发生和流行，兹举例如下：《甲骨文字典·殳部》："役，用为疫。'甲子卜㱿贞疒役不延''丙子卜古贞御役'。"是殷商已流行过疫病。

《春秋·庄公经二十年》说"夏，齐大灾"，《公羊传》"大灾者何？大瘠也。大瘠者何？痢也"，何休注："瘠，病也，齐人语也""痢者，民疾疫也。""痢"与"疠"声转字通，读"疫疠"之"疠"，故傅隶朴《三传比义》说："齐之瘟疫，流传及于鲁国。"是公元前674年鲁庄公二十年岁在丁未，齐、鲁两国流行疫病，涵盖了今之山东全省。

《后汉书·刘玄列传》载：新莽地皇二年，王匡、王凤军攻拔竟陵，转击云杜、安陆后，还入绿林山中，至有五万余人，迄第二年即新莽地皇三年，其军中"大疾疫，死者且半"，竟疫死二万多人。

《备急千金要方》卷九第二说："汉建宁二年，太岁在酉，疫气流行，死者极众。"《后汉书·灵帝纪》于此疫病流行失记，而记载有汉灵帝刘宏在位二十二年的建宁四年大疫、熹平二年春正月大疫、光和二年春大疫、光和五年二月大疫、中平二年春正月大疫等还有五次之多。

《后汉书·献帝纪》说："建安……二十二年……是岁大疫。"《太平御览·疾病部五·疫疠》载曹植说此次疫气曰："建安二十二年，厉气流行，家家有僵尸之痛，室室有号泣之哀，或阖门而殪，或覆族而丧……"可见疫病为人灾害之惨状。

《晋书·武帝纪》说："咸宁元年……十二月……大疫，洛阳死者大半……二年春正月，以疾疫废朝。"

《南史·梁本纪上》说：南齐末"郢城之闭，将佐文武男女口四十余万人，疾疫流肿死者十（之）七八。"郢城，即今之"武昌"也。

《文物·上海嘉定宋赵铸夫妇墓·墓志》说："皇祐中疫戾为疢，民中之，疾必不起，死者仅千计，骼胔盈路。"

《谷山笔麈·杂记四》说："金末，汴京大疫，诸门出枢九十余万，贫不能葬者，不在是数，其灾可谓至矣。"

《万病回春·瘟疫》龚廷贤说："万历丙戌年，余寓大梁属瘟疫大作，士民多毙其症，闾巷相染，甚至灭门。"《谷山笔麈·杂记四》亦谓："万历丙戌、丁亥间，汴梁大旱且疫，诸门出死亦且数万，即宗室男妇，死几五百，此亦近世一大阳九也。"

根据《二十六史医学史料汇编》引《清史稿·灾异志》记载，清代，只载淳在位十三年中，只湖北省各地就发生了七次疫病大流行，如同治元年江陵大疫，三年夏应山大疫、秋公安大疫，八年七月麻城大疫，九年秋麻城大疫，十年六月麻城大疫，十一年武昌县大疫等。

古代的防疫措施

在我国历史上，由于疫疠时常肆虐，为灾于我国人民，我们智慧勇敢的祖先，与疫疠展开了针锋相对的斗争，并在与疫疠的长期斗争中创造了许多防止疫疠传染的有效方法。

一、驱疫

《周官》设有"方相氏，掌蒙熊皮，黄金四目，玄衣朱裳，执戈扬盾，帅百隶而时难，以索室殴疫……"郑玄注："冒熊皮者，以惊殴疫疠之鬼，如今魌头也。时难，四时作方相氏以难却凶恶也。"《论语·乡党》说"乡人傩，朝服而立于阼阶"，何晏集解引孔安国曰"傩，驱逐疫鬼"，邢昺疏："难，索室驱逐疫鬼也。"𢧵，读作"驱"。难，与"傩"同。是我国古代设有专人定时化装为惊怖可畏之形以搜逐室内疫鬼，而冀免于疫病。其法虽嫌荒唐，然在两三千年前的我国周代产生的防疫思想则是非常可贵的。正是在这种防疫思想指导下，我国古代人民在与疫病斗争的实践中，创造了丰富的防疫方法，积累了宝贵的防疫经验，尤其在宋代发明了人工种痘术，从土耳其再传到欧洲，促成了西方免疫学的萌芽，后改进为牛痘疫苗接种，从而在世界范围内消灭了天花。

二、隔离

古人为了控制疾病传播，阻断疾病传染途径，对具有传染性质的病人实行隔离措施。《睡虎地秦墓竹简·法律答问》载："今甲疠，问甲可（何）以论？当䙴（迁）疠所处之。"又："城旦，鬼薪疠可（何）论？当䙴（迁）疠䙴（迁）所。"可见秦代已有法律规定，对有罪的麻风病人迁至"疠所"进行隔离，在西汉后期汉平帝刘衎在位的元始二年，疫病大流行，开始采取了对疫病病人隔离治疗。《汉书·平帝纪》说"民疾疫者，舍空邸第，为置医药"，可证。之后，各代多有隔离以治疫病者。

三、逃疫

《竹叶亭杂记》卷三说："云、贵边境常有瘟气，气之至也，鼠必先灾，鼠灾必吐血而死。人家或见梁上鼠奔突随地吐血者，其人即奔，莫回顾，出门或横走，或直驰，竭其力奔数十里，或可免。人有中之者，吐血一口即死。"在1347—1351年，鼠疫第一次袭击西欧时，西欧人主要亦是逃离疫区才获得了幸免，故被16世纪的意大利人概述为：抗鼠疫的"药片由三种成分构成，即跑得快、去得远、回得晚。"

四、净化水源

《续信验方·内科》说："预防瘟疫法，用贯众、降香、朱砂、雄黄浸水缸内饮之，或随便放一二味。"

《仙方合集·辟瘟诸法》说："闻邻里沾疫，宜用贯众置水缸内浸，用此水造饮食，亦能辟瘟不染。"

《经验良方大全·瘟疫时症门》说："辟瘟……又方：大贯众一个，浸水缸内加白矾少许，不染瘟疫。"

《经验良方大全·瘟疫时疫门》说："时疫大行，自家水缸内，每早投黑豆一撮，全家无恙。五更时潜投黑豆一大握于井中，勿令人见，凡饮水家，俱无传染。"

《经验良方大全·瘟疫时症门》说："除夕日夜以红小豆、川椒各十七粒，投井中，勿令人知，能却瘟疫。或以大麻子二十一粒，于元旦投井中，亦良。"

《经验良方大全·瘟疫时症门》说："或正七日新布囊盛赤小豆置井中三日，取出，男吞十粒，女吞十四粒，竟年无病。"

《备急千金要方·辟温》说："治温令不相染……又方：正旦吞麻子、赤小豆各二七枚，又以二七枚投井。"

《千金要方·辟温》说："辟温气，令人不染温病及伤寒，岁旦屠苏酒方：大黄十五铢，白术十八铢，桔梗、蜀椒各十五铢，桂心十八铢，乌头六铢，菝葜十二铢（一方有防风一两）。右七味㕮咀，绛袋盛，以十二月晦日日中悬沉井中，令至泥，正月朔日平晓出药，置酒中煎数沸，于东向户中饮之，屠苏之饮，先从小起，多少自在。一人饮，一家无疫；一家饮，一里无疫。饮药酒得三朝，还滓置井中。能仍岁饮，可世无病。当家内外有井，皆悉著药，辟温气也。"

五、净化空气

《济众新编·瘟疫》说："不传染法：门户并开，水二升置堂中心，煎苏合香丸二十丸，其香能散疫气，医者诊视不染。"

《肘后备急方·度瘴气疫疠温毒诸方》说："虎头杀鬼丸，虎头骨五两，朱砂、雄黄、雌黄各一两半，鬼臼、皂荚、芜荑各一两，捣筛，以蜡蜜和如弹丸，绛囊贮系臂，男左女右，家中悬屋四角，月朔望夜半中庭烧一丸。"按：《备急千金要方·辟温》载此方，首句"虎头杀鬼丸"作"辟温虎头杀鬼丸方"八字。

《备急千金要方·辟温》说："辟温气杀鬼烧药方：雄黄、丹砂、雌黄各一斤，羚羊角殺羊角亦得，芜荑、虎骨、鬼臼、鬼箭羽、野丈人、石长生、猳猪屎、马悬蹄各三两，青羊脂、菖蒲、白术各八两，蜜蜡八斤。右十六味末之，以蜜蜡和为丸如弹许大，朝暮及夜中户前微火烧之。"

《万病回春·瘟疫》说："太仓公辟瘟丹，凡官舍久无人到，积湿容易侵人，预制此烧之，可远此害，极宜于暑月烧之，以却瘟疫，并散邪气。茅术一斤，台乌、黄连、白术各半斤，羌活半斤，川芎、草乌、细辛、紫草、防风、独活、藁本、白芷、香附、当归、荆芥、天麻、官桂、甘松、三奈、干姜、麻黄、牙皂、芍药、甘草各四两，麝香三分。上为末，枣肉为丸，如弹子大，每丸烧之。"

《鸡鸣录·颠狂痫厥疫》说："辟疫，红枣一斤，茵陈切四两，大黄剉八两，合处焚之，如加麝香烧更妙。"

《经验良方大全·瘟疫时症门》说："辟瘟丹，此丹烧之能不染瘟疫，久空房屋烧之可辟秽恶，用乳香、苍术、细辛、甘松、川芎、降香，各等分，为末，枣肉为丸如芡实大，遇瘟疫大作之时，家中各处焚之即不染患。"

《经验良方大全·瘟疫时症门》说："解瘟丹，凡端午、夏至前后烧二三丸，能远瘟鬼及蛇、蝎等物。苍术半斤，明雄黄二两，白芷四两，肉桂一两，艾叶四两，乳香、檀香、甘松、三奈、唵叭香各一两，硫黄五钱。共为细末，阴干收好，勿令泄气，遇有时疫，日焚二、三丸，极妙（须端午日制）。"

《经验良方大全·瘟疫时症门》说："辟瘟丹，红枣二斤，茵陈切碎八两，大黄切片八两，加水安息（系外洋来者，大药店方有。如无亦可不用）。上药三味合放一处，清早常烧，能却时气瘟疫。"

《经验良方大全·瘟疫时症门》说："辟瘟……又方：苍术、红枣，各一斤，研末，杵为丸，弹子大，遇疫每日烧一二丸。"

《种福堂公选良方·瘟疫》说："神圣辟瘟丹：苍术为君倍用，羌活、独活、白芷、香附、大黄、甘松、山柰、赤箭、雄黄各等分。上为末麦糊丸，如弹子大，黄丹为衣，晒干，焚之。"

《仙方合集·辟瘟诸法》说："凡遇天行时气，须迟出早入，房中常烧苍术，鼻孔、唇吻涂雄黄末，口中嚼大蒜最佳。"

六、悬药门户及带药身上

《肘后备急方·治瘴气疫疠温毒诸方》说："断温病令不相染著……又方：正月上寅日，捣女青屑，三角绛囊贮，系户上，帐前，大吉。"

《备急千金要方·辟温》说："辟温气，太一流金散方：雄黄三两，雌黄二两，矾石一两半，鬼箭羽一两半，羖羊角二两烧。右五味，治，下筛，三角绛袋盛一两，带心前，并挂门户上。若逢大疫之年，以月旦青布裹一刀圭，中庭烧之。温病人亦烧薰之。"

《鸡鸣录·癫狂痫厥疫》说："辟疫，羚羊角一角，雄黄、白矾、鬼箭羽各七钱五分，为粗末，三角绛囊盛一两，带心前，并挂户上，或以青布裹少许，中庭烧之。亦治尸厥，名流金散。"

《备急千金要方·辟温》说："辟温……又方：正月旦，取东行桑根，大如指，长七寸，以丹涂之，悬门户上，又令人佩戴之。"

《类证活人书》卷十七说："务成子萤火丸，主辟疾疫恶气百鬼虎狼蛇虺蜂虿诸毒……等，萤火、鬼箭削去皮羽、蒺藜各一两，雄黄、雌黄、矾石烧汁尽各二两，羚羊角、煅灶灰、铁锤柄入铁烧焦各一两半。右九味，捣筛为散，以鸡子黄并丹雄鸡冠一具和之，如杏仁大，作三角绢囊盛五丸，带左臂，仍更挂户上。"

《备急千金要方·辟温》说："辟温杀鬼丸，熏百鬼恶气方：雄黄、雌黄各二两，羖羊角、虎骨各七两，龙骨、龟甲、鲮鲤甲、蝟皮各三两，樗鸡十五枚，空青一两，芎䓖、真朱各五两，东门上鸡头一枚。右十二味末之，烊蜡二十两，并手丸如梧子，正月门户前烧一丸，戴一丸男左女右，辟百恶，独宿、吊丧、问病各吞一丸小豆大，天阴大雾日烧一丸于户牖前，佳。"

七、涂药鼻口耳

《保命歌括·瘟疫》说："凡瘟疫之家，自生臭秽之气，所谓伤寒无种，气味相传者是也。当选光明雄黄，不拘多少，细研，以笔浓点鼻孔内两旁陷中，则疫气不能入，虽与病人同床，亦不相染也。五更洗面后，及临卧点之。设若鼻中闻其气，即便以纸纽入鼻中，嚏出之为准，不尔，邪气上入泥丸宫，遂百脉成斯病也。以雄黄点之，则自不闻其气，并避诸恶怪梦，神良。"

《备急千金要方·辟温》说："辟温气，雄黄散方：雄黄五两，朱砂一作赤术、菖蒲、鬼臼各二两。右四味，治，下筛，以涂五心、额上、鼻人中及耳门。"

《济众新编·瘟疫》说："不传染法：雄黄、朱砂末，涂耳、鼻内。"

《鸡鸣录·癫狂痫厥疫》说："辟疫，雄精，以水磨浓，盥洗后及临卧时涂鼻孔内。"

《经验良方大全·瘟疫时症门》说："入病家不染疫，雄黄末、苍术末以香油调搽鼻孔，既出病家用纸条探鼻取嚏，饮雄黄调绍酒一杯，自无传染，烧酒调服更妙。"

《急救良方·伤寒时疫》说："若亲戚乡里有患瘟疫，欲去看问，先将清油抹鼻孔，后出外，又将纸捻于鼻内探取喷嚏三五个，则不传染。"

《赤水玄珠·瘟疫门》说：辟疫丹：雄黄末一钱，麝半分，用黑枣肉捣为丸，刺核大，朱砂为衣，绵包塞入鼻中，男左女右，入病家不染疫气。"

《经验丹方汇编·虾蟆瘟》说："川雄黄末，菜油，调涂鼻中，空气再服雄黄酒一杯，永不染。"

《验方新编·辟瘟诸方》说："雄黄研细末，水调，多敷鼻孔中，与病人同床，亦不传染，神方也。"

《文堂集验方·暑症》说："太乙紫金锭，通治百病，功效甚速，寒热皆投，真能起死回生，仙传至宝，修制济人，奇效不可尽述。山慈菇洗去毛皮切片焙研细末三两，五倍子槌破揉净研细二两，麝香拣净毛皮三钱，千金子去壳取仁色白者研碎用纸数十层夹去油数易成霜一两，红芽大戟去芦根洗净晒干研细末一两，朱砂水飞净一两二钱，雄黄水飞净三钱，山豆根晒燥研六钱。各药先期制就，宜端午、七夕或上吉日，净室修合，将各药称准入大乳钵内，再研数百转，方入石臼中，加糯米粉糊调和，燥湿得中，用木杵捣千二三百下，至光润为度，每锭三五分、一钱不拘。……遇天行疫症传染者，用桃根煎汤磨浓入鼻孔，次服少许，任入病家，再不沾染。时常佩戴，能祛诸邪。"

八、服药

《素问·遗篇·刺法论篇第七十二》说："将欲入于疫室……又一法，小金丹方：辰砂二两，水磨雄黄一两，叶子雌黄一两，紫金半两，同入合中，外固，了地一尺筑地实，不用炉，不须药制，用火二十斤煅之也，七日终，候冷，七日取，次日出合子，埋药地中，七日取出，顺日研之三日，炼白沙蜜为丸，如梧桐子大，每日望东吸日华气一口，冰水下一丸，和气咽之，服十粒，无疫干也。"

《济众新编·瘟疫》说："瘟疫预防：清酒一瓶，浸苏合香丸九丸，时时饮之。又绛囊盛三丸当心戴之，妙。"

《肘后备急方·瘴气疫疠温毒诸方》说："度瘴散，辟山瘴恶气，若有黑雾郁勃及西南温风，皆为疫疠之候。方：麻黄、椒各五分，乌头三分，细辛、术、防风、桔梗、桂、干姜各一分，捣筛，平旦酒服一盏已，辟毒诸恶气，冒雾行尤宜服之。"

《肘后备急方·瘴气疫疠温毒诸方》说："辟天行疫疠，雄黄、丹砂、巴豆、矾石、附子、干姜，等分，捣，蜜丸。平旦向日吞之一丸如胡麻大，九日止，令无病。"

《备急千金要方·辟温》说："断温疫转相染著，乃至灭门，延及外人，无收视者，方：赤小豆、鬼箭羽、鬼臼、丹砂、雄黄，各二两。右五味末之，以蜜和，服如小豆一丸，可与病人同床传衣。"

《仙方合集·集补诸瘟方治》说："雄黄丸，治疫，不相传染：明雄黄一两研，赤小豆炒熟，丹参、鬼箭羽，各二两。共为细末，炼蜜丸如梧子大，每日空心以温水下五丸。虽同床共屋，亦不相染。"

《种杏仙方·瘟疫》说："治瘟疫，不相传染……用朱砂研末，炼蜜和丸麻子大，常以太岁日，一家大小勿食诸物，面向东立，各吞三七丸，勿令近齿，永无疫疾。"

《备急千金要方·辟温》说："天气不和，疾疫流行，预备一物柏枝散方：取南向社中柏东南枝，暴令干，捣末，酒服方寸匕，神良。"

《经验良方大全·瘟疫时症门》说："六月六日采马齿苋瀹过晒干，元旦煮熟同盐、醋食之，可解疫气。"

《经验良方大全·瘟疫时症门》说："时行不染，车前子隔纸焙为末，水调服二钱，即不染。"

《备急千金要方·辟温》说："治温令不相染……又方：松叶末之，酒服方寸匕，日三服。"

《备急千金要方·辟温》说："治温令不相染……方：桃树蠹屎，末之，水服方寸匕。"

《备急千金要方·辟温》说："治温令不相染……又方：常以七月七日，合家吞赤小豆，向日吞二七枚。"

《山海经·中山经》说："堇理之山……有鸟焉，其状如鹊，青身白喙，白目白尾，名曰青耕，可以御疫。"

《山海经·东山经》说："枸状之山……织水出焉，而北流注于湖水，其中多箴鱼，其状如鯈，其喙如箴，食之无疫疾。"

九、粉身

《备急千金要方·辟温》说："辟温病，粉身散，常用方：芎藭、白芷、藁本，各等分。右三味，治，下筛，内米粉中以粉身。"

十、洗浴

《备急千金要方·辟温》说："凡时行疫疠，常以月望日，细剉东引桃枝，煎汤浴之。"

十一、调摄

《时方妙用·瘟疫》说："避疫法：避疫之法，惟在节欲、节劳，仍勿忍饥，以受其气。胆为中正之官，胆气壮，则十一经之气皆壮，邪不能入。"

十二、返观

《诸病源候论·疫疠病诸候·疫疠病候》引《养生方》说："延年之道，存念心气赤，肝气青，肺气白，脾气黄，肾气黑，出周其身。又兼辟邪鬼。欲辟却众邪百鬼，常存心为炎火如斗煌煌光明，则百邪不敢干之，可以入温疫之中。"

《素问·遗篇刺法论篇第七十二》说："黄帝曰：余闻五疫之至，皆相染易，无问大小，病状相似，不施救疗，如何可得不相移易者？岐伯曰：不相染者，正气存内，邪不可干，避其毒气，天牝从来，复得其往，气出于脑，即不邪干。气出于脑，即室先想心如日，欲将入于疫室，先想青气自肝而出，左行于东，化作林木；次想白气自肺而出，右行于西，化作戈甲；次想赤气自心而出，南行于上，化作焰明；次想黑气自肾而出，北行于下，化作水；次想黄气自脾而出，存于中央，化作土。五气护身之毕，以想头上如北斗之煌煌，然后可入于疫室。"

按：返观五藏出五色气周于身，则眼珠内视刺激视丘分泌大量激素，《玄境——道学与中国文化》第十章第三节告诉我们："根据现代医学的现有知识认为，位居脑中央的脑下垂腺总统整个免疫系统，胸腺则为大将军。由胸腺造出 β－细胞而产生抗体（antibody），再由胰腺和脾依照抗体所提供的资料造出 T－细胞（免疫细胞），周行全体各个部位，祛除入侵的细菌、滤过体病毒、虫和其他有害入侵物。……脑下垂腺的功能与视丘（hypothalmus）有着密切的关系。视丘分泌一种荷尔蒙，名叫可体可托芬（corticotrophin），进入脑下垂体后，脑下垂体才开始它的运作。中国古代道家的"内视"也是回光返照，是一种眼球运动。利用眼球向里看（闭着眼）来刺激视丘分泌大量可体可托芬，从而促进脑垂的功能，增强免疫功能。这是可以在实验室内得到证明的，不过这个知识在西方还是非常新的。"

十三、熏蒸衣物

《仙方合集·辟瘟诸方》说:"天行时疫传染,凡患疫之家,将病人衣服于甑上蒸过,则一家不染。"

《经验良方大全·瘟疫时症门》说:"时疫传染……又将初起病人贴肉布衫置蒸笼内蒸一炷香时,举家不传染。"

十四、视病不正对

《景岳全书·杂病谟·瘟疫》说:"《医统》曰:男子病邪气出于口,女人病邪气出于前阴,其相对坐之间,必须识其向背,或以雄黄末涂鼻孔中,行动从容察位而入。凡入病家,此亦医人之不可不知也。"

《万病回春·瘟疫》说:"凡入病家,须避其邪气,不受染着,亦医者之惠不可不知,以雄黄末涂鼻孔中,或香油涂鼻孔亦妙,然后入病家行动从容,在位而入,男子病秽气出于口,女子秽气出于阴户,其相对坐立之间,必须识其向背,既出自以纸条探鼻深入,喷嚏为佳。"

十五、痘苗接种

《世界古代发明·医学》说:"为了取得非凡的成果,中国的古代医学肯定也在理论与实践的结合上下了功夫。公元 10 世纪,中国的炼金术士研制了最早的天花接种疫苗,为免疫学奠定了基础。涂有含菌物质的棉球往往被放置在鼻孔内。16 世纪,这种技术在中国得到广泛的应用并从那里传到土耳其,进而使西方人对预防接种有了初步的认识。"

《三千年疫情·明代疫情》说:"明朝万历年间聂久吾就擅长种痘,而且还传授了门人。大概在明朝后期,弋阳也有两位痘医,一位叫黄旻曙,另一位叫徐成吉,两人懂得种痘的方法。此方法是用棉絮沾取痘浆,而且此痘浆要比较好的(估计是凭他们的经验判断的),再将它送入未出痘的人鼻子中,等到痊愈后,也有瘢痕,而且经常十分灵验。"

古代疫病的方治

疫气之为病，凶猛而急速，是人类的一种严重灾害，也使我国先民较早对它有了认识，并发现了治疗疫病的药物，如《山海经·西山经》就记载有"英山……有鸟焉，其状如鹑，黄身而赤喙，其名曰肥遗，食之已疠"，郭璞注："疠，疫病也。"可见在战国时就有了药物治疗疫病的方法。随着医疗实践的发展，在疫病的治疗上，几千年来积累了丰富的经验，创造了很多的方药和方法，《痘疹心法·疫疠》指出："疫疠是以一岁之中彼此传染，大小相似……治疫疠，以解毒为主"，而《宋史·方技下·王克明列传》则记述了："张子盖救海州，战士大疫，（王）克明时在军中，全活者几万人，子盖上其功，克明力辞之。"可见中医药学的辨证施治中寓以解毒之法，是可以治愈疫病的。兹选择部分治疗疫病的方证列述如下：

一、内服方

《类证活人书》卷十七说："败毒散，治伤风，温疫，风湿，头目昏眩，四肢痛，憎寒壮热，项强，目睛疼……羌活、独活、前胡、柴胡、芎䓖、枳壳、白茯苓、桔梗、人参，已上各一两，甘草半两炙，右件捣罗为末，每服三钱，入生姜二片，水一盏，煎七分，或沸汤点亦可。老人、小儿亦宜，日三二服，以知为度。瘴烟之地，或温疫时行……此药不可阙也。"《疫疹一得》谓："姜乃暖胃之品，疫乃胃热之病，似不宜用，以葱易之。"

《温病条辨·上焦篇》说："太阴温病，脉浮洪，舌黄，渴甚，大汗，面赤，恶热者，辛凉重剂白虎汤主之。辛凉重剂白虎汤方：生石膏（研）一两，知母五钱，生甘草三钱，白粳米一合。水八杯，煮取三杯，分温三服，病退，减后服，不知，再作服。"又说："太阴温病，脉浮大而芤，汗大出，微喘，甚至鼻孔扇者，白虎加人参汤主之；脉若散大者，急用之，倍人参。白虎加人参汤方：即于前方内，加人参三钱。"

《疫疹一得·疫疹诸方》说："清瘟败毒饮，治一切火热，表里俱盛，狂躁烦心，口干咽痛，大热干呕，错语不眠，吐血衄血，热盛发狂，不论终始，以此为主。生石膏大剂六两至八两，中剂二两至四两，小剂八钱至一两二钱，小生地大剂六钱至一两，中剂三钱至五钱，小剂二钱至四钱，乌犀角大剂六钱至八钱，中剂三钱至四钱，小剂二钱至四钱，真黄连大剂四钱至六钱，中剂二钱至四钱，小剂一钱至一钱半，生栀子、桔梗、黄芩、知母、赤芍、玄参、连翘、竹叶、甘草、丹皮。疫证初起，恶寒发热，头痛如劈，烦躁谵妄，身热肢冷，舌刺唇焦，上呕下泄，六脉沉细而数，即用大剂；沉而数者，用中剂；浮大而数者，用小剂。如斑一出，即用大青叶，量加升麻四五分引毒外透。此内外化解，降浊升清之法，治一得一，治十得十。"

《重订广温热论·验方》说："普济消毒饮，专治大头天行，初觉憎寒体重，次传头面肿盛，口不能开，气喘舌燥，咽喉不利等证，川柴胡一钱，苏薄荷一钱，炒牛蒡钱半，白芷八分，板蓝根钱半、白僵蚕、苏马勃五分，升麻五分，小川连三分，青子芩八分均用酒炒，广橘红八分，生甘草八分，白桔梗一钱，玄参钱半，水煎，食远徐服，或炼蜜为丸，每重一钱，嚼化尤妙。"《温病条辨·上焦篇》谓："温毒咽痛喉肿，耳前耳后肿，颊肿，面正赤，或喉不痛但外肿，甚则耳聋，俗名大头温、虾蟆温者，普济消毒饮去柴胡、升麻主之，初起一二日，再去芩、连，三四日加之佳。……上共为细末，每服六钱，重者八钱，鲜苇根汤煎，去渣服，约二时一服，重者一时许一服。"

《温热经纬·方论》说："甘露消毒丹一名普济解毒丹，治湿温时疫之主方……温湿蒸腾，更加烈日之暑，烁石流金，人在气交之中，口鼻吸受其气，留不去，乃成湿温疫疠之病，而为发热倦怠，胸闷腹胀……但看病人舌苔淡白，或厚腻或干黄者，是暑湿热疫之邪，尚在气分，悉以此丹治之立效，飞滑石十五两，绵茵陈十一两，淡黄芩十两，石菖蒲六两，川贝母、木通各五两，藿香、射干、连翘、薄荷、白豆蔻各四两。各药晒燥，生研细末（见火则药性变热），每服三钱，开水调服，日二次，或以神曲糊丸如弹子大，开水化服，亦可。"

《温疫论·温疫初起》说："温疫初起，先憎寒而后发热，嗣后但热而不憎寒……宜达原散主之。达原散：槟榔二钱，厚朴一钱，草果仁五分，知母一钱，芍药一钱，黄芩一钱，甘草五分。右用水二钟，煎八分，午后温服。"《温热经纬·叶香岩外感温热论篇》载："若舌白如粉而滑，四边色紫绛者，温疫病初入膜原，未归胃府，急急透解，莫待传陷而入为险恶之病，且见此舌者，病必见凶。"注谓："此五疫中之湿疫，又可主以达原散，亦须随证加减，不可执也。"

《疫证治例·备急方》说："雷击散，治朱砂证又名心经疗，初起脉散，牙关紧闭，心内发慌，手足麻木，闭目不语，喉肿心痛……并治一切感冒、瘟疫、痧证，皆能立效如神。牙皂、北细辛各二钱半，朱砂、明雄黄各三钱半，枯矾、白芷各一钱，藿香三钱，桔梗、防风、木香、贯众、陈皮、苏薄荷、制半夏、甘草各二钱。共研极细末，贮瓶中，勿泄气，随带身傍，凡遇急证，取二三分，吹入鼻中，再用一二钱，姜汤冲服，服后安卧片时，汗出而愈。"

《续信验方·内科》说："丹平散，治感受瘟气，霍乱吐泻，喉肿，心慌，闭目不语，手足麻木，发冷转筋，牙关紧闭，脉气闭塞，黑痧、红痧等症：牙皂三钱五分，北细辛三钱五分，朱砂二钱五分，雄黄二钱五分，藿香二钱，苏薄荷二钱，防风二钱，白芷二钱，贯众二钱，制半夏二钱，广陈皮二钱，广木香二钱，桔梗二钱，甘草二钱，枯矾一钱五分。共研细末，装磁瓶内，以防泄气，遇症先用药二三分次入鼻孔，再用药一钱或数分姜汤冲服，外用红纸捻照两胳膊弯、两腿弯、背心各处，如有红点、红线，用针挑破见血为度。但此症甚急，药宜早备，若病至求药则迟。乾隆年间贵州瘟疫传染死者甚众，照方配施，复多全活。"此"丹平散"方，与上方"雷击散"药味全同，唯药物用量稍有差异，所述治症亦稍有别，故并录之。

《鲁府禁方·瘟疫》说："二圣救苦丸，治伤寒瘟疫，不论传经过经，俱可服。大黄四两切片酒拌蒸，牙皂二两。上为细末，水打稀糊为丸，如绿豆大，每服三五十丸，绿豆煎汤，待冷送下，即汗而愈。众人病一般者，此瘟疫也。即服此药，汗出立已。"《奇方类编·伤寒门》载此作"二圣救苦丹，专治时行瘟疫，恶心吐酸，身体疼痛，发热"，而牙皂"去皮弦"。

《医经会解·瘟疫》说："治四时瘟疫，头痛项强，憎寒壮热，发斑烦躁，大渴面赤，目红，或面紫黑，狂言等症，宜用代天宣化汤：甘草甲己年君，黄芩乙庚年君，栀子丁壬年君，黄柏丙辛年君，黄连戊癸年君，香附、紫苏叶各减半，大黄酒蒸用三倍，人中黄一倍，雄黄、朱砂各用少许为末。水煎，去滓，调雄黄、朱砂末冷服。"

《仙方合集·集补诸瘟方治》说："逐毒丹，治疫气流行，一乡人多发热、内热、烦躁、呕渴、昏愦等证，又名运气五瘟丹：川连（戊癸年为君倍加），黄柏（丙辛年为君倍加），甘草（甲己年为君倍加），山栀（丁壬年为君倍加），黄芩（乙庚年为君倍加），香附、苏叶（俱以等分为则），大黄（三倍）。七味生用，于冬至日为末，将大黄滚汤去粗片，捣药末为丸，如弹子大，水飞朱砂、雄黄为衣，每一丸取泉水化服。急则用煎剂，但须冷服。"此即上方代天宣化汤去人中黄，变汤为丸服。

《奇方类编·伤寒门》说："辟温丹，紫苏二两，香附四两（童便、醋、盐水、酒四制），苍术二两（土炒），麦冬一两（去心），木香一两（忌火），白扁豆二两（炒黄色），雄黄五钱（研末），薄荷二两，贯众八两（洗净煎膏），连翘二两，山楂肉三两（炒黑），广藿香叶一两（晒燥研），降香末三两。上药共为细末，用姜一斤捣汁，拌入药内，再用炼蜜为丸，朱砂飞净为衣，每丸重三钱。治一切时症伤寒，四时瘟疫。"

《万病回春·瘟疫》说："内府仙方，治肿项大头瘟、虾蟆瘟病：僵蚕二两，姜黄二钱半，蝉蜕二钱半，大黄四两。上共为细末，姜汁打糊为丸，重一钱一枚，大人服一丸，小儿半丸，蜜水调服，立愈。"

《仙方合集·集补诸瘟方治》说："疙瘩瘟者，发块如瘤，遍身流走，且发夕死者是也，急以三棱针刺入委中三分出血，及服人中黄散。人中黄散：辰砂、雄黄（要透明者）各一钱五分，人中黄一两。为末，薄荷、桔梗汤下二钱。"

《温病条辨·上焦篇》说"安宫牛黄丸"治"温毒，神昏谵语"，或"热入心包，舌蹇肢厥"，或"于厥阴暑温，身热不恶寒，精神不了了，时时谵语"等："牛黄一两，郁金一两，犀角一两，黄连一两，朱砂一两，梅片二钱五分，麝香二钱五分，真珠五钱，山栀一两，雄黄一两，金箔衣，黄芩一两。上为极细末，炼老蜜为丸，每丸一钱，金箔为衣，蜡护。脉虚者加人参汤下，脉实者银花、薄荷汤下，每服一丸。"

《太平惠民和剂局方·治诸风》说："至宝丹，疗卒中急风不语，中恶气绝，中诸物毒暗风，中热疫毒，阴阳二毒，山岚瘴气毒，蛊毒水毒……又疗心肺积热，伏热呕吐，邪气攻心，大肠风秘，神魂恍惚，头目昏眩，睡眠不安，唇口干燥，伤寒狂语，并皆疗之。生乌犀角（研）、朱砂（研、飞）、雄黄（研、飞）、生玳瑁屑（研）、琥珀（研）各一两，麝香（研）、龙脑（研）各一分，金箔（半入药、半为灰）、银箔（研）各五十片，牛黄（研）半两，安息香一两半。为末，以无灰酒搅澄飞过，滤去沙土，约得净数一两，慢火熬成膏，上将生犀、玳瑁为细末，入余药研匀，将安息香膏重汤煮凝成后，入诸药中和搜成剂，盛不津器中，并旋丸如桐子大，用人参汤化下三丸至五丸。"

《千金翼方》卷十八第六说："紫雪，主脚气毒遍内外，烦热，口生疮，狂叫走，及解诸石草热药毒发，卒热黄等瘴疫毒，最良方：金一斤，寒水石、石膏、磁石各三斤并碎，右四味，以水一石，煮取四斗，去滓，内后药：升麻一升，玄参一斤，羚羊角屑、青木香、犀角屑、沉香各五两，丁香四两，甘草八两炙。右八味，㕮咀，于汁中煮取一升，去滓，内消石四升、朴消精者四升，于汁中煎取七升，投木器中，朱砂粉三两，麝香粉半两，搅令相得，寒之二日，成于霜雪紫色。强人服三分匕。服之当利热毒，老、小以意增减用之，一剂可十年用之。"

按：此文"卒热黄等瘴疫毒"七字，《外台秘要·服汤药色目方一十九首》作"邪热卒黄等瘴疫毒疗"。

《温热经纬·叶香岩外感温热论篇》说："其热传营，舌色必绛……纯绛鲜色者，包络受病也……延至数日，或平素心虚有痰，外热一陷，里络就闭，非菖蒲、郁金等所能开，须用牛黄（清心）丸、至宝丹之类以开其闭，恐其昏厥为痉也……牛黄清心丸：西牛黄二分五厘，镜面朱砂一钱五分，生黄连五钱，黄芩、山栀各三钱，郁金二钱。为末，蒸饼为糊，丸如黍米大，每服七八丸。"

《温热经纬·方论》载王士雄曰："温热暑疫诸病，邪不即解，耗液伤营，逆传内陷，痉厥昏狂，谵语发斑等证，但看病人舌色干光，或紫绛，或圆硬，或黑苔，皆以此丹救之。神犀丹：乌犀角尖磨汁、石菖蒲、黄芩各六两，真怀生地冷水洗净浸透捣绞汁、银花各一斤，粪清、连翘各十两，板蓝根九两，香豉八两，玄参七两，花粉、紫草各四两。各生晒研末，以犀角、地黄汁、粪清和捣为丸，切勿加蜜，如难丸，可将香豉煮烂，每丸重三钱，凉开水化服，日二次，小儿减半。如无粪清，可加人中黄四两研入。"

《普济本事方·中风肝胆筋骨诸风》说："苏合香丸，疗传尸、骨蒸、殗殜、肺痿、疰忤、鬼气、卒心痛、霍乱吐利、时气鬼魅、瘴疟……鬼忤中人、小儿吐乳、大人狐狐（迷）等病。苏合香油一两（入安息香膏内），白术二两，丁香二两，朱砂（研水飞）二两，木香二两，白檀（剉）二两，薰陆香（别研）二两，沉香二两，乌犀（镑屑）二两，荜茇二两，安息香二两（别为末，用无灰酒一斤熬膏），香附（去毛）二两，诃黎勒（煨去核）二两，龙脑（研）一两，麝香（研）二两。上为细末，入研药匀，用安息香膏并炼白蜜和剂，每服旋丸如梧桐子大，早朝取井华水温令任意，化服四丸，老人、小儿可服一丸，温酒化服亦得，并空心服之。"

《重订广温热论·验方》说"太乙紫金丹：山慈菇二两，川蚊合二两，苏合香油两半，大戟两半，白檀香两半，安息香两半，千金霜一两，琥珀五钱，明雄黄五钱，当门子三钱，梅冰三钱。上十一味，各研极细，再合研匀，浓糯米饮杵丸，每重钱许，外以飞金为衣"，并引薛一瓢先生曰："此丹比苏合丸而无热，较至宝丹而不凉，兼玉枢丹之解毒，备二方之开闭，专治霍乱痧胀，岚瘴中恶……鬼胎魔魅，及暑湿温疫之邪，弥漫熏蒸，神明昏乱，危急诸症。"

《续信验方·内科》说："文昌玉局妙香丸，苏合香二两（如无，以藿香叶代，晒干勿见火），草河车六钱（白面调裹，炭火煨熟，去面），紫苏叶一两，晚蚕砂二两，紫厚朴一两，制半夏一两，川贝母一两（去心），橘红五钱，枳壳五钱麸炒，白滑石一两五钱水飞，朱砂八钱水飞，明雄黄五钱水飞，茅苍术五钱米泔水浸，赤茯苓五钱，青皮五钱，真麝香一钱五分，生甘草三钱，粳米粉升半。上者生研成粉，用生姜、葱各半斤捣自然汁，和粳米粉为丸，如绿豆大，如遇瘟气流行、痧气陡发，开水下五丸，重者九丸。"

《良方集腋·暑痧门》说："八宝红灵丹，功专时疫，霍乱吐泻，骤中痧暑，绞肠腹痛，上下不通，面青，手足厥冷，甚至六脉皆伏，针刺无血者，亦屡服屡验，朱砂一两水飞，明雄黄六钱水飞，礞石四钱煅，马牙硝一两，硼砂六钱，梅花冰片三钱，麝香三钱，真赤金箔五十小张。上药，择吉日于净室中共为极细末，磁瓶收贮，熔蜡封口，勿令泄气，每服一分，开水送下，小儿半分。"

《疫症治例·备急方》说："川督普济丹（治疫病染易，无问少长，病状相似），真茅山苍术三两，锦纹大黄六两，麝香上好者三钱，丁香六钱，真蟾酥九钱，烧酒化，甘草去皮微炒二两四钱，明天麻、朱砂细研水飞、明雄黄细研水飞、麻黄去节各三两六钱。右各为细末，须端阳日午时于净处制，以蟾酥烧酒化为丸，如不胶黏，酌和以糯米粥浆，丸如莱菔子大，用朱砂为衣，候干，磁瓶收贮。"

《肘后备急方·瘴气疫疬温毒诸方》说："赤散方，牡丹皮五分，皂荚五分，炙之，细辛、干姜、附子各三分，肉桂二分，真朱四分，躑躅四分。捣筛为散，初觉头强邑邑，便以少许内鼻中，吸之取嚏，温酒服方寸匕，覆眠得汗即差。晨夜行及视病，亦宜少许以内粉粉身，佳。"

《备急千金要方·辟温》说："乌头赤散，治天行疫气病，方：乌头一两半，皂荚半两，雄黄、细辛、桔梗、大黄各一两。右六味，治，下筛，清酒若井华水服一刀圭，日二，不知，稍增，以知为度。除时气疫病……人始得病一日时，服一刀圭，取两大豆许吹著两鼻孔中。"

《圣济总录·伤寒疫疬》说："治伤寒辟毒气疫病，七物赤散方：丹砂（别研）、乌头（炮制，去皮脐）各二两，细辛（去苗叶）、羊躑躅、干姜（炮制）、白术（切，炒）各一两，栝楼一两半。右七味，捣罗为散，每服半钱匕，温酒调服，汗出解；不解，增至一钱匕。"

《簪曝杂记》卷六说："治疫气、伤寒等证。麦门冬三钱，乌梅三枚，枣三枚，芫荽梗三十寸，灯心三十寸，竹叶三十片，煎服。"

《香祖笔记》卷八说："治疫，肿头面，方：金银花二两，浓煎一盏，服之，肿立消。"

《万病回春·瘟疫》说："治大头瘟病，肿脸颈项者，用福建靛花三钱，烧酒一钟，鸡子清一个，入内打匀吃，不时而愈，肿即消，神方也。"

二、外治方

1. 搐鼻

《保命歌括·瘟疫》说："救苦散，专治伤风、伤寒，头目不清，如被疫气所侵之人，少觉头昏脑闷，急取嚏之，毒气随散，永无染著。川芎、藿香、藜芦各三钱，牡丹皮、玄胡、朱砂（水飞）各二钱，雄黄水飞、白芷、牙皂各四钱。右为细末，每用一些先噙水在口中，以竹筒吹两鼻，嚏出清涕，佳。"

《续信验方·内科》说："救瘟散，皂荚、肉桂、蟾酥、千里马，等分，麝香十分之一。共研细末，觉有时症，入鼻少许，得嚏即愈。男左女右。孕忌。"

《保命歌括·瘟疫》说："杨氏一字散，治时行缠喉风，渐入咽喉，水谷不下，牙关紧闭，不省人事者。雄黄（水洗）、蝎梢、白枯矾、藜芦、牙皂（炙焦）各等分。右为末，每用一豆大，纳鼻内，搐之立效。"

2. 点眼

《经验良方大全·瘟疫时症门》说："太乙救苦散，治一切瘟疫无汗，头痛身热，口渴心烦等症。火硝三钱，雄黄（水飞）三钱，麝香五分。同研极细末，入磁罐收贮，男左女右，点大眼角内。"《奇方类编·伤寒门》载此方后有"登时汗出而愈"一句。

3. 掩脐阴

《经验良方大全·瘟疫时症门》说："瘟疫外治，凡病人汗气入鼻透脑及散布经络，初觉头痛即用：苍术、良姜、枯矾各等分，为末，每用一钱，以葱白一大个捣匀涂手心，男左女右，将手掩肚脐上，手须窝起，勿使药着脐；又以一手兜住外肾前阴，女子亦如之，煎绿豆汤一碗饮之，点线香半炷久可得汗。如无汗，再饮绿豆汤催之，汗出即愈。又刺少商穴即愈。"

4. 熨法

《经验良方大全·瘟疫时症门》说："疫病初发但觉头痛，即以水调芥菜子填脐内，用热物隔布一层熨之，汗出而愈。"

结　语

本文研究了我国古代文献有关疫病的论述，详细探讨了古代疫病名称的定义、发病原因和传染途径、古代流行概况、防疫措施和治疗方法，表明了我国古代对疫病有深刻的认识，积累了丰富的理论知识和实际经验，防治手段丰富多彩。本文只是摘录古代疫病部分资料，已嫌篇幅过长，而对早已从疫病分离出去的"天花""麻疹""鼠疫""疟疾"等等，则未予稍涉。

麻风隔离始于楚

麻风，古称"疠风"，或作"厉风"，或单曰"疠"，曰"厉"，曰"疠"，曰"癞"，曰"冥"，又称"大风"，又称"恶疾"。其病在我国认识较早，在二千多年前的先秦典籍里，就对其有了较多论述，论述了它的病名、病机、证候、治疗、隔离、饮食宜忌和一些有名麻风病人。

在我国现存的一部最早的中医学宏篇巨著《黄帝内经》里，就有多处记载了有关麻风一病的内容资料，如《素问·脉要精微论篇第十七》说"脉风成为疠"；《素问·风论篇第四十二》说"风气与太阳俱入，行诸脉俞，散于分肉之间，与卫气相干，其道不利，故使肌肉愤膜而有疡，卫气有所凝而不行，故其肉有不仁也。疠者，有荣气热胕，其气不清，故使其鼻柱坏而色败，皮肤疡溃，风寒（"寒"字衍）客于脉而不去，名曰疠风"；《素问·长刺节论篇第五十五》说"病大风，骨节重，须眉堕，名曰大风，刺肌肉为故，汗出百日，刺骨髓，汗出百日，凡二百日，须眉生而止针"；《灵枢·四时气第十九》说"疠风者，素刺其肿上，已刺，以锐针针其处，按出其恶气，肿尽乃止，常食方食，无食他食"；还有《马王堆汉墓帛书〔肆〕·五十二病方·冥》也说："冥（螟）者，虫所齧穿也□，其所发毋恒处，或在鼻，或在口旁，或齿龈，或在手指□□，使人鼻抉（缺）指断。治之以鲜产鱼，□而以盐财和之，以傅虫所齧□□□□□之。病已，止。尝试，毋禁。【。】令。"是麻风之为病，乃风邪与卫气相薄，始而行诸脉俞散于肉分之间，继而入于脉中热腐荣气，以致肌肤不仁而疡溃，须眉落，鼻柱坏，形容丑恶，不欲见人，故上谷赤松子病癞，遁入山中，遗形去智；鲁人冉伯牛病癞，孔子视之未能入室，而只"自牖执其手"；楚王嫡嗣熊挚红病癞，不得奉宗庙，而自窜于夔；齐崔杼长子崔成病癞，被废而不立。《庄子·天地篇》记载了病"厉之人夜半生其子，遽取火而视之，汲汲然唯恐其似己也"。可见癞之为病而人甚恶之也。

根据现有资料，证实在我国古代，楚国首先对麻风病人采取了隔离措施以防止传染，建立了"麻风村"即所谓"厉乡"，一在楚之苦县"濑水"，一在楚之"厉山"。对麻风病人采取迁徙措施，进行有效隔离，以防止传染。

我国古代药膳食疗探源

神农发明农业和原始医药，《淮南子·修务训》说："古者民茹草饮水，采树木之实，食嬴蛖之肉，时多疾病毒伤之害，于是神农乃如教民播种五谷，相土地宜燥湿肥硗高下，尝百草之滋味，水泉之甘苦，令民知所避就。当此之时，一日而遇七十毒。"表明上古时代，神农氏族在发明五谷的同时，发明了医药，殆即今之所谓"医食同源"也。

《素问·汤液醪醴论篇第十四》："上古圣人，作汤液醪醴为而不用。"而《移精变气论篇第十三》则说："中古之治病，至而治之，汤液十日，以去八风五痹之病。"《玉版论要篇第十五》说："容色见上下左右，各在其要。其色见浅者，汤液主治，十日已；其见深者，必齐主治，二十一日已；其见大深者，醪酒主治，百日已。"《血气形志篇第二十四》说："形数惊恐，经络不通，病生于不仁，治之以按摩醪药。"《腹中论篇第四十》说："有病心腹满，旦食则不能暮食……名为鼓胀……治之以鸡矢醴，一剂知，二剂已。"

《素问·腹中论篇第四十》说："血枯……月事衰少不来也。……以四乌鲗骨一藘茹，二物并合之，丸以雀卵，大如小豆，以五丸为后饭，饮以鲍鱼汁，利肠中及伤肝也。"

《灵枢·邪客第七十一》说："目不瞑……饮以半夏汤一剂……其汤方，以流水千里以外者八升，扬之万遍，取其清五升煮之，炊以苇薪火，沸，置秫米一升，治半夏五合，徐炊，令竭为一升半，去其渣，饮汁一小杯，日三，稍益，以知为度，故其病新发者，覆杯则卧，汗出则已矣；久者，三饮而已也。"

《灵枢·经筋第十三》说："卒口僻……治之以马膏膏其急者……以膏熨急颊，且饮美酒，噉美炙肉，不饮酒者，自强也。"

《伤寒论·太阳病篇》说：中风，头痛项强，发热，恶风，汗自出，脉浮缓，治以"桂枝汤方：桂枝三两，芍药三两，甘草二两，生姜三两，大枣十二枚（擘）。右五味哎咀，以水七升，微火煮取三升，去渣，适寒温，服一升，服已，须臾啜热稀粥一升余，以助药力……"

《伤寒论·太阳病篇》说："若脉浮，小便不利，微热，消渴者，五苓散主之。五苓散方：猪苓十八铢，泽泻一两六铢半，桂枝半两，白术十八铢，茯苓十八铢。右五味为末，以白饮和服方寸匕，日三服。多饮暖水，汗出愈。"

《伤寒论·太阳病篇》说："头痛，心下痛硬满，引胁下痛，干呕，短气，汗出不恶寒者，此表解里未和也，十枣汤主之。十枣汤方：芫花熬、甘遂、大戟、大枣十枚（擘）。右上三味等分，各别捣为散，以水一升半，先煮大枣肥者十枚，取八合，去渣，内药末，强人服一钱匕，羸人服半钱（匕），温服之，平旦服，若下少病不除者，明日更服加半钱，得快下利后，糜粥自养。"

《伤寒论·太阳病篇》说："栀子豉汤方：栀子十四枚（擘），香豉四合……"

《伤寒论·少阴病篇》说："少阴病，咽中伤生疮，不能语言，声不出者，苦酒汤主之。苦酒汤方：半夏洗，破如枣核头，十四枚，鸡子一枚，去黄……右二味，内半夏着苦酒中，以鸡子壳置刀镮中，安火上，令三沸，去渣，少少含咽之，不差，更作三服。"

《伤寒论·少阴病篇》说："少阴病，下利，白通汤主之。白通汤方：葱白四茎，干姜一两，附子一枚生用，右三味。以水三升，煮取一升，去渣，分温再服。"（旋覆花汤有葱）

《伤寒论·太阳病篇》说："伤寒，阳脉涩，阴脉弦，法当腹中急痛，先与小建中汤主之，不差者，与小柴胡汤。小建中汤方：桂枝三两，甘草三两炙，大枣十二枚擘，芍药六两，生姜十两，胶饴一升。右六味，以水七升，煮取三升，去渣，内胶饴，更上微火消解，温服一升，日三服。"（当归建中汤、黄芪建中汤）

《伤寒论》中"白虎汤""竹叶石膏汤""桃花汤"和《金匮要略》中"附子粳米汤""麦门冬汤""白虎加桂枝汤""甘草粉蜜汤"等方

都有"粳米"或"米粉"。

《金匮要略·寒疝病篇》说："心胸中大寒痛，呕不能饮食，腹中寒上冲皮起，出见有头足上下，痛而不可触近，大建中汤主之。大建中汤方：蜀椒一合（去汗），干姜四两，人参二两。右三味，以水四升，煮取二升，去渣，内胶饴一升，微火煎取一升半，如一炊顷，可饮粥二升，后更服，当一日食糜，温覆之。"

《金匮要略·寒疝病篇》说："寒疝绕脐痛，若发则白汗出，手足厥冷，其脉沉紧者，大乌头煎主之。（大）乌头煎方：乌头大者五枚，熬去皮，不㕮咀。右以水三升，煮取一升，去渣，内蜜二升，煎令水气尽，取二升，强人服七合，弱人服五合，不差，明日更服，不可日再服。"

《金匮要略·寒疝病篇》说："寒疝，腹中痛，及胁痛里急者，当归生姜羊肉汤主之。当归生姜羊肉汤方：当归三两，生姜五两，羊肉一斤。右三味，以水八升，煮取三升，温服七合，日三服……"（乌头桂枝汤）

《金匮要略·宿食病篇》说："宿食在上脘，当吐之，宜瓜蒂散。瓜蒂散方：瓜蒂一分（熬黄），赤小豆一分（煮）。右二味，杵为散，以香豉七合，煮取汁，和散一钱匕，温服之。"

《金匮要略·黄疸病篇》说：女劳疸，治以"消石矾石散方：消石、矾石，烧，等分。右二味为散，以大麦粥汁和服方寸匕，日三服。"

《金匮要略·黄疸病篇》说："诸黄，猪膏发煎主之。"猪膏发煎方："猪膏半斤，乱发如鸡子大二枚。右二味，和膏中煎之，发消，药成，分再服，病从小便出。"

《金匮要略·呕吐哕病篇》说："胃反呕吐者，大半夏汤主之。大半夏汤方：半夏二升（洗完用），人参三两，白蜜一升。右三味，以水一斗二升，和蜜扬之二百四十遍，煮取二升半，温服一升，余分再服。"

《金匮要略·妇人妊娠病篇》说："妊娠养胎，白术散主之。白术散方：白术、川芎、蜀椒三分（汗），牡蛎。右四味，杵为散，酒服一钱匕，日三服，夜一服。……若呕，以醋浆汁服之，复不解者，小麦汁服之；已后渴者，大麦汁服之，病虽愈，服之勿置。"

《金匮要略·百合病篇》说："百合病，吐之后者，用后方主之。百合鸡子汤方：百合七枚（擘），鸡子黄一枚。右先以水洗百合，渍一宿。当白沫出，去其水，更以泉水二升，煎取一升，去渣，内鸡子黄搅匀，煎五分，温服。"（百合知母汤、百合滑石代赭汤、百合地黄汤、百合滑石散）（《伤寒论》中"黄连阿胶鸡子黄汤"方亦有鸡子黄）

《金匮要略·虚劳病篇》说："虚劳诸不足，风气百疾，薯蓣丸主之。薯蓣丸方：薯蓣三十分，当归、桂枝、干地黄、曲、豆黄卷各十分……大枣百枚为膏。右二十一味，末之，炼蜜为丸……"（八味肾气丸、栝蒌瞿麦丸二方中亦有"薯蓣"，即今之"山药"）。

《金匮要略·虚劳病篇》附方："《肘后》獭肝散，治冷劳，又治鬼疰一门相染，獭肝一具，炙干，末之，水服方寸匕，日三服。"

《金匮要略·肺痈病篇》说："肺痈，喘不得卧，葶苈大枣泻肺汤主之。葶苈大枣泻肺汤方：葶苈熬令黄色捣丸如弹子大，大枣十二枚，右先以水三升煮枣，取二升，去枣，内葶苈，煮取一升，顿服。"（《伤寒论》《金匮要略》多方中皆有"大枣"）

《金匮要略·湿病篇》说："病者，一身尽痛，发热，日晡所剧者，名风湿……可与麻黄杏仁薏苡甘草汤。……"（千金苇茎汤方中亦有"薏苡"）（薏苡附子败酱散、薏苡附子散）

《金匮要略·妇人杂病篇》说："妇人藏燥，喜悲伤欲哭，象如神灵所作，数欠伸，甘麦大枣汤主之。甘麦大枣汤方：甘草三两，小麦一升，大枣十枚。右三味，以水六升，煮取三升，温分三服。"（厚朴麻黄汤方中有小麦）

《神农本草经》中记载的药物，有些也是食物，如上品有石蜜、葡萄、鸡头实、胡麻、冬葵子、苦菜、青蘘、薯蓣，中品有百合、梅实、大豆黄卷、赤小豆、龙眼、蟹、粟米、黍米、藕、水苏，下品中有彼子、水靳、腐婢等。

《隋书·经籍志三·医方》说："《膳羞养疗》二十卷。"

《旧唐书·经籍志·医术本草》说：《神仙药食经》一卷。

《新唐书·艺文志·医术类》说：《神仙药食经》一卷，《神仙服食药方》十卷，孟诜（食疗本草）三卷。

简论我国婚姻史的发展概况

我国在太古时期，曾经一度出现过"男女杂交"，即"血族群婚制"，《吕氏春秋·恃君览·恃君》说："昔太古尝无君矣，其民聚生群处，知母不知父，无亲戚兄弟夫妻男女之别，无上下长幼之道，无进退揖让之礼，无衣服履带宫室蓄积之便，无器械舟车城郭险阻之备。"此文之"知母不知父"一句，正点中太古时期的"群婚制"现象。古代文献中记载之"简狄吞燕卵而生契""姜嫄履大人跡而生弃"，都是在神话笼罩中言其"知母不知父"也。

《史记·五帝本纪》记载："众皆言于尧曰：'有矜在民间，曰虞舜。'于是尧妻之二女。"张守节正义："二女，娥皇、女英也。"是尧之二女娥皇、女英姊妹二人同匹配于舜，嫁于舜为妻，而《孟子·万章上》却载舜弟象之话说"二嫂使治朕棲"，是象又与娥皇、女英同眠也。从而表明娥皇、女英姊妹二人既以舜为夫，又以象为夫；而舜、象兄弟二人既以娥皇为妻，又以女英为妻。此殆即所谓"亚血族群婚"之象征也。

后来，大概在周代，社会发展使婚姻进入了"一夫一妻制"且夹以"一夫多妻"。孔子之父叔梁纥，与母亲徵在，"野合"而生孔子，未闻有第三者。所谓"野合"，言叔梁纥、徵在未祠高禖而不交合在寝庙也，当时风气为然，非男女通奸也。相传秦时修筑长城数年不归的范杞良，与千里寻夫哭倒长城的孟姜女，就是一对被秦暴政分开的夫妻，也未闻有第三者。孟子答齐宣王好色，说应"与百姓共之"，做到"内无怨女，外无旷夫"，也是说的"一夫一妻制"。当时还颇有"一夫多妻"现象，以国君后宫多嫔妃，士大夫则有多妻妾，就是《孟子·离娄下》所述那个"外乞墦冢，内娇家人"的齐人，也"有一妻一妾而处室"。于时则出现了"同姓不婚"的礼制。

在甲骨文里，有"⊥"、"◊"等字，象形，为男性生殖器；有"匕"字，象形，为女性生殖器。男性生殖器之"⊥"字，加饰一横则为"士"，故"士"字之义引申为"男子"。而"⊥"倒悬之则为"T"，加饰则为"不"为"示"，故《甲骨文字研究·释祖妣》说"示为牡神"，又说"盖示之初意本即生殖神之偶像也"。其"祭祀"之"祭"从"示"，本亦从"匕"作"𥙊"，今"祭"行而"𥙊"废。可见古人曾有过生殖器崇拜，京山屈家岭文化遗址中就出土了一枚"陶祖"，即陶制男性生殖器也。

《礼记·婚义》说："婚礼者，将合二姓之好，上以事宗庙，而下以继后世也。"《孟子·万章上》说："男女居室，人之大伦也。"男女婚姻嫁娶，有关上以纪念祖先，下以传宗接代，是人伦之大事。男女室家，人生所不能免焉，故论及有关男女生殖结构与两性之事少有隐讳，无低级、庸俗、邪秽、羞恶之感，在古代文献中每有言之者，《孟子·告子上》说"食，色，性也"，性之言生也，谓生而有之也；《礼记·礼运》说"饮食，男女，人之大欲存焉"，此文"男女"二字，乃指"男女性生活"也；《老子》第五十五章说"未知牝牡之合而峻作"，牝指女性生殖器，牡指男性生殖器，峻，乃谓男孩之阴茎也；《周易·系辞上》说"乾道成男，坤道成女。……夫乾，其静也专，其动也直，是以广生焉，夫坤，其静也翕，其动也阖，是以大生焉"；《周易·系辞下》说"男女构精，万物化生"，"乾，阳物也，坤，阴物也。阴阳合德而刚柔有体，以体天地之撰，以通神明之德"；《周礼·地官司徒下·媒氏》说"仲春之月，令会男女。于是时也，奔者不禁，若无故不用令者罚之，司男女之无夫家者而会之"；《礼记·月令》说"仲春之月……玄鸟至，至之日以太牢祠于高禖，天子亲往，后妃帅九嫔御，乃礼天子所御"；《诗·国风·周南·关雎》说"窈窕淑女，君子好逑"；《诗·国风·郑风·溱洧》说"女曰观乎，士曰既且"；《诗·国风·召南·野有死麕》说"有女怀春，吉士诱之"；《论语·子罕》说"吾未见好德如好色者也"；《孟子·万章上》说"好色，人之所欲……知好色则慕少艾"；《孟子·梁惠王下》载齐宣王对孟子说他自己"寡人好色"；《礼记·礼运》说"合男女，颁爵位，必当年德"；连汉代大儒董仲舒在他所著《春秋繁露·循天之道》中也说"养身以全使，男子不坚牡不家室，阴不极盛不交接"。

古人认为，男女以礼交者为夫妻，当促成之，保护之；不以礼交者为淫乱，当防范之，禁止之。《淮南子·本经训》说"阴阳之情，莫不有血气之感，男女群聚杂处而无别，是以贵礼"；《礼记·乐记》说"礼者，所以缀淫也"，此文《史记·乐书》作"礼者，所以闭淫也"；《礼记·曲礼上》说"娶妻不娶同姓，故买妾不知其姓则卜之。寡妇之子，不有见者，非有见焉，弗与为友"，"男女不杂坐，不同椸枷。不同巾栉，不亲授，嫂叔不通问，诸母不漱裳，外言不入于梱，内言不出于梱，女子许嫁缨，非有大故，不入其门。姑姊妹女子子已嫁而反，兄弟弗与同席而坐，弗与同器而食。父母子不同（疑文有脱误）。男女非有行媒不相知名，非受币不交不亲"；《礼记·坊记》说"寡妇之子，不有见焉，则弗友也，君子以辟远也，故朋友之交，主人不在，非有大故，则不入其门。以此坊民，民犹以色厚于德"，以致如《礼记·经解》所说"婚姻之礼废，则夫妇之道苦，而淫辟之罪多矣"，礼之所不禁，则继之以刑，《礼记·坊记》所谓"刑以坊淫"，犯者以宫刑，"男子去势，女子幽闭"，即男者摘去睾丸、女子摘去卵巢也。其时虽对此"导之以礼，齐之以刑"，然有"刑不上大夫"之制，则宫刑之于公族淫乱者则无以施其用矣。故楚平王"父纳子妻"以乱伦；公子小白杀公子纠夺得齐国王位而"宫中姑姊不嫁者七人"；陈厉公数如蔡以淫蔡女，而蔡人杀厉公；甚至陈灵公与其大夫孔宁、仪行父三人共淫于夏姬，着内衣戏于朝堂，后又饮于夏氏，公戏谓夏姬儿子夏微舒似二大夫，二大夫亦戏谓微舒"似公"，夏微舒怒，逐射杀灵公，孔宁、仪行父奔楚，太子午奔晋而陈国以亡。还有楚之鬬伯比淫于䢵子之女，齐之法章私于莒太史之女，而齐国孟尝君的夫人却与其舍人相爱，《韩非子·内储说下·六微》说"燕人李季好远出，其妻私有通于士"，所谓"通"者，《小尔雅·广义》说"旁淫曰通"，是谓"男女暗行淫乱"，今则谓之"通奸"也。男女淫乱，有伤风化，礼不能止，刑不能禁，以致夫妻反目家庭破裂者有之，残伤肢体、戕害性命者有之，俗所谓

"人命出于奸场"也。因而人们对男女淫乱深恶痛绝，对男女性事则讳莫如深，以免"诲淫"之嫌。且提倡贞操，鼓励夫妻相敬，改古之男子续弦、女子更适，为婚姻之约，终身守之。近数十年来，由于西方文化的影响，人们对性的认识和婚姻观念发生了变化，冲破了旧礼教，男女思想开通了，恋爱自由，婚姻自主，男女平等，共建文明，发展了我国传统的家庭文化。但也出现了一种鼓吹"性解放"现象，女人外出会情人，男人无动于衷，不问不闻；女人见到男人拥抱另外的女情人，则视若无睹，听之任之。如此发展下去，势必导致社会实际的"一夫多妻"和"一妻多夫"，而把历史车轮拉向了倒退，这显然不符合我国传统的文化思想。近些年，我国夫妻离婚率上升，出现了离婚后子女得不到很好教养，已对社会造成了不良后果。因而，我们在医学科学研究时，对有关性事和男女生殖问题，自然应当心怀坦荡大大方方地、毫不回避地加以认真研讨和明白论述。但在日常生活和交际场合上，则不得以其为戏谑、图一时之快，而无意中伤害社会风气、促进男女淫乱也。

略论我国古代医学的历史发展

　　我们的国家，是一个历史悠久、土地辽阔、物产丰富、人口众多的文明古国。我们的民族，是一个勤劳勇敢、聪明智慧的伟大民族。我们的中医学，是我们劳动祖先在长期与疾病作斗争的过程中创造出来的；它是我们祖先与疾病作斗争的经验总结，它包含着丰富的实际经验和理论知识，有着比较完整的理论体系，内容丰富多彩，确实是一个"伟大的宝库"，它数千年来，对我们这个伟大民族的繁衍昌盛起过保障作用，也对世界人民的健康事业做出过贡献，它具有东方医学科学的特色。这里简略地论述一下我国古代医学历史发展的概况。

　　马克思主义者认为，自从人类出现，就有了医疗的活动。我们祖先，在原始社会里，就创造了砭石、火灼以及药物疗法等多种治疗方法。

　　根据出土的甲骨文，在3000年前的殷商时代，我国人民已认识到头病、耳病、眼病，鼻病、口病、齿病、舌病、喉病、心病、肠胃病、手病、臂病、关节病、足病、骨病、瘤病、跌伤、妇产科病、小儿科病以及流行病等，认识到人体某些生理现象，如天癸等，出现了针刺治疗法（竹针、骨针），并用文字记录了下来。

　　在周代，我国医师一职已开始分科，分为食医、疾医、疡医、兽医等，而且对医师实行了考核制度，确定了考核标准。《周礼》中记载了四时流行病的"首疾""痒疥疾""疟寒疾""嗽上气疾"等，疡科的"肿疡""溃疡""金疡""折疡"等；《周易》中记载了"残疾""疑疾""受伤""流产""不孕"以及"勿药"等；《诗经》中记载了"热病""疟疾""头病""昏迷""溃疡""浮肿""顺产""逆产"，以及"妊娠小便不利"的治疗，还记载了50余种药品，《尚书》中有

"服药瞑眩"的记载。

在周后期的所谓"春秋战国时代"，铸铁的出现，促进了我国古代农业、手工业的巨大发展，医学也发展到了一个相当高的水平，医和创立了阴淫寒疾、阳淫热疾、风淫末疾、雨淫腹疾、明淫心疾、晦淫惑疾的"六气病因说"，阐述了阴、阳、风、雨、晦、明等六种致病因素所导致的疾病性质和证候。竹针、骨针发展到铁制金属针，针术发展到九种不同形制的镵针、员针、锃针、锋针、铍针、员利针、毫针、长针、大针，且产生了各种针刺手法，而分别用于治疗各种不同病证。按摩、艾灸、气功、导引等方法，更是广泛地用于人们的治病和强身。

《黄帝内经》一书的出现，标志着我国医学在当时发展到了一个新的阶段。它阐述了有关人体的解剖、生理、病因、病理、诊法、治疗和摄生等等方面的基本理论，讨论了伤寒、中风、温病、疟疾、痢疾、霍乱、偏枯、瘖痱、积聚、痿证、痹证、疠风、疠疫、鼓胀、浮肿、呕吐、泻泄、惊痫狂证、癫痫、瘰疬、痔疮、痈疽、黄疸、脾瘅、胆瘅、消渴、肠痈、浸淫疮、瘾疹、疣赘、劳风、厥证、癃闭、遗溺、癫疝、狐疝、咳嗽、关格、阴痿、溢饮、失精、脱营、鼻渊、痤病、大腹水肿、跌坠损伤、疝瘕、石瘕、肠覃、血枯、经闭、血崩、胎前痼疾、产后中风、食㑊、失眠、嗜卧、噎膈、蛔虫病、出血证以及诸痛等数百种病证，记载了砭石、针法、灸焫、汤液、汤药、药酒、丸剂、膏法、熨法、浴法、熏蒸、薄贴、束末、按摩、导引、行气以及腹部放水和手术切除等治疗方法的应用，它已经形成了比较完整和比较系统的理论体系。《山海经》一书，则比较大量记述了药物的产地和功效。医缓、医和、义姁、扁鹊等都是这一时期很有成就的名医。

云梦秦简所载，秦代已对麻风病人有了隔离措施。根据篆文，至迟在秦代，我国对脑的部位形态和功能就有了认识，如"䐗""思""虑"等字所示。

在汉代前期，即所谓"西汉"，据《汉书·艺文志》记载：有医经7家，即《黄帝内经》18卷、《黄帝外经》37卷、《扁鹊内经》9卷、《扁鹊外经》12卷、《白氏内经》38卷、《白氏外经》36卷、《旁经》25卷，共216卷；有经方11家，即《五藏六府痹十二病方》30卷、

《五藏六府疝十六病方》40卷、《五藏六府瘅十二病方》40卷、《风寒热十六病方》26卷、《秦始黄帝扁鹊俞拊方》23卷、《五藏伤中十一病方》31卷、《客疾五藏狂颠病方》17卷、《金创疭瘛方》30卷、《妇人婴儿方》19卷、《汤液经法》32卷、《神农黄帝食禁》7卷，共274卷。现在这些文献除《黄帝内经》一书外虽然都已散失，但此记载已足以说明这时的经验总结和理论创造都有了发展，出现了"瘅""疝""瘛""伤中""狂颠""金创疭瘛"以及"妇人婴儿"等病治疗的各个专门方书，特别是对精神病、破伤风等病有了治疗方法，认识到妇人婴儿病的独立性，更是可贵的。长沙马王堆汉墓出土了多种医书，其中一部《胎产书》是论述妇人胎产疾患的专科文献。西汉宫庭中还设有专职产科医生。《史记》记载了仓公淳于意的"诊籍"25则，表明了这时已开创了病历的书写，记录了医案。

在汉代后期，即所谓"东汉"，出现了阐发《黄帝内经》中疑难问题的专门著作《八十一难经》。专门论述五运六气而载于今本《素问》中的"运气七篇"，第一次全面阐述了我国古代的气象病理学说，讨论了气候反常导致人体发生的数百个病证以及对这些病证的治疗原则。甘肃武威出土了一部完整的"汉简医方"。到东汉末叶，我国古代伟大的外科学家华佗发明了"麻沸散"，使病人在全身麻醉的情况下抽割积聚进行手术治疗而无疼痛之苦；他还利用情志活动作为治疗手段以愈病人。伟大的医学实践家张仲景，勤求古训，博采众方，在自己医疗实践的基础上，写出一部划时代的医学著作《伤寒杂病论集》，创造了理、法、方、药全备的辨证施治体系，以六经或病名为纲，指出了外感热性急性病和内、外、妇、儿等科疾病的治疗。此书不仅在国内至今还为人们所称赞，还为日本现代汉医学家所推崇，它在指导人们医疗实践上仍然在发挥着重要的有益的作用。

在两晋，王叔和《脉经》总结前人脉学经验，提出了"浮""芤""洪""滑""数""促""弦""紧""沉""伏""革""实""微""涩""细""软""弱""虚""散""缓""迟""结""代""动"24脉及其各个脉的形状，并列出了八组相类的脉，提起人们注意辨别；他还说明了切脉的方法和必要的知识，使我国古代脉学归于系统化，促进了我国古代脉学的发展并影响到国外，对世界医学做出过贡献。《针灸甲乙经》之书，是皇甫谧撰集《针经》《素问》《明堂孔穴针灸治要》三部，使"事类相从，删其浮辞，除其重复，论其精要"而成的。他根据针灸专著化的需要，将上述三书内容按解剖、生理、病理、诊断、治疗进行条理，确定了穴位总数 654 个，其中单穴 48，双穴 308（此据《目录》所载数。据其各线所列数统计，只有 625 穴），并分别确定了身体各线的穴位数及其穴位名称，论述了针灸的操作手法、宜忌、顺逆和治疗各种疾病的取穴，为我国第一部比较系统、完整而又理论联系实际的针灸学专著。葛洪《抱朴子·内篇》里有《金丹》《仙药》《黄白》三卷，专门论述炼丹。它指出丹砂长烧立成水银，积变又还成丹砂。这表明用硫化汞制水银，我国在公元 2 世纪就做了记录。葛洪还观察到铁与铜盐的取代作用，又制成外表像黄金和白银的几种合金。他在前人的基础上，把炼丹的理论系统化，把炼丹的方法也具体化了，他在我国古代化学史上具有承先启后的作用。葛洪《肘后备急方》，在世界上第一个记载了"天花病"，还记载了"马鼻疽""沙虫病"以及"瘰病"的传染，并记载了疯犬咬伤用该犬之脑敷其咬伤处的治疗方法。

《神农本草经》一书，亦当为这一时期的著作，它用上、中、下三品的归类方法，记述了 365 种药物的生长环境和治疗作用。

在南北朝时代，梁代陶弘景（公元 452—536 年）对《神农本草经》原有 365 种药物进行了整理，用"红"字书写，又搜集了 365 种药物加进去，用"黑"字书写，共 730 种，进一步奠定了本草学的基础。北齐徐之才，根据中医学方剂学的规律，提出了"宜""通""补""泄""轻""重""滑""涩""燥""湿"十剂，并指出这十剂分别作用：宜可去壅，通可去滞，补可去弱，泄可去闭，轻可去实，重可去怯，滑可去著，涩可去脱，燥可去湿，湿可去枯。这种调剂学的精密分类，揭示了药物治疗上一个治疗用药的新规律。他还对妇人妊娠十月提出了"逐月养胎"的理论和方法。

这时一部外科专著《刘涓子鬼遗方》也问世了，从而发展了疮疡的理论和治疗。

在隋代，我国第一部病因病理学专著诞生了（公元 610 年），即巢元方等所撰的《诸病源候论》一书。全书共计 50 卷，分病源为 67 门，列证候 1720 条。它较详细地论述了天花、霍乱、伤寒、中风、疟疾、痢疾、水肿、黄疸、虚劳、消渴、风湿痹、咳嗽上气、疫疬、寄生虫病、痈疽，以及妇产科病、小儿病等各个病候的病因、病机、证候、诊断和预后，表明了我国在 7 世纪已较全面地掌握了内科、外科、妇科、儿科、五官科、神经精神科等各种疾病的知识。它提出了传染性疾病是感"乖戾之气"发生的，"病气转相染易，乃至灭门，延及外人"，必须预先服药和设法防免，用预防的方法加以控制。

这时，全元起对《黄帝内经素问》进行了全面注释，从而出现了我国第一部《黄帝内经素问》注释本。

在唐代，孙思邈于唐高宗永徽三年（公元 652 年）写出了《千金方》，稍后又写出了《千金翼方》，两书各 30 卷。在《千金方》里，继承了初唐以前的医学理论，总结了初唐以前的医疗经验，也吸收了外来文化，同时提出了人命贵于千金，医生必须知识广博、医德高尚、不分贫贱、不贪钱财、不辞辛劳，才能成为一个"大医"，执行医生业务。《千金方》全书共分 232 门，合方论 5300 首。其中载有"食治""养性"两个专章，突出地体现了注重饮食卫生和精神调摄的医学思想，它还记载了"导尿法"和治疗金创肠出的"缝合术"。它论述的范围，包括了预防医学、诊断学、治疗学以及针灸学等。在《千金翼方》里，对张仲景《伤寒杂病论》中治疗急性热性病资料，以"方证同条，比类相附"的原则，进行了重新整理。对本草，在上、中、下三品分类的基础上，做了进一步比较细的分类，且补充了一些初唐以前《本草》中没有收载的药物。

王焘《外台秘要》一书，写成于唐玄宗天宝十一年（公元 752年），共有 40 卷，分 1104 门，都是先论后方，秩序井然有理。它论述了有关内科、外科、骨科、妇产科、小儿科、精神病科、皮肤科、眼科、耳鼻喉科、牙科，以及中毒、螫咬伤、急救等等的病源和治疗。从所论伤寒、天行温病、疟疾等所占的大量篇幅，足以说明当时对传染病所掌握的知识已有相当程度，它还记载了"人工急救"的有关"护理"方面的处理方法。它保存了许多古书的内容，它不仅在医学学术上贡献很大，而且在医学历史价值上，也是相当大的。

《千金方》《外台秘要》二书，对朝鲜、日本的影响极大。朝鲜的《医方类聚》、日本的《医心方》，不仅以此二书为重要参考资料，而且在体裁编制方面，也是仿照此二书。

杨上善《黄帝内经太素》一书，旧题著于隋代，实际是写于唐高宗乾封元年之后，它揉合了《素问》《针经》两书的内容，重新编撰，全面注释，是《黄帝内经》的一个全面注释本。王冰《黄帝内经素问》次注本，成书于唐肃宗宝应元年（公元762年）。它对《素问》的内容进行系统整理，且据其先师张公秘本补填了《素问》之遗缺，提出了"冲为血海，任主胞胎""人动则血行于诸经，人卧则血归于肝""益火之源，以消阴翳；壮水之主，以制阳光"等理论，补充了《素问》之不及，从而促进了"内经学"的发展，也发展了中医学的基本理论。

咎殷《经效产宝》三卷，论述了妇人胎前和产后的诸种病症的治疗，共41论，252方，是一部产科的专门著作。

李勣奉勅修撰的《新修本草》，使药物增加到了847种，在唐高宗显庆四年（公元659年），由政府颁布，是我国第一部国家药典，也是世界第一部国家药典。

私人撰述的本草著作，有孟诜《食疗本草》、陈藏器《本草拾遗》、郑虔《胡本草》、肖炳《四声本草》、杨损之《删繁本草》、甄立言《本草药性》、殷子严《本草音义》、王方庆《新本草》、李珣《海药本草》及苏颂《本草音》《本草图经》等，《新修本草图》表明了唐代本草学有了很大成就。在唐玄宗天宝年间，鉴真和尚被邀过海到日本传授医学，至今日本人尊之为传授医学的始祖。这时中国医学还传到了印度、波斯等国家。

在宋代，宋徽宗大观二年（公元1108年），唐慎微把历史本草正文与图经合而为一，且在每药之后附入制药法及古今单方，收入药品达1558种，名为《经史证类备用本草》，使中国本草具有了现代药物学的情势。

《太平圣惠方》，是由王怀隐、王祐、郑彦、陈昭遇等，广泛搜集唐以前的方书，仿照《外台秘要》分1670门，共载16834方，于宋太宗淳化三年（公元992年）完成。至宋仁宗庆历六年（公元1046年），令何希彭将此书精简编为《圣惠选方》，作为标准医书，且用作教科书。

《圣济总录》，乃宋徽宗赵佶组织海内名医，根据《圣惠方》，并出御府所藏禁方秘论纂辑而成。其书共收录2万多药方，分为200卷，有200多万字。

陈无择《三因极一病证方论》18卷，为病因学专著。它把病因分为三类：喜、怒、忧、思、悲、恐、惊七情为内因，风、寒、暑、湿、燥、火六淫为外因，饮食饥饱、叫呼伤气以及虎狼毒虫金疮压溺之类为不内外因。每类有论有方，类分180门，得方1500余首。

王惟一《铜人腧穴针灸图经》3卷，乃在宋仁宗时（公元1023—1063年）奉敕所撰，与其所铸铜人相辅而行。铜人全像以青铜为之，府藏无一不具，外表用金字书写穴名在孔穴旁边，凡背、面二器相合，便浑然全身。用此法试验医生时，外涂黄蜡，中实以水，使被试者以分寸按穴试验，针入而水出，若部位稍差，则针不能入而无水出，这无疑对我国针灸学做出了卓越的贡献。另外尚有不着撰人姓氏的《铜人针灸经》7卷，《西方子明堂灸经》8卷。

陈自明《妇人大全良方》24卷，乃一部妇产科学专著，共分8门：首调经、次众疾、次求嗣、次胎教、次妊娠、次坐月、次产难、次产后。每门数十证，总260余证，论后附方案。于妇产科证治颇为详备。另有朱端章《卫生家宝产科备要》8卷，乃集诸家产科经验方而成帙。

钱仲阳《小儿药证直诀》3卷，乃一部儿科学专著。其书上卷言证，中卷叙其治病，下卷为方，它第一次论述了小儿五藏补泻的证治。陈文中《小儿痘疹方论》1卷，董及之《小儿斑疹备急方论》1卷，为我国最早的斑痘专书。

陈直《寿亲养老新书》4卷（第一卷为陈直撰，第二卷以后乃元代邹铉续增），为一部老年学专著，它提出了老年人的精神休养、娱乐活动、饮食营养以及疾病的饮食治疗等。

宋慈《洗冤集录》，宋理宗淳祐七年（公元1076年）成书，为我国法医学专书的创始，也是世界上第一部法医学专著。

庞安常《伤寒总病论》，许叔微《伤寒发微论》《百证歌》，朱肱《南阳活人书》，韩祗和《伤寒微旨》，杨士瀛《伤寒活人总论》，郭雍《伤寒补亡论》等等，都对张仲景的伤寒学说进行了研究整理，或阐述其意义，或补述其方药，促进了伤寒学的发展。

据《医宗金鉴》，宋真宗时就有峨眉山人为丞相王旦之子进行种痘。

在金元时代，我国医学出现了学术争鸣，产生了医学派别，《四库全书提要·医家类》说："儒之门户分于宋，医之门户分于金元。"刘、张、朱、李等所谓"金元四大家"的不同学术主张，正表明了金元医学流派的学术争论。

刘完素《素问玄机原病式》1卷，举288字，注2万余言，阐明六气皆可化火之理，又著《宣明论方》3卷，其用药多主寒凉，以降心火、益肾水为主，故后人称之为"寒凉派"。

张子和《儒门事亲》，主张治病在祛邪，邪去则正安，善用汗、吐、下法，尤其对下法更为注重，故后人称之为"攻下派"。

朱震亨《格致余论》《局方发挥》，创"阳常有余，阴常不足"之说，治疗疾病主重滋阴，故后人称之为"养阴派"。

李杲《脾胃论》，根据土为万物之母，治病多主补脾益胃，发明补中益气和升阳散火之法，故后人称之为"补土派"。

上述刘、张、朱、李四家，在学术各有发明，各从一个方面发展了医学，通过争鸣，促进了当时医学的发展。

成无己《注解伤寒论》，阐明了《伤寒论》中所载证候的机理和方药的理论原则，是最早的一部《伤寒论》注释本。

齐德之《外科精义》2卷，为外科专著。上卷为论辨及方法35篇，下卷为汤丸膏丹145方，附以论炮制诸药及单方主疗疮肿方法等。它对于痈疽诊候，将护忌慎，述之颇详。窦汉卿《疮疡经验全书》12卷，论述痈疽的色脉、逆顺、吉凶、浅深，亦颇明晰。

忽思慧《饮膳正要》，成书于元文宗天历二年（公元1330年），为一部营养学专著。它讲求正常人的膳食，先述一般卫生法则，如夜晚不可多食，食后漱口、清早刷牙不如夜晚刷牙以及齿疾不生等；次述妊娠食忌和乳母食忌；再述各种点心、果肴和烹调方法；最后论述营养治疗、饮食卫生及食物中毒等。还附有版画 20 余幅。

危亦林《世医得效方》，专辟《正骨兼金镞科》之章，论及骨折、脱臼和整复方法，并记有整复所用器械如剪、刀、铁钳、麻线、桑白线等，其正骨麻醉止痛药，为乌头、曼陀罗、乳香、没药等。

赵大中《风科集验名方》28 卷，其方 632，分为 10 集，共 77 类。赵素订补增至 242 类，续添 1347 方，通计 1979 方。风科诸方，于此略备。

倪维德《原机启微》2 卷，附录 1 卷，是一部眼科学专著。上卷为论凡 18 条，下卷为君臣佐使逆从反正说及方药，附录为论 10 条。

在明代，李时珍《本草纲目》52 卷，总为 16 部，60 类，1892 种药，附方 11096 首，插图 1109 幅。每药以正名为纲，释名为目，次集解，辨疑，正误；详述生长环境、形态、气味、主治、附方等等。它所载的内容及其内容的分类方法，不仅对中医药学有很大的指导作用，而且对于研究植物学、植物分类学、动物学、古代矿物学以及化学、生物化学甚至社会学，都有一定的参考价值。近百年来，它已被译成多种文字在国际流传，成为世界上有名的著作，对世界科学做出了贡献，李时珍像也被嵌刻在俄罗斯莫斯科大学的廊壁上。

王肯堂《证治准绳》，集明以前医学之大成，包括内外妇儿各科，于寒温攻补，无所偏主。

楼英《医学纲目》40 卷，特创按人体内脏分类法：阴阳藏府部 9 卷，肝胆部 6 卷，心小肠部 5 卷，脾胃部 5 卷，肺大肠部 2 卷，肾膀胱部 2 卷，又伤寒部 4 卷，妇人部 2 卷，小儿部 4 卷，运气部 1 卷。每部之中，病证治法方药，又各有区别。治法皆以正门为主，支门为辅，其叙述最有条理。

江瓘《名医类案》12 卷，为我国第一部医案专著。共分 25 门，搜罗繁富，多所辨证，很有参考价值。此外，尚有《石山医案》《孙氏医案》和《薛氏医案》。

吴有性《瘟疫论》2 卷，《补遗》1 卷，撰于明思宗崇祯十五年（公元 1642 年）。提出了伤寒从毛窍而入，中于脉络，从表入里，所以传经有六，从阳到阴，以次而深；瘟疫是戾气从口鼻而入，伏于膜原，在不表不里之间，其传变有九，或表或里，各自为病，有但表而不里者，有表而再表者，有但里而不表者，有里而再里者，有表里而分传者，有表里分传而再分传者，有表胜于里者，有先表而后里者，有先里而后表者。其中有与伤寒相反十一事，又有变证兼证种种不同，并著论制方，一一辨别，对流行性传染性疾病的认识有了进一步的发展。

卢之颐《痎疟论疏》一书，为论疟疾的专书。所论痎疟证治，于虚实寒热四项，最为详尽，而治疟方法，也已略尽于此。

魏直《博爱心鉴》2卷，为痘疹而作。上卷为图说方论，下卷为证治。提出治痘用药，在始出之前，宜开和解之门；既出之后，当塞走泄之路；痂落以后，清凉渐进；毒去已尽，补益莫疏。郭子章《博集稀痘方论》2卷，分为二门，并附以痘疹辨论。其以婴孩之病，唯痘最厉，防之不豫，待其发而后为之，未必其万全也。乃搜集稀痘方论，辑以成帙，间以饮未痘儿，辄饮辄效。明穆宗隆庆年间（公元1567—1572年），发明了人工种痘法，以预防天花。这是一个伟大的发明，这个方法，后来传到欧洲，成为西方牛痘的始祖。

薛己《疠疡机要》3卷，是一部治疗麻风病的专书。上卷分本证、变证、兼证、类证治法和治验；中卷为续治诸证，大多为治验；下卷为各证方药。条分缕析，颇为详尽。沈之问《解围元薮》一书，明确指出了麻疬（即麻风）是传染病，而大风子有治愈麻风病的疗效。

陈司成《霉疮秘录》，是我国第一部治疗梅毒的专书，其论述梅毒病证和治法都设为问答之辞。接受了以前医书治疗梅毒的经验，采用水银、轻粉作为涂布、吸剂和熏剂，并且提出了用砒制剂治疗梅毒，这是世界上最早采用砒毒治疗梅毒的。

龚居中《红炉点雪》，为治疗肺痨病的专书。在此前后，已认识到空气、日光、环境、休养等在治疗上的重要性，如李梴《医学入门》等，也提出了不与肺痨患者及其衣物接触，以防传染，如徐春甫《古今医统大全》等。

葛可久《十药神书》，内载10方，以十天干之序排列，体现其治疗出血病证的原则，为一部治疗血证的专书。

汪机《外科理例》、薛己《外科枢要》、陈实功《外科正宗》、陈文治《疡科选粹》等，都是中医外科学专著，表明了外科学的进一步发展。《外科正宗》还记载了气管缝合法、下颌骨脱臼整复法等。

傅仁宇《审视瑶函》6卷，乃眼科学之专著，首为统论2卷，次为一百又八证以隶治法及方4卷。

这时内经学的研究也有了发展，如马莳《灵枢注证发微》《素问注证发微》，张介宾《类经》，李念莪《内经知要》，杨慎《素问纠略》等。

在清代，吴鞠通《温病条辨》，内容多采自《临证指南医案》一书中温热病部分，以上、中、下三焦为辨证纲领，论述温热病传变的浅深轻重，为温病学的一部专著。王孟英《温热经纬》一书，以《内经》及张仲景论温病者为经，以《温证论治》《湿热条辨》及陈平伯、余师愚之论为纬，集温热病学之大成。还有周杓元《温证指归》，柳宝诒《温热逢源》，等等。清代温热病学得到了巨大的发展，有成效地指导了中医治疗急性热病的临床实践。

清张宗良《喉科指掌》6卷，为我国最早的一部喉科专著。郑梅涧《重楼玉钥》4卷，第一卷总论证，第二卷论方药，第三、四卷论针法，刊于清宣宗道光十九年（公元1839年）。金德鉴《喉科枕秘》、赵振沅《喉科方论》等等，也都是喉科专书。

耐修子《白喉忌表抉微》，乃治白喉专书，然其内容实是从《重楼玉钥》诸书中取出的。陈耕道《疫痧草》一书，写成于清仁宗嘉庆六年（公元1801年），确立了疏达、清散、清化、下夺、救液诸法，完备了白喉的治法。还有张振鋆《痧喉正义》等。

赵学敏《本草纲目拾遗》，成书于清高宗乾隆三十年（公元1765年）左右，对《本草纲目》一书做了详尽的补充。吴其濬《植物名实图考》38卷，列植物计1714种，《植物名实图考长编》22卷，列植物计838种，对世界药物学和植物学都有一定的贡献。另有周岩《本草思辨录》、姚澜《本草分经》、费伯雄《食鉴本草》，等等。

张銮《幼科诗赋》、许佐延《活幼珠玑》、冯汝玖《惊风辨误三篇》等，均是儿科专著。

陈念祖《女科要旨》、单南山《胎产指南》、刘文华《保产金丹》、倪东溟《产宝家传》、傅山《女科》等均是妇产科专著。

王文选《外科切要》、何景才《外科明隐集》等，均是外科专著。

赵廉《伤科大成》，为伤科专著。

陈国笃《眼科六要》、黄庭镜《目经大成》等，均为眼科专著。

唐宗海《血证论》，大大发展了《十药神书》治疗血证的理论和经验。

熊笏《中风论》、曾超然《脚气刍言》均为一病之专论。

张振鋆《厘正按摩要术》，为按摩学专著。

还有研究内经学、伤寒学、金匮学以及医案、医话等方面的许多专门著作，在清代，中医药学确有很大的发展。

校勘法中的理校作用

校勘，古称"校雠"。校勘法是我们学习，研究和整理古代书籍过程中的一种不可缺少的重要方法。

众所周知，古代书籍在长期流传过程中，由于种种原因，其内容不可避免地都要出现文字的错讹脱误现象。阅读时，如不利用校勘方法将其文字加以勘误校正，势必不能很好地理解其内容和掌握其知识，甚至不能卒读或误读其义。因而，校勘方法对于我们阅读古代书籍，实具有不容忽视的作用！叶德辉在《藏书十约》中说过："书不校勘，不如不读。"充分阐明了校勘法在阅读古书中的重要意义。

校勘法在我国有着悠久的历史，并在我国通过两千多年的运用和发展，现在已经完备起来，近人陈垣先生把它做了总结，共为四个方面：曰对校，曰本校，曰他校，曰理校。所谓"对校法"者，即"以同书之祖本或别本对读"；所谓"本校法"者，即"以本书前后互证"；所谓"他校法"者，即"以他书校本书"；所谓"理校法"者，即"遇无古本可据，或数本互异，而无所适从之时"以理校之也。

此"校勘法"的"对校""本校""他校""理校"四者之间，若乎各自独立，然实际上"对校""本校""他校"三法在一定情况下是"理校法"的基础，而"理校法"则是运用"对校""本校""他校"三法的任何一法过程中用以确定是非的标准。

"对校法"较易，取同书祖本和别本对读即可；"本校法"稍难，要熟谙本书前后的内容；"他校法"更难，以其法用书的范围较广，而付出劳动也较大；"理校法"最难，以其法非具有广泛知识和深厚理论基础以及一定的辨析能力不能做，故陈垣先生谓"此法须通识为之"。

所谓"理校"者，乃言"以理校书"也。然其"理"则又有二焉，从医学校书讲，一为"文理"，二为"医理"。而这二者又是统一的，并行不悖、相辅相成的，且均应具有训诂学和古文字学知识的基础。

以文理校书，就是根据语法知识亦即文字语言的规律看其文理通顺与否以发现其谬误，如《素问·刺要论篇第五十》所载"是故刺毫毛腠理无伤皮，皮伤则内动肺，肺动则秋病温疟，泝泝然寒栗"中"泝泝然寒栗"之文，其"泝"字之义为"水逆流而上"，而"水逆流而上"之义与人体"寒栗"之证不相属，二者无必然联系，故知其"泝泝"二字乃"淅淅"之坏而又被后人误加其"、"以致成为"泝泝"的。以医理校书，就是根据医学的规律看其所述医学内容是否合乎医学知识的原则以发现其谬误，如《素问·刺禁论篇第五十二》所载"肝生于左，肺藏于右，心部于表，肾治于里，脾为之使，胃为之市，鬲肓之上，中有父母，七节之傍，中有小心，从之有福，逆之有咎"中"七节之傍，中有小心"之文，其"节"字乃指人体"脊椎"之"节"，而"七节之傍"部位，如从上向下顺数即为"膈俞"，从下向上逆数则为"命门"两侧之"肾俞"，按其与藏府相应的功能均与"心"之"藏神"不相类，不足以称为"小心"。从而知其"七"字乃"十"字之误，以"十""七"二字古形近同而易致误也。

理校法即是校勘法中用以确定是非的标准，它能对古书所载的思想内容向人们提供一定的见解，有助于人们理解。但在运用这一方法时，如果稍有不慎，而出现了如陈垣先生所说的"卤莽灭裂"，势必会导致"以不误为误"而致书中"纠纷愈甚矣"。近些年来，我国在整理中医古籍中，确实取得了不少成绩，但是也出现了"卤莽灭裂"之象，如《灵枢·本输第二》所载"少阳属肾，肾上连肺，故将两藏"之文，《太素·本输》作"少阴属肾，肾上连肺，故将两藏矣"，《针灸甲乙经》卷一第三作"少阴属肾，上连肺，故将两藏"。很清楚，此三书所载，当以《针灸甲乙经》之文为正确。其"少阴"一词是主语，"属肾""上连肺"均是谓语和宾语，"故"字乃承接释词，指"少阴"。"将两藏"是"少阴"将"肾""肺"两藏。文通理顺，本无可疑，然《针灸甲乙经校释》却据《灵枢经》和《太素》之文而将《针灸甲乙经》中"上连肺"之上加一"肾"字，成为"肾上连肺"之句，其

"肾"亦主语，使此段文字有了两个主语，则"故将两藏"之文遂无所的释，而于文理则难通矣！又如《素问·玉机真藏论篇第十九》所载"帝曰：春脉太过与不及，其病皆何如？岐伯曰：太过则令人善忘，忽忽眩冒而巅疾；……"之文，本未为误，《群经音辨》说："意昏曰忘。"其"忘"当读为"恍"，下接"忽忽眩冒"之文可证，然《黄帝内经素问校释》却根据不足以为根据的王冰注语及新校正引《气交变大论篇第六十九》文而改"忘"字为"怒"，《针灸甲乙经校释》卷四第一上所载此文"忘"字亦被改作了"怒"，这就限定了"肝气实"只能病"善怒"一证，而抹杀了"肝气实"也还有病"善忘"一证的可能性，显然这是由于忽视了字义的诂训和未能考虑中医理论的全面知识的结果。

（"小心"究属何物，笔者另有长篇论述，此处不再重复。）

论我国文字学知识之意义

　　文字，是人类社会实践之产物，是表达思想、传递信息、记录史事之工具，是一种无声之语言。

　　在太古时期，我国先民是结绳记事。随着社会实践之发展，我国先民依据其所观察之自然现象和社会现象，开始发明了象形图画，进而创造了形、声、义兼备之我国古代文字。因而，我国古代文字之出现，是我国古代社会发展之需要。它反映了客观事物之实际，记录和传递了人们社会实践之经验和对事物之认识，促进了古代社会生产之发展。

　　在我国社会不断发展之历史长河中，我国文字之形制也经历了从甲骨文、金石文、篆文、隶书、草书以至楷书之多次演变，字之声读，也产生了古今之异；字之义训，则有本义、引申义和假借义，所谓"一字多义"者也。

　　我国文字结构缜密奇巧，声义规范严格。根据许慎《说文解字·叙》，我国文字学知识之基本规律有六：一指事，"上""下"是也；二象形，"日""月"是也；三形声，"江""河"是也；四会意，"武""信"是也；五转注，"考""老"是也；六假借，"令""长"是也。这就和世界其他国家民族之文字具有了质的差别，独有优异性，体现了伟大中华民族文字文化之特色。

　　我国"出则汗牛马，入则充栋宇"之丰富古代文献，是研究我国古代政治、经济、历史、文化、科学技术和语言文字等之宝贵资料，是先民们给我们留下之珍贵遗产，我们必须以唯物辩证法的立场、观点和方法，认真加以研究，准确地而不是曲解地，完全地而不是片面地吸取其精华，以提高民族自信心，推进我们今天之事业发展。

　　古代文献所包含之任何方面内容，都是由文字记载而存在，因而研究其任何内容，都应懂得我国文字学之基本规律，运用文字训诂知识去进行，才能具有成功之基本可能性。否则，就会难以想象，或者说是根本不可能。在古代文献中研究中医药学内容，当然也不会例外。

例如"天"之一字，甲骨文作"𣅧"，为人之正面形，而"身"之一字，篆文则作"𨈌"，为人之侧身形。二者虽一为"正面人形"，一为"侧身人形"，然皆为"人身之形"，故"天"字之义可训为"身"。《吕氏春秋·孟春纪·本生》说"以全其天也"，高诱注"天，身也"；《淮南子·原道训》说"故圣人不以人滑天"，许慎注"天，身者（也）"，是"天"可训为"人身"之"身"，亦即"人之全身"之"身"之义也。

《灵枢·阴阳系日月第四十一》说"腰以上为天，腰以下为地"，是"天"字之义，为人之"身半以上"，即俗所谓人之"上半身"也。

《说文·一部》说："天，颠也，至高无上，从一大。"其"天"训"颠"，而"颠"即"头"也，是"天"训为"头"。《灵枢·邪客第七十一》说"天圆地方，人头圆足方以应之"；《素问·阴阳应象大论篇第五》说"惟贤人上配天以养头，下配地以养足"，皆证"天"有"头"字之义也。唯其谓"天"字"从一大"，似未确。据高氏研究，当言"从大，一声"。一，即"丁"字。《说文·页部》"颠""顶"二字互训，亦可为高说之一证也。

《周易·睽·六三》说："其人天且劓。"虞翻注："黥额为天。"则"天"又具有"额"字之义矣。

据上所述，"天"作为人体部位名词，训"身"，训"身之上半"，训"头"，训"额"。此我国文字一字多义之一例。

再如"心"字，《说文·心部》说："心，人心，土藏，在身之中，象形，博士说'以为火藏'。凡心之属皆从心。"心居于膈上胸中，有系上连于肺，主全身血脉，藏神，为五神藏之一。

心，读"息林切"，与"囟"字声近，故可假借为"囟"，而"囟"为"脑盖"，且为"脑"字之构成部分，是故"心"之为字亦有"脑"义也。

《金匮要略·疟病脉证并治第四》中"鳖甲煎丸"方后说"空心服七丸"，同书《血痹虚劳病脉证并治第六》中"薯蓣丸"方后说"空腹酒服一丸"。前者曰"空心服"，后者曰"空腹酒服"，是"心"与"腹"同义，皆指"胃"也。是"心"又有"胃"义。且俗有所谓"五心不定"之语，则是五藏皆可称为"心"，而"心"又具有五藏之义矣，此一字多义之又一例。

又如"脑"字本作"匘"，《说文·匕部》说："匘，头髓也，从匕，巛象髪，囟象匘形。"匕，即"比"字，表明大脑两半球比着存在于人体头骨腔中而为头骨之髓，其上有发相护，"囟"为"脑盖"，又为"脑"字构成之部，故其每用作"脑"。《说文·心部》说"思，虑也，从心，囟声"，就是人之心气入脑发挥神用而产生思想。然心主神用，其义通"脑"，而"头之髓"为"脑"。古有"头为心神所居"之论，则"头"即指"脑"矣。

人之"头髓"称"脑"，亦可称"囟"，称"头"，称"心"。此我国文字多词一义之一例也。其实，"头髓"一物，还有"髓海""明堂""泥丸宫""上丹田"等之称。

脑为元神之居，元神乃混元一体的"先天之神"，与生俱来，以此为根基，人在后天环境中乃产生"识神"，为"后天之神"。浅人不识我国文字"脑"和"思"字之义以及文字运用之妙，妄谓古人不知"脑之思维意识"功能，岂非数典忘祖耶？

他如"颡"字，通作"额"，义为头之前额部。然此"额"部，亦称"题"，称"颂"，称"天"，称"颜"，称"角"，称"颠"，等等。此我国文字多词一义之又一例。

我国古代童子七岁就小学，必先修习我国文字学知识，以进入文字宝库之堂奥，作为尔后入太学修习礼义，增长才干和立世创业之基础，且修习文字学知识之本身，亦可以启发心智，添加聪慧，此已为外国学者所认识。

读仲景书当正确理解字义

读仲景书，当抠字眼者，必须抠，如《伤寒论·厥阴病篇》之"当先治水，宜服茯苓甘草汤，却治其厥"。其文中"先""却"二字为对文，必须要抠。可抠可不抠者，随便，如《伤寒论·太阳病篇》"必蒸蒸而振，却发热汗出而解"之"却"，读成语词，读成"后"字亦可，最好读"后"字。不可抠字眼者，不能抠，否则，读书死于句下，读不活，如《伤寒论·太阳病篇》之"小结胸病，正在心下，按之则痛，脉浮滑者，小陷胸汤主之"一条，名为结胸，其病当结在胸部，临床所见，咳嗽则胸痛，甚至呼吸亦胸痛，此即后世医书所谓"痰火结胸证"也。仲景所说"正在心下"者，心与胸义通，以"心""胸"二字声转也。《太素·诸风状类》说"诊在目下，其色青"，杨上善注"所部色见也"，《太素》同篇又说"诊在颐上，其色黑"，杨上善注"所部色见，颐上，肾部也"。所谓"所部色见"者，犹言"诊在目，其色青"，"诊在颐，其色黑"，其"下""上"二字，犹为无义也。据此，则所谓"正在心下"之句者，即是言"正在胸部"之谓也。

《黄帝内经》研究

《黄帝内经》的成书时间较早，篇幅浩大，疑点难点较多，历代《内经》学者的成就，通过其对《内经》之书的注释，给了我们学习研究《黄帝内经》莫大的启悟和帮助。虽然如此，但《黄帝内经》中现仍有不少内容，为一些《内经》学者所未予注释或注释未当，给我们留下了许多疑难之点，这就需要我们用功夫重新去研究，去认识，去读通，去阐明。

一、《素问》考义四十九则

（一）春秋皆度百岁

《素问·上古天真论篇第一》说："余闻上古之人，春秋皆度百岁而动作不衰……"

按：《释名·释典艺》说："言春秋冬夏而成岁，举春秋，则冬夏可知也。春秋书人事，卒岁而周备，春秋温凉中，象政和也，故举以为名也。"叶德炯注："《春秋大题疏》引贾逵《序》云：'取法阴阳之中，春为阳中，万物以生，秋为阴中，万物以成，欲使人君动作不失中也。'"此释《春秋》书名之义，推之自然，《说文·西部》说："卤，古文酉，从卯。卯为春门，万物已出，卤为秋门，万物已入。一闭门象也。"卯，即"卯"字，夏历二月建卯，位在正东，属春之中，木气王，万物发生也；八月建酉，位列正西，属秋之中，金气王，万物收成也，故《素问·天元纪大论篇第六十六》说："金木者，生成之终始也。"以木王于卯，万物皆出，金王于酉，万物皆成也，故借之以训人之"年岁"，亦曰"春秋"。如《庄子·外篇·秋水》说"将子之春秋故及此乎"，成玄英疏'春秋犹年纪也'；《战国策·秦策五》说"王之春秋高"，鲍彪注："春秋，举成岁，此言其年高"；《陈书·列传·孔奂》说"皇太子春秋鼎盛，圣德日跻"；《旧唐书·本纪·则天皇后》说"上以春秋高，虑皇太子相王与梁王武三思，定王武攸宁不协，令言誓文于明堂"；《邵氏闻见录》卷八说"上春秋鼎盛，岂可教之杀人"等皆是其证。

又按《汉字哲学初探·上编·汉字哲学笔记八则》记载："吴申元先生在《中国人口思想史稿》中指出：就原始人口生产类型的特点而言，高出生率，高死亡率，极低的增长率。据估计，原始社会人口的死亡率高达50%，旧石器时代世界人口百年增长率不超过1.5‰，新石器时代世界人口百年增长率不超过4‰。与此相伴的是原始人类的平均寿命很低，根据各种估计推测，从旧石器时代到新石器时代，初民的平均年龄在20岁至30岁之间。"据此，上古之人，不可能"春秋皆度百度"，这只是春秋战国养生家的一种企盼而已！

（二）人将失之耶

《素问·上古天真论篇第一》说："时世异耶？人将失之耶？"

按：此文"人将失之耶"句之"人将"二字误倒，当乙转，作"将人"为是。《经传释词》卷八说"将，犹'抑'也"；《春秋·左昭八年传》说"抑臣又闻之"，杜预注"抑，疑辞"。在我国古籍中常有此文例，如《素问》本篇下文说："材力尽邪？将天数然也？"《素问·徵四失论篇第七十八》说："子年少智未及邪？将言以杂合耶？"《灵枢·周痹第二十七》说："在血脉之中邪？将在分肉之间乎？"《灵枢·逆顺肥瘦第三十八》说："夫子之问学熟乎，将审察于物而心生之乎？"《灵枢·病传第四十二》说："或有导引、行气、乔摩、灸炳（"炳"字原误在"刺"字之下，今改）、熨、刺、饮药之一者，可独守邪？将尽行之乎？"《灵枢·岁露论第七十九》说："贼风邪气因得以入乎？将必须八正虚邪乃能伤人乎？"《难经·七难》说："此六者，是平脉邪？将病脉耶？"《难经·十八难》说："其外痼疾，同法耶？将异也？"等等皆是（"也""邪""耶"三字同义）。《备急千金要方》卷二十七第一载此文正作"时代异邪"而《备急千金要方》作"时代异邪"者，乃孙思邈避李世民御讳而改"世"为"代"也。

（三）天年

《素问·上古天真论篇第一》说："故能形与神俱，而尽终其天年，度百岁乃去。"

按：此文"天年"之"年"，篆文作"秊"，《说文·禾部》说："秊，穀孰也，从禾，千声，《春秋传》曰：'大有秊。'"《玉篇·禾部》说："秊，奴颠切，载也，禾取一熟也。年，同上。"载，亦"年"也，俗语"一年半载"是也。孰，熟字同，是"禾取一熟"谓之"年"，以记人之寿算，谓之曰"年寿"，《吕氏春秋·季春纪·尽数》说"故精神安乎形，而年寿得长焉"是也。

所谓"天年"者，谓"人身之年寿"也。《金文大字典》所载"天"字有作"𣂤"形者，为人之正面形，而《说文·身部》所载篆文"身"字则作"𦣻"，为人之侧身形，故"天"字之义，可训为"身"。《吕氏春秋·孟春纪·本生》说"以全其天也"，同书《季春纪·论人》说"若此则无以害其天矣"，又同书《仲夏纪·大乐》说"终其寿，全其天"，高诱注皆说"天，身也"；《淮南子·原道训》说"故达于道者，不以人易天"，许慎注"天，身也，不以人间利欲之事易其身也"；同篇又说"故圣人不以人滑天"，许慎注"天，身也，不以人事滑乱其身也"；《汉书·西南夷传》说"从东南身毒国，可数千里，得蜀贾市人"，颜师古注"即天竺也"，《后汉书·西域传》说"天竺国一名身毒"，《咸宾录·西域志》说"天竺国一名身毒，大国也"。是"天"之训"身"殆无疑义矣。故"天年"亦可写作"身年"，《素问·上古天真论篇第一》说"身年虽寿能生子也"是其例。

（四）不知持满

《素问·上古天真论篇第一》说："今世之人不然也，以酒为浆，以妄为常，以欲竭其精，以耗散其真，不知持满，不时御神……"

按：此文"不知持满"句之"满"，与"盈"字通；故《说文·水部》说"满，盈满也，从水，㒼声"；而《皿部》说"盈，器满也，从皿及"；《水部》说"溢，器满也，从水，益声"，其《廿部》说"㒼，平也，从廿，五行之数，二十分为一辰，从廾，廿，平也"。是则所言"持满"者，即谓"持盈"也，守持盈满而不失也。《越绝书·吴内传》说"天贵持盈。持盈者，言不失阴阳日月星辰之纲纪也"，此言天道贵正常运行而不失其所。房玄龄注《管子·形势》说："能持满者，能与天合。"此言人道贵守持盈满而合于天道。男女交合而不可以过为也，"不知持满"者，谓斲丧太过也（可参阅拙著《古医书研究·天下至道谈考义一则·侍赢》条）。其下句"不时御神"之"时"，声转读为"善"，《诗·小雅·頍弁》说"尔酒既旨，尔殽既时"，毛苌传"时，善也"，《广韵·上平声·七之》亦说"时，善也"，可证。

（五）逆于生乐

《素问·上古天真论篇第一》说："务快其心，逆于生乐，起居无节，故半百而衰也。"

按：此文"逆于生乐"，读为"迎于性乐"也。逆，义训"迎"，《尔雅·释言》说"逆，迎也"；《方言》卷一说"逆，迎也，自关而东曰逆，自关而西或曰迎"；《说文·辵部》说"逆，迎也，从辵，屰声。关东曰逆，关西曰迎"；《灵枢·九针十二原第一》说"逆而夺之，恶得无虚"；《灵枢·小针解第三》说"迎而夺之者泻也"，以"逆"作"迎"也。生者，《吕氏春秋·恃君览·知分》说"生，性也"；《孟子·告子上》说"生之谓性"；《申鉴·杂言下》说"生之谓性也，形神是也"；《荀子·正名》说"生之所以然者谓之性"；《说文·生部》说"生，进也，象草木生出土上。凡生之属皆从生"；徐颢笺："生，古'性'字，书传往往互用。《周礼·大司徒》'辨五土之物生'，杜子春读'生'为'性'……"足见此"生"字可读为"性"，殆无疑义矣。"逆"训"迎"而"生"训"性"，其"迎于性乐"以求"务快于心"，则起居无节度矣。人之生活起居乖于常理，则必导致早衰而不终其寿命也。

（六）愚智贤不肖

《素问·上古天真论篇第一》说："愚智贤不肖不惧于物，故合于道。所以能年皆度百岁，而动作不衰者，以其德全不危也。"

按： 此文"贤""不肖"之文，与其上"愚""智"之文一样，义反而相对为文，在我国古代文献上多有用之者，如本书后《解精微论篇第八十一》说"行之有贤不肖，未必能十全"；《灵枢经·本藏第四十七》说"愚智贤不肖，无以相倚也"；《孟子·万章上》说"其子之贤不肖，皆天也"；《史记·扁鹊仓公列传》说"士无贤不肖，入朝见疑"；《淮南子·主术训》说"无愚智贤不肖，皆知其为义也"；《吕氏春秋·孟春纪·贵己》说"无贤不肖，莫不欲长生久视"；《文子·上仁》说"故贤者尽其智，不肖者竭其力"；《商君书·更法》说"贤者更礼，而不肖者拘"等等皆是其例。是"不肖"之词多与"贤"为对，然而"不肖"之义训若何？《说文·肉部》说："肖，骨肉相似也，从肉，小声。不似其先，故曰不肖也。"是"肖"之本义为"骨肉相似"，其人生理上骨肉"不似其先"，则称其"不肖"，故杨琳《小尔雅·广训》"不肖，不似也"条下今注说："在父权社会里，为了保证血统的纯正，孩子是否像父亲是至关重要的。如不似其父，则为'野种''杂种'。《左传·成公四年》：'非我族类，其心必异。'"肖，从肉，小声。骨肉不似其先，虽合"肖"字本义，但此"不肖"一词，乃和"贤"为对，而"贤"字则无"骨肉相似"之训，也无"纯种""家种"之义。是此"不肖"一词之用当非"肖"字之本义。至于以人之德行善恶为释者，贤，褒义词，谓有善行，有才能之人；不肖，贬义词，谓有恶行，无才能之人。《孟子·万章上》说："（尧子）丹朱之不肖，舜之子（商均）亦不肖。"以尧、舜圣君有善行，其子丹朱、商均有恶行，不似其先，故贬之曰"不肖"。舜之父瞽瞍有恶行，舜有善行，亦不似其先，然不称舜为"不肖"者，以舜有善行不得贬之也。可见称不似其先者为"不肖"是有条件的，从而表明此"不肖"之"肖"非用"骨肉不相似"之本义，故何新《老子新解》释"不肖"为"不学"也。余窃以为此"肖"字乃"贤"之借，《玉篇·贝部》说"贤，下

110

田切”，而其《肉部》说：“肖，先醮切。”是“贤”“肖”二字声转可通也。“不肖”当读为“不贤”。“不贤”之义，正与上文“贤”相反为对。若作“贤不贤”则于文为复，乃借“肖”为“贤”，变文而为“贤不肖”，其义同而于字则不复矣。故《后汉书·来歙传》说“又臣见弟不肖”，李贤等注：“肖，似也，不肖，犹‘不贤’也。”

（七）地道不通

《素问·上古天真论篇第一》说：“女子……七七，任脉虚，太冲脉衰少，天癸竭，地道不通，故形坏而无子也。”

按：“地道不通”，原作“也道不通”。“地”，疑宋人在“也”字上加一“土”字而成。“也”者，《说文·也部》说：“也女阴也，象形，羊者切。”

（八）天明 冒明

《素问·四气调神大论篇第二》说：“天明则日月不明，邪害空窍，阳气者闭塞，地气者冒明。”

按：此文“天明”之“明”，当声读为“盲”，读若《吕氏春秋·季夏纪·音初》“天大风晦盲”之“盲”。所谓“晦盲”者，《说文·雨部》说“霜，晦也”，段玉裁注“晦本训月尽，引申为日月不见之称”；《尔雅·释言》说“晦，冥也”；高诱注此文说“盲，瞑也”，瞑与冥同，《说文·冥部》说“冥，窈也，从日六，从冖，日十数，十六日而月始亏，冥窈也，冖亦声”，段玉裁注“窈与杳音义同”；《说文·木部》说“杳，冥也，从日在木下”，段玉裁注“冥，窈也，莫为日且冥，杳则全冥矣。由莫而行地下，而至于榑桑之下也”，则日光全不见矣，故引申为凡不见之称。是则此“天明”读“天盲”，谓“天蒙暗不明”也。天不明，即“日月不明”，以“天运当以日光明”者也。《淮南子·精神训》说：“夫空窍者，精神之户牖也。”邪害空窍，害与“曷”通，《孟子·梁惠王上》说：“《汤誓》曰：‘时日害丧。’”《尚书·汤誓》作“时日曷丧”，可证。曷，读“遏”，空窍壅遏，则精神不能往来出入，天地阴阳失于交通，以致"阳气者闭塞，地气者冒明"，此"冒明"与上句"闭塞"为对文，其"明"字当如上文"天明"之"明"声转为"盲"，义为"不明"也。

（九）云雾不精 白露

《素问·四气调神大论篇第二》说："云雾不精，则上应白露不下。"

按：《汉书·京房传》说"阴雾不精"，颜师古注："精，谓日月清明也。"此文"云雾不精"句，与《京房传》之文义同，亦读若《史记·天官书》"天精而见景星"之"精"，今作"晴"。在汉代以前典籍里无"晴"字，《仓颉》《说文》皆作"姓"。《仓颉》卷中说"姓，雨止无云"；《说文·夕部》说"姓，雨而夜除星见也，从夕，生声"。其《汉书·天文志》说"天睲星而见景星"；孟康注"睲，精明也"；裴骃集解引孟康注《史记》说"精，明也"；司马贞索引韦昭注《史记》说"精，谓清朗"。"姓""睲""精"是皆今之"晴"字，其"晴"则首见于《玉篇·日部》之中也。

此文"则上应白露不下"者，《月令气候图说》："处暑后十五日，斗柄指庚，为白露，八月节，秋属金，金色白，阴气渐重，露凝而白也。"恐非《黄帝内经》意。白露乃"甘露"之误，《老子》第三十二章说"天地相合，以降甘露"；《吕氏春秋·孟春纪·贵公》说"甘露时雨，不私一物"；《白虎通·封禅》说"德至天，则斗极明，日月光，甘露降……甘露者，美露也，降则物无不盛也"；《太平御览》卷十二《天部》引《汉书》说"宣帝元康元年，甘露降未央宫，大赦天下"；《文选·杨子云羽猎赋》说"国家殷富，上下交足，故甘露零其廷，醴泉流其唐"，李善注："《礼记》曰'天降膏露，地出醴泉'，《孝经援神契》曰：'甘露，一名膏露。'"是甘露降则时适，万物以盛，其必天地相合，阴阳交泰而始降也。《广韵·去声·十遇》引《元命包》说"阴阳乱为雾"，《尔雅·释天》亦谓"地气发天不应，曰雾"，其云雾不晴，则上必应"甘露不下"也。

（十）恶气不发

《素问·四气调神大论篇第二》说："恶气不发，风雨不节，白露不下，则菀槁不荣。"

按：《汉书·食货志》说"古者天降灾戾"，颜师古注："戾，恶气也。"是"恶气"即"戾气"也。戾，声转为"疠"，《春秋·左昭四年传》说"疠疾不降"，杜预集解"疠，恶气也"；《周礼·天官冢宰·疾医》载"四时皆有疠气"，字又作"沴"；《汉书·孔光传》说"六沴之作"，颜师古注"沴，恶气也，音戾"。是"戾气""疠气""沴气"三者，皆谓"恶气"也。

此文"恶气不发"之"不"，为衬音助词，《礼记·中庸》说"不显惟德"，郑玄注"不显，言显也"；《战国策·秦策》说"楚国不尚全事"，鲍彪注"不尚，尚也"；《孟子·滕文公上》说"不亦善乎"，赵岐注"不亦者，亦也"；《荀子·正论》说："与不老者休也"，扬倞注"不老，老也，犹言'不显，显也'"；《尚书·西伯戡黎》说"我生不有命在天"，孔安国传"言我生有寿命在天"也；《春秋·左成八年传》说"《诗》曰'恺恺君子，遐不作人'"，杜预注"言文王能远用善人。不，语助"。据此，则当读为"不发，发也"。"恶气不发"读为"恶气发"，与《素问·调经论篇第六十二》"皮肤不收"之为"皮肤收"同一文例。《太素·顺养》载此文，正作"恶气发"。至于"发"字之义，《淮南子·主术训》说"是故草木之发若蒸气"，许慎注："发，生（也）。"唯其恶气发生，则时发风雨而无节制，造成甘露不降。此"白露"之"白"，乃"甘"字形近而误，当改正之。甘露不下，则百草不得滋养，而禾秆亦蕴菀不荣。

（十一）肾气独沈

《素问·四气调神大论第二》说："逆春气，则少阳不生，肝气内变；逆夏气，则太阳不长，心气内洞；逆秋气，则太阴不收，肺气焦满；逆冬气，则少阴不藏，肾气独沈。"

按：此文"肾气独沈"之"独"，当读为"清浊"之"浊"，《说文·水部》说"浊……从水，蜀声"，段玉裁注："浊者，清之反也。《诗》曰：'泾以渭浊'，又曰：'载清载浊。'"《说文·犬部》说："独……从犬，蜀声。"是"独""浊"二字俱谐"蜀声"，例得通假，故此文"独"假为"浊"，读为"肾气浊沈"。《针灸甲乙经》卷一第二、《太素·顺养》二篇载此文正皆作"肾气浊沈"。沈者，《说文·水部》说"沈，陵上滴水也。从水，冘声。一曰浊黕也"，段玉裁注："《黑部》曰：'黕，滓垢也。'黕、沈同音通用。直深切，又：尸甚切。"《说文·黑部》说"黕，滓垢也，从黑，冘声"，段玉裁注："滓，淀也，垢者，浊也。荀卿曰：人心譬如槃水，正错而勿动，则湛浊在下而清明在上。杨倞曰：'湛浊，谓沈泥滓也。'"

按：湛即黕之假借字。据此，则《素问》之"独沈"，《针灸甲乙经》《太素》之"浊浊"，《说文》之"浊黕"，荀卿、杨倞之"湛浊"，其义一也。

（十二）不治已病治未病

《素问·四气调神大论篇第二》说："是故圣人不治已病治未病，不治已乱治未乱，此之谓也。"

按：此处着重探讨"不治已病治未病"句。今人所说其"治未病"者，皆谓是治无病之人也，实有误会，而是杨上善所说"无病之病"也。《周易·系辞下》说："幾者，动之微，吉（凶）之先见者也。"韩康伯注："幾者，去无入有，理而未形者，不可以名寻，不可以形睹也。唯神也，不疾而速，感而遂通，故能玄照鉴于未形也，合抱之木，起于毫末，吉凶之彰，始乎微兆，故言吉（凶）之先见。"人之疾始萌，身无感觉而"幾"已见于外矣。如《史记·扁鹊传》载："扁鹊过齐，齐桓侯客之。入朝见，曰：'君有疾在腠理，不治恐深。'桓侯曰：'寡人无疾。'扁鹊出，桓侯谓左右曰：'医之好利也，欲以不疾者为功。'后五日，扁鹊复见曰：'君有疾在血脉，不治恐深。'桓侯曰：'寡人无疾。'扁鹊出，桓侯不悦。后五日，扁鹊后见，曰：'君有疾在肠胃间，不治恐深。'桓侯不应。扁鹊出，桓侯不悦。后五日，扁鹊复见，望见桓侯而退走。桓侯使人问其故，扁鹊曰：'疾之居腠理也，汤熨之所及也；在血脉，针石之所及也；其在肠胃，酒醪之所及也；其在骨髓，虽司命无奈之何。今在骨髓，臣是以无请也。'后五日，桓侯体病，使人召扁鹊，扁鹊已逃去。桓侯遂死。"又如皇甫谧《针灸甲乙经·序》曰："仲景见侍中王仲宣，时年二十余，谓曰：'君有病，四十当眉落，眉落半年而死。'令含服五石汤可免。仲宣嫌其言忤，受汤勿服。居三日，见仲宣谓曰：'服汤否？'仲宣曰：'已服。'仲景曰：'色候固非服汤之诊，君何轻命也！'仲宣犹不言。后二十年果眉落，后一百八十七日而死，终如其言。"这就是两则"治未病"者也，名曰"上工"。《灵枢·官能第七十三》说："是故上工之取气，乃救其萌芽。"是故《素问·刺热篇第三十二》说："肝热病者，左颊先赤；心热病者，颜先赤；脾热病者，鼻先赤；肺热病者，右颊先赤；肾热病者，颐先赤。病虽未发，见赤色者刺之，名曰治未病。"据此则扁鹊之论齐桓侯疾，张仲景之论王仲宣疾，皆谓之论"治未病"也。《灵枢·官能第七十三》："正邪之中人也微，先见于色，不知于其身，若有若无，若亡若存，有形无形，莫知其情。是故上工之取气，乃救其萌芽，下工守其已成，因败其形。"《素问·八正神明论篇第二十六》："上工救其萌芽，必先见三部九候之气，尽调不败而救之，故曰上工；下工救其已成，救其已败。"《灵枢·逆顺第五十五》说："上工刺其未生者也，其次刺其未盛者也，其次刺其已衰者也。下工刺其方袭者也，与其形之盛者也，与其病之与脉相逆者也。故曰方其盛也，勿敢毁伤，刺其已衰，事必大昌。故曰'上工治未病，不治已病'，此之谓也。"而《金匮要略·藏府经络先后病篇》之"治未病"，则与此异趣，其说："问曰：上工治未病何也？师曰：夫治未病者，见肝之病，知肝传脾，当先实脾，四季脾王不受邪，即勿补之。"是"治未病"者，即"治微病"也。《广韵》"未"字读"无沸切"，"微"字读"无非切"，二字声转可通也。《黄帝内经》中有"微病之治"，《素问·调经论篇第六十二》说："帝曰：刺微奈何？岐伯曰：按摩勿释，着针勿斥，移气于不足，神气乃得复。"其"不"字衍，应据《太素》删。

（十三）夫病已成而后药之

《素问·四气调神大论篇第二》说："夫病已成而后药之，乱已成而后治之，譬犹渴而穿井，斗而铸锥，不亦晚乎！"

按：此文"夫病已成而后药之"之"药"，与《素问·骨空论篇第六十》"数刺其俞而药之"之"药"同，皆为"瘵"之借字。《说文·艸部》说"药，治病艸，从艸，乐声"，《说文·疒部》说"瘵，治也，从疒，乐声。疗，或从寮"，二字俱谐"乐"声，例得通假，故此文借"药"为"瘵"也。《诗·大雅·板》说"不可救药"，《春秋·左襄二十六年传》说"不可救疗"。是《诗》用借字，《春秋》用《说文》正字异体也。《诗·陈风·衡门》说"泌之洋洋，可以乐饥"，《群经音辨·木部》谓此"乐，治也"，注"音疗"，是"乐"字亦借为"瘵"也。

（十四）苍天之气清净

《素问·生气通天论篇第三》说："苍天之气清净，则志意治，顺之则阳气固。"

按：此文"清净"之"净"，乃是"清静"之义，非"洁净"也。净，乃"静"之借字，《国语·齐语》说"昔圣王之处士也，使就闲燕"，韦昭注"闲燕，犹清净也"。《素问·四气调神大论篇第二》说"天气，清净光明者也"；《难经·三十五难》说："胆者，清净之府也"，皆是例也。其本字当作"静"。《老子》第四十五章说："燥胜寒，静胜热，清静为天下正。"《淮南子·原道训》说："是故清静者，德之至也。"《淮南子·主术训》说："清静无为，则天与之时。"《素问·五常政大论篇第七十》说："敦阜之纪，是为广化，厚德清静，顺长以盈。"《素问·至真要大论篇第七十四》说："夫阴阳之气，清静则生化治，动则苛疾起。"《素问·生气通天论篇第三》说："故风者，百病之始也，清静则肉腠闭拒，虽有大风苛毒，弗之能害。"《史记·老子韩非列传》说："李耳无为自化，清静自正。"王冰《素问·生气通天论篇第三》注说："夫嗜欲不能劳其目，淫邪不能惑其心，不妄劳作，是为清静。"《老子》第五十章说："我无为而民自化，我好静而民自正。"《后汉书·王充王符仲长统列传》说："贵清静者，以席上为腐议。"《吕氏春秋·审分览》说："清静以公，神通乎六合，德耀乎海外，志观于无穷，誉流乎无止，此之谓定性于大湫，命之曰无有。"高诱注："无有，无形也，道无形。无形，言得道也。"《管子·内业》说："心能执静，道将自定。"《太素·调阴阳》正作"苍天之气清静则志意治……"，杨上善注："天之和气清而不浊，静而不乱，能令人志意皆清静也。"不得谓"天"有"志意"也。《素问·生气通天论篇第三》说："凡阴阳之要，阳密乃固。"《尚书·舜典》说："四海遏密八音。"孔国安传："密，静也"。《后汉书·崔骃列传》说："海内清肃，天下密如。"李贤注："密，静也"。《孟子·万章上》说："遏密八音。"赵岐注："无声也。"无声，即静也。《素问·五常政大论篇第七十》说："其政谧。"王冰注："谧，静也。"谧，与"密"通。《尔雅·释诂下》说："密，静也。"《群经音辨》卷四说"密，静也"，也是说"阴阳之关键"，是以"清静"为妙也。

（十五）藏精而起亟也

《素问·生气通天论篇第三》说："阴者，藏精而起亟也；阳者，卫外而为固也。"

按：此文"阴者，藏精而起亟也"之"亟"，王冰注谓"亟，数也"，非是。亟，当为"及"，读"迫不及待"之"及"，读"逮及"之"及"。《广雅·释诂》卷一下说"亟，急也"，是"亟"可训为"急"。而《说文》"急"字"从心，及声"，可用之为"及"。《释名·释言语》说："急，及也，操切之使相逮及也。"其"逮""及"二字互训。《说文·又部》说："及，逮也，从又人。"《尔雅·释言》说："逮，及也。"是"及""逮"二字义同也。观"及"之为字，"从人，从又"，然"又"即"手"也。人前行，其后之人以手及之也，谓阳前行以为外固，而阴精旋而及之也，乃阴阳相随相应，阳前而阴后，相即相离，和谐而化合以生者也，正如《素问·方盛衰论篇第八十》所论："阴阳并交者，阳气先至，阴气后至。"王冰注："阴阳之气并行而交通于一处者，则当阳气先至，阴气后至，何者？阳速而阴迟也。《灵枢经》曰：'所谓交通者，并行一数也。'由此，则二气亦交会于一处也。"

（十六）清阳发腠理

《素问·阴阳应象大论篇第五》说："清阳发腠理，浊阴走五藏。"

按：《金匮要略·藏府经络先后病篇》说："腠者，是三焦通会元真之处，为血气所注；理者，是皮肤藏府之文理也。"腠理是人体内外交流通道之一，也是人体抵御外邪之一道屏障。杨上善《黄帝内经太素·寒热杂说篇》注："人之呼气出为阳也，吸气入为阴也。故呼气之时，在口为出，于头足亦出；吸气之时，在口称入，于头足亦入。"此腠理应口鼻以出浊入清也。《灵枢·决气第三十》说："上焦开发，宣五谷味，熏肤充身泽毛，若雾露之溉，是谓气。"杨上善《黄帝内经太素·六气》注"即卫气也"；《素问·调经论篇第六十二》王冰注引《针经》说"腠理发泄，汗出腠理（《灵枢·决气第三十》作"汗出溱溱"），是谓津"，《淮南子·泰族训》说："四枝节族，毛蒸理泄，则机枢调利，百脉九窍莫不顺比。"杨树达证闻："族读为腠，节谓关节，腠谓腠理，毛蒸理泄，谓毛孔腠理有所蒸发。"这些都是有助于清阳发腠理之义。

《黄帝内经太素·九针要解》说："神客者，正邪共会也。神者，正气也。客者，邪气。在门者，邪循正气之所出入也。"杨上善注："神者，玄之所生，神明者也。神在身中，以为正气，所以身中以神为主，故邪为客也。邪来乘正，故为会也。门者，腠理也，循正气在腠理出入也。"《淮南子·诠言训》说"邪与正相伤"，邪干正则病，正胜邪则安，需要保持腠理致密而和调，不得过开过闭。《灵枢·本藏第四十七》说："卫气者，所以温分肉，充皮肤，肥腠理，司开阖者也……卫气和，则分肉解利，皮肤调柔，腠理致密矣。"《吕氏春秋·季春纪·先已》说："凡事之本，必先治身，啬其大宝。用其新，弃其陈，腠理遂通，精气日新，邪气尽去，及其天年，此之谓真人。"正确地采用"行气法"，吐故纳新以促进腠理至全身的和调。

《黄帝内经太素·杂病·温暑病》说"病者当与汗皆出勿止。所谓玄府者，汗空"，杨上善注："汗之空名玄府者，谓腠理也。"《素问·水热穴论篇第六十一》说"所谓玄府者，汗空也"，王冰注："汗液色玄，从空而出，以汗聚于里，故谓之玄府。府，聚也。"《素问·汤液醪醴论篇第十四》说"开鬼门，洁净府"，王冰注："开鬼门，是启玄府遣气也。"《素问·生气通天论篇第三》王冰注亦说："气门，谓玄府也，所以发泄经脉营卫之气，故谓之气门也。"《素问·六元正纪大论篇第七十一》说"凡此太阳司天之政……初之气……肌腠疮疡"，王冰注："赤斑也，是谓肤腠中疮，在皮内也。"《荀子·荣辱》说"骨体肤理辨寒热疾养"，杨倞注："肤理，皮肤之文理也。"又《荀子·性恶》说"骨体肤理好愉佚"，杨倞注："肤理，皮肤之文理也。"《素问·六元正纪大论篇第七十一》说："凡此太阴司天之政……五之气……民病皮腠。"《灵枢·热病第二十三》说："偏枯，身偏不用而痛，言不变，志不乱，病在分腠之间。"据上所述，曰"腠理"，曰"玄府"，曰"汗空"，曰"鬼门"，曰"气门"，曰"肤腠"，曰"肤理"，曰"皮腠"，曰"分腠"，皆为人体组织部位，名虽有九，然其为"腠理"一也。

（十七）阴阳者气血之男女也

《素问·阴阳应象大论篇第五》说："阴阳者，气血之男女也。"

按：此文"气血之男女"之所谓"男女"，当概括万物之"雌雄""牝牡"在内，言"阴阳两性交配"也，故《周易·系辞下》说："男女媾精，万物化生。"《春秋繁露·循天之道》说："天地之阴阳当男女，人之男女当阴阳，阴阳亦可以谓男女，男女亦可以谓阴阳。"是"阴阳""男女"其义一也。《灵枢·邪客第七十一》说"天有阴阳，人有夫妻"，可见"男女"是指"夫妻"也，而夫妻则指"两性相交"也。两性相交，则关乎身体健康，家庭和睦，人类繁衍，所谓"重人伦，广继嗣"也。我国古代在"以礼防淫，辅之以刑"的思想指导下，并不避讳谈两性之事（宋以后始羞言之），且有"性教育"之说。《白虎通·辟》说"父所以不自教子何？为渫渎也"是其例，所以《孟子·告子上》说"食色，性也"，人之性欲，天生成就有的。《礼记·礼运》说"饮食男女，人之大欲存焉"，齐宣王更是告诉孟子说："寡人有疾，寡人好色。"《白虎通·嫁娶》说："男三十筋骨坚强，任为人父，女二十肌肤充盈，任为人母，合为五十，应大衍之数，生万物也。"

是言男女之限嫁娶不得过此也，非谓必以男三十、女二十始嫁娶也。男女嫁娶，阴阳和合，乐而有节，则和平寿考，故智者之养生也，必"节阴阳而调刚柔"。及迷者极欲，贪色无厌，阴阳无度，耗精伤神，斲丧身体，转化而为人体的致病因素，如《灵枢·口问第二十八》说："夫百病之始生也，皆生于风雨寒暑，阴阳喜怒……"《灵枢·顺气一日分为四时第四十四》说："夫百病之始生者，必起于燥湿寒暑风雨，阴阳喜怒……"《素问·调经论篇第六十二》说："夫邪之生也，或生于阴，或生于阳，其生于阳者，得之风雨寒暑；其生于阴者，得之饮食居处，阴阳喜怒。"是阴阳交合过度，乃人体病因之一。综上所述，可见此文"阴阳者，血气之男女也"之"阴阳"，乃谓阴阳和合，两性相交，殆无疑义矣。

（十八）温之以气

《素问·阴阳应象大论篇第五》说："形不足者，温之以气；精不足者，补之以味。"

按：此文为对偶句，论述形、精虚证的治疗原则。《素问·通评虚实论篇第二十八》说"邪气盛则实，精气夺则虚"，《灵枢·刺节真邪论第七十五》说："虚者不足，实者有余。"根据临床两大类病机的特点，《素问·调经论篇第六十二》提出了"有余者泻之，不足者补之"，《灵枢·根结第五》亦谓"有余者泻之，不足者补之"，而《灵枢·刺节真邪第七十五》则更主张要"泻其有余，补其不足"，表明了"补虚泻实"是《黄帝内经》治病的基本原则，而此文所论述的无论是"形不足"抑或是"精不足"，则皆为"不足"之证。皆是"虚证"，皆宜于具有"补益"功效的方药为治，而此"形不足者"，却提出治疗其病要"温之以气"。然考"温"字是药物的四性之一，而非是药物功效。虽然有不少温性药具有补益作用，如首乌、菟丝子、巴戟天、黄芪、阿胶、山药、杜仲、破故纸、钟乳石等，但也有不少温性药物不具有补益作用，如木香、槟榔、茴香、木瓜、苏子、藿香、羌活、藁本、白芷、苍耳子、威灵仙、刘寄奴、半夏、杏仁、红蓝花、延胡索等等。是故此文"温"字当为"昷"之借字，《说文·皿部》说："昷，以皿食囚也。"食，读饲，以皿饲囚，有饲养之义，始与"补益"之义合。然医药之书，皆借"温"为"昷"，"温行而'昷'废矣"。

（十九）二阳之病发心脾

《素问·阴阳别论篇第七》说："二阳之病发心脾，有不得隐曲，女子不月，其传为风消，其传为息贲者，死不治。"

按：王冰注谓"二阳，谓阳明大肠及胃之脉也"，似不确切。考《素问·逆调论篇第三十四》有说："肝，一阳也，心，二阳也。"此文"二阳"，乃谓"心"也。脾，乃"痹"之借字，是"二阳之病发心脾"者，谓"心之病发为心痹"也。《黄帝内经太素·阴阳杂说》载此文，正作"二阳之病发心痹"也。《素问·痹论篇第四十三》说："心痹者，脉不通。"心脉痹阻，则身之血脉流行不畅矣。《素问·阴阳应象大论篇第五》说："心生血。"《素问·痿论篇第四十四》说："心主身之血脉。"中焦受气奉心化赤而为血以充养生身。今心脉郁滞，血气化源绝竭，无以下通于胞中，胞脉闭塞，在女子则为血少不月，经水不潮；《诸病源候论·虚劳病诸候·虚劳精血出候》说"肾藏精，精者，血之所成也"，故在男子则血无以化精而不能行隐蔽委曲之事，致两性不相交接也。若失此不治，待病进一步发展，而见形体急剧销铄脱肉，气息奔迫逆上不已之证象者，所谓"其传为风消""其传如息贲"者，虽卢医、扁鹊在世亦莫如之何也已矣！此文所谓"息贲"者，息，指"呼吸"，贲，与"奔"同。息贲，乃谓"气息奔迫"，非《难经·五十六难》所谓"肺之积，名曰息贲，在右胁下，覆大如杯，久不已，令人洒淅寒热，喘咳，发肺壅"之"息贲"也。

（二十）肝者，罢极之本

《素问·六节藏象论篇第九》说："肝者，罢极之本，魂之居也；其华在爪，其充在筋，以生血气，其味酸，其色苍，此为阳中之少阳，通于春气。"

按：理论有着规律性，才成其为理论。如此上论"心者，生之本，神之处（原误为"变"，今改）也""肺者，气之本，魄之处也""肾者，主蛰，封藏之本，精之处也"，下论"脾者，仓廪之本，营之居也"（此"脾者"一段文字，与六府之文相错，今据滑伯仁校正文改），此文"肝者，罢极之本，魂之居也"，能，古读"耐"，"耐受"之"耐"，《素问·阴阳应象大论篇第五》"能冬不能夏"之"能（耐）"，正好文字一律，皆论生理。此文之所以作"罢"字者，乃后人不识"能"读为"耐"而又徒见有"罢极"之词，遂将"能"上加一"网"字头之所致也。罢极，乃病理，非生理也。《玉篇·网部》说："罢，皮解切，休也。又音疲，极也。"极者，《广雅·释诂》卷一上说"瘝，疲，极也"，王念孙疏证："瘝者，《方言》，'瘝'，'倦也'，倦（原误为'倦'，今改）与倦同。又云'癏，极也'，郭璞注云'今江东呼极为癏'，倦声之专也。《大雅·緜篇》'维其瘵矣'，毛传云'瘵，困也'，《晋语》'余病瘵矣'，韦昭注云'瘵，短气貌'，皆谓困极也。瘝、癏、瘵并通。"《金匮要略·藏府经络先后病篇》说"腰痛背强不能行，心短气而极也"，又有"五劳七伤六极"之"极"。是"罢极"或"疲极"者，叠词同义也。其文为论病理，与上下之文论生理者不同类也，是只见树木不见森林，故我不敢苟同其读也。

（二十一）凡相五色之奇脉

《素问·五藏生成篇第十》说："凡相五色之奇脉，面黄目青，面黄目赤，面黄目白，面黄目黑者，皆不死也；面青目赤，面赤目白，面青目黑，面黑目白，面赤目青，皆死也。"

按：此文"凡相五色"之"相"字，义训为"视"。《国语·齐语》说"桓公召而与之语，訾相其质"，韦昭注"相，视也"；《淮南子·脩务训》说"相土地宜燥湿肥垆高下"，高诱注"相，视也"；《后汉书·张衡列传》说"怨高阳之相寓兮，曲颛顼之宅幽"，李贤注"相，视也"。此文乃视面部五色之望诊，以决其病之死生，实与脉象无涉，不得谓"之奇脉"，是"之奇脉"三字为衍文，当删。《针灸甲乙经》卷一第十五，载此文止作"凡相五色"，无"之奇脉"三字，可证。

（二十二）其治宜灸焫

《素问·异法方宜论篇第十二》说："北方者……其治宜灸焫。故灸焫者，亦以北方来。"

按："其治宜灸焫"之"焫"，义训为"烧"。《通俗文》卷上说："然火曰焫。"然，今俗作"燃"。《说文》作"爇"，其《火部》说"爇，烧也，从火，蓺声"；《仓颉》卷下说"爇，烧燃也"；《玉篇·火部》说"爇，而悦切，烧也。焫同上"。是"焫""爇"二字皆训"烧"也。而"烧"亦训"爇"。《说文·火部》"烧，爇也，从火，尧声"；《玉篇·火部》说"烧，尸遥切，爇也，燔也"，是"爇""烧"可互训也。然则"灸"者，《说文·火部》说"灸，灼也，从火，久声"，而"灼"亦"烧"也。《灵枢·背腧第五十一》说："灸之则可，刺之则不可，气盛则泻之，虚则补之。以火补者，毋吹其火，须自灭也。以火泻者，疾吹其火，传其艾，须其火灭也。"故《广雅·释诂》卷二上说："灼、烧、焫、灸、爇也。"是"灸"乃"燃烧艾火治病而燃火"则曰"焫"。可见"灸""焫"二字皆有"燃烧"之义训，乃古之"叠词同义"，今之所谓"相同连合词"也。

（二十三）必齐毒药攻其中

《素问·汤液醪醴论篇第十四》说："当今之世，必齐毒药攻其中，镵石针艾治其外也。"

按：《素问·玉版论要篇第十五》亦有"必齐主治"句，是"必齐"为一治法名词，与下句"镵石针艾治其外也"的"镵石"一词为对文。"必齐"之"必"，乃"泌"字之借，《说文·水部》说"泌，侠流（《玉篇·水部》作狭流）也。从水，必声"，读如《灵枢·营卫生会第十八》中"泌糟粕"和"济泌别汁"之"泌"，今犹有谓"内分泌"之语者。泌，又与"潷"声同义近，《玉篇·水部》说："潷，音笔，笮去汁也。"《广雅·释诂》卷二下说"潷，笮，盪也"，王念孙疏证："潷之言逼，谓逼取其汁也。"是"必齐"者，为"泌齐"或"潷齐"也，乃谓以"新鲜草药压榨取汁服之以治病"也，是一种"剂型"，而非一个药方之名，《黄帝内经》对其无药物组成即是明证。此前，曾经有人像发现新大陆一样，在报纸上宣扬《黄帝内经》中有"十四方"，硬把《黄帝内经》中"必齐"二字，毫无根据地说成是"火齐汤"三字之误，真是有些异想天开。众所周知，"必"字，篆文作""，而"火"字篆文作""，二者字形相远，"必"字少有错为"火"字之机会，况且将"必齐"改为"火齐"，又于其下加一"汤"字成为"火齐汤"，这种加字以足义的读书方法，也不是读中医经典著作的好方法。再说，与《黄帝内经》中的"十三方"皆不相类，其何得称之曰"方"？

（二十四）浮而散者为眴仆

《素问·脉要精微论篇第十七》说："有脉俱沉细数者，少阴厥也，沉细数散者，寒热也；浮而散者，为眴仆。"

按：此文"眴仆"之"眴"，《说文·目部》说："旬，目摇也，从目，匀省声。眴旬或从目旬。"《伤寒论·辨太阳病篇》说"直视不能眴"，《释音》说："眴，音县，目摇也。"县，读"悬"。王冰注此文说："脉浮为虚，散为不足，气虚而血不足，故为头眩而仆倒也。"是《素问》经文作"眴"而王冰注文作"眩"也。《素问·厥论篇第四十五》说"巨阳之厥，则肿首头重，足不能行，发为眴仆"，而《针灸甲乙经》卷七第三载此文则作"发为眩仆"。是《素问》作"眴"而《针灸甲乙经》作"眩"也。《说文·手部》说："摇，动也"，目摇者，两目视物动摇不定也，与《说文·目部》训"眩，目无常主也"义同。《一切经音义》以"旬""眴"为"眩"之古文。《仓颉篇》卷上说"眩，视不明也，眩惑也"；《素问·五常政大论篇第七十》说"伏明之纪……其病昏惑"；《说文·心部》："惑，乱也"，故《释名·释疾病》说："眩，县也，目视动乱，如县物摇摇然不定也。"《素问·五常政大论篇第七十》说"发生之纪……其动掉眩巅疾"，王冰注："眩，旋转也。"旋转不已，神失内守，《素问·六元正纪大论篇第七十一》所谓"甚则耳鸣眩转，目不识人，善暴僵仆"，王冰注"筋骨强直而不用，卒倒而无所知也"，亦即《素问·至真要大论篇第七十四》

"太阳司天""太阳之复"之两作"时眴仆",是"眴仆""眩仆"字异而音义同也。

（二十五）安卧者黄疸

《素问·平人气象论篇第十八》说："溺黄赤,安卧者,黄疸。"

按：《说文·疒部》说"瘅,劳病也,从疒,单声",丁斡、丁贺二切。《说文·疒部》接着又说："疸,黄病也,从疒,旦声。"丁斡切,是"瘅""疸"俱读"丁斡切",二字"同声"。唯其"同声",故二字可相互通假,因其互相假而致字义淆惑不清也。不如此二字不相假借而就各字用其本义之为得也。王冰此文注："肾劳胞热,故溺黄赤也。《正理论》曰：谓之劳瘅,以女劳得之也。"新校正云"详王注……若谓女劳得疸则可,若以疸为劳非矣",是"劳瘅"之"瘅"当改作"疸"。以其病虽为"女劳得之",但终非劳病而为女劳疸之"黄病"也。女劳伤肾,阴精不充,膀胱生热,故溺黄赤而安卧。卧,乃"嫛"之借字,《说文·卧部》说："嫛,楚谓小儿嬾嫛,从卧食,尼见切。"而《玉篇·卧部》则说："嫛,女尼切,楚人谓小嬾曰嫛",无"兒"字,是"兒"字为衍文,当删。《广雅·释诂》卷二下说"嫛,嬾也",而"嬾"者,则与"倦也""疲也""劳也""傫也""懈也""怠也""惰也"相类也,《灵枢·海论第三十三》亦有"懈怠安卧"句。

考究此文,亦可参照《灵枢·论疾诊尺第七十四》"面（原误为"而",今改）色微黄,齿垢黄,爪甲上黄,黄疸也,安卧,小便黄赤,脉小而涩者,不嗜食"之文。

（二十六）胃疸

《素问·平人气象论篇第十八》说："已食如饥者,胃疸。"

按：此文"已食如饥者"之"如",读作"而"。《经传释词》卷七说："而,犹'如'也。"引《易·明夷·象传》曰："君子以莅众用晦而明,虞注曰：'而,如也。'"在古典医籍里,亦每有用"如"读"而"者,如《素问·大苛论篇第四十八》中"脉至如喘,名曰暴厥","脉至如数,使人暴惊",《金匮要略·痉湿暍病篇》中"夫痉脉,按之紧如弦"等。此"已食而饥"者,乃后世所谓"消谷善饥"是也。《说文·疒部》说:"疸,黄病也,从疒,旦声。"《类篇·疒部》说:"瘴,故光切,疸病也。"如此则黄疸与消谷善饥并见矣。然考诸《金匮要略·黄疸病篇》所论,黄疸病为湿热发黄,多有"腹满"之证,不大可能并见"消谷善饥"。其见"消谷善饥"之证者,非"黄疸"乃"消中"也,《素问·脉要精微论篇第十七》所谓"瘅成为消中"是也,是其"胃疸"之"疸"当作"瘅"也。王冰《素问·疟论篇第三十五》"瘅疟"注说:"瘅,热也。""瘅"训"劳"训"热",而"疸"为"黄病",二字声同义异,唯其"声同",故可"通假",因其"通假",段玉裁《说文》"瘅"下注说,故"二字互相假而淆惑矣"。

(二十七)五藏受气于其所生……气舍于其所生,死于其所不胜

《素问·玉机真藏论篇第十九》说:"五藏受气于其所生,传之于其所胜,气舍于其所生,死于其所不胜,病之且死,必先传行至其所不胜,病乃死。"

按:"五藏受气于其所生……气舍于其所生,死于其所不胜"三句为主文,而"传之于其所胜"一句为借宾定主之衬文,因本段是说,五藏受病气于己之所生之藏,照一般传变之次,当传之于其所胜之藏,如不传其所胜而舍于生己之藏,死于其所不胜之藏,则为子之传母的逆行,其病子传母,三传至其所不胜而死,故下文称其曰'逆死'。

(二十八)闷瞀

《素问·玉机真藏论篇第十九》说:"脉盛、皮热、腹胀、前后不通、闷瞀,此谓五实。"

按:此文"闷瞀",王冰注:"肝也。"是说其病性在五藏属肝,而未释"闷瞀"之义也。《楚辞·九章·惜诵》说:"申侘傺之烦惑兮,中闷瞀之忳忳。"《备急千金要方》卷十四第四说:"痰热相感而动风,风心相乱而闷瞀。"闷瞀,倒言之则曰"瞀闷",《素问·气交变大论篇第六十九》说"岁金不及,炎火乃行……民病肩背瞀重",王冰注

"瞀，谓闷也"；《素问·五常政大论篇第七十》说"从革之纪，是谓折收……其动铿禁瞀厥"，王冰注"瞀，闷也"；《素问·六元正纪大论篇第七十一》说"凡此太阳司天之政……心热瞀闷"，又说"火郁之发……甚则瞀闷懊㤪善暴死"；《庄子·徐无鬼》说"予适有瞀病"，成玄英疏"瞀病，谓风眩冒乱也"；《素问》卷二十《释音》说"瞀，音冒"，故字亦作"冒"。《素问·厥论篇第四十五》说"厥……或令人暴不知人"，王冰注"暴，犹卒也，言卒然冒闷不觉醒也"；《素问·缪刺论篇第六十三》曰"五络俱竭，令人身脉皆动，而形无知也"，王冰注"言其卒冒闷而如死尸，身脉犹如常人而动也"。《伤寒论》卷一《释音》说"冒，音帽，昏冒也"，神识昏冒，故不知人也。《素问·玉机真藏论篇第十九》说"春脉……太过，则令人善忘，忽忽眩冒而巅疾"，王冰注："忽忽，不爽也，眩，目眩视如转也。冒，谓冒闷也。"或如《金匮要略·妇人杂病篇》之"奄忽眩冒，状如厥癫"，奄忽之间视物旋转，昏冒无识而厥逆僵仆倒地也。

（二十九）烦满

《素问·热论篇第三十一》说："厥阴脉循阴器而络于肝，故烦满而囊缩。"

按：《说文·水部》说"满，盈溢也"，非此文"烦满"之"满"义。此"满"当为"懑"字之借用，《说文·心部》说"懑，烦也，从心满"，段玉裁注"烦者，热头痛也，引申之，凡心闷皆为烦，《问丧》曰'悲哀志懑气盛'，古亦叚满为之，满亦声"，是其义也。在《素问》书中，凡言"烦懑"字，皆借满为之，如《评热病论篇第三十三》说"帝曰：有病身热汗出烦满，烦满不为汗解，此为何病？岐伯曰：汗出而身热者，风也，汗出而烦满不解者，厥者……"；《逆调论篇第三十四》说"阴气少而阳气盛，故热而烦满也"；《痹论篇第四十三》说"肺痹者，烦满，喘而呕"。《史记·仓公传》则用本字"懑"，说"气鬲病，病使人烦懑，食不下"，又说："蹶上为重，头痛身热，使人烦懑。"《楚辞·哀时命》亦有"唯烦懑而盈匈"之句，"懑"者，《仓颉篇》说"懑，闷也"，《急就篇》卷四"消渴欧逆咳懑让"，《释音》"濎与闷同"，颜师古注"濎，烦闷也"，《广韵·上声·二十四缓》亦谓"濎"义训为"烦闷"也。故《素问·刺热篇第三十二》有"热争则卒心痛，烦闷善呕"，而作"烦闷"之词者。《素问》书中又作"烦冤"，《阴阳应象大论篇第五》说"齿干，以烦冤，腹满死"，《疟论篇第三十五》说"阴气先绝，阳气独发，则少气烦冤"，《示从容论篇第七十六》说"肝虚、肾虚、脾虚，皆令人体重烦冤"。冤，"从宀"而"免声"，乃声训字，读为"闷"也（见拙著《考"冤"》一文）。

《灵枢经》无"冤"字，有"悗"，作"烦悗"，《寒热病第二十一》说"舌纵涎下烦悗，取手少阴；振寒洒洒鼓颔，不得汗出，腹胀，烦悗，取手太阴"，《热病第二十三》说"热病先身涩，倚而热，烦悗"，《胀论第三十五》说"脾胀者，善哕，四肢烦悗"，《血络论第三十九》说"发针而面色不变而烦悗何也""刺之血出多，色不变而烦悗者，刺络而虚经，虚经而属于阴者阴脱，故烦悗"，史崧音释："悗，音闷。"《太素》亦多作"烦悗"，或作"烦悆"，《五藏热病》说"热争则卒心痛，烦悆喜欧"，《营卫气行》说"清浊相干，乱于胸中，是谓大悆"，杨上善注"悆音闷"，是也。

烦满、烦濎、烦冤、烦悗、烦悆，皆与"烦闷"之义同，故《针灸甲乙经》每作"烦闷"也。其卷七第五和卷八第一上两用"烦冤"之词者（见民国二十年中原书局石印本《黄帝甲乙经》），皆因今之出版社不识"冤"字，加一"、"而成"冤"，遂读为"冤枉"之"冤"，不通之至，莫此为甚！

（三十）先淅然厥起毫毛

《素问·刺热篇第三十二》说："肺热病者，先淅然厥起毫毛，恶风寒，舌上黄，身热。"

按：古人读书不于书上断句，今之治《素问》者，则皆于此文"厥"字下逗断，作"肺热病者，先淅然厥"，实属不当。淅然，指外恶风寒；厥者，今人之意似为寒厥。寒厥乃人体内"阴阳之气不相顺接"之"手足逆冷"，二者没有必然联系，故在医学古籍中，多只讲淅然而不及于寒厥，如《灵枢·百病始生第六十六》说"是故虚邪之中人也，始于皮肤，皮肤缓则腠理开，开则邪从毛发入，入则抵深，深则毛发立，毛发立则淅然"，《素问·皮部论篇第五十六》说"邪之始入于皮也，泝然起毫毛，开腠理"，王冰注："泝然，恶寒也。"《经》《注》之"泝"，疑皆为"淅"之坏文，《针灸甲乙经》卷二第一下载此文，正作"淅然起毫毛，开腠理"，《金匮要略·百合病篇》说"若溺时头不痛，淅然者，四十日愈"，亦作"淅然"。王冰注此文，亦未释"厥"字。可见此"厥"字，既不是寒厥，又不是热厥，更不是大厥、尸厥或暴厥，亦不是煎厥、薄厥或风厥，当然，也不是六经之厥。

厥之在斯，只是一助词耳，《经传释词》卷五所谓"厥，语助也"是矣。故《周礼·冬官考工记·栗人为重》说"永启厥后，兹器维则"，郑玄注"厥，其也"，《仪礼·士冠礼》说"厥明夕为期于庙门之外"，郑玄注"厥，其也"；又说"兄弟其在，以成厥德"，郑玄注"厥，其（也）"；《尔雅·释言》说"厥，其也"；《广韵·入声·十月》说"厥，其也"；《龙龛手镜·厂部·入声》说"厥，居月切，其也"。如此，是此文当读"肺热病者，先淅然，其起毫毛，恶风寒，舌上黄，身热"也。

（三十一）荣气虚，卫气实也

《素问·逆调论篇第三十四》说："帝曰：人之肉苛者，虽近衣絮，犹尚苛也，是谓何疾？岐伯曰：荣气虚，卫气实也。荣气虚则不仁，卫气虚则不用，荣卫俱虚，则不仁且不用，肉如故也。人身与志不相有，曰死。"

按：据杨上善《太素·痹论》注此文"苛"字为"人体肌肉不仁之甚"者，《素问·五常政大论篇第七十》亦有"皮痛肉苛"之句。杨氏说："苛音柯，有本为'苛'，皆不仁之甚也。故虽衣絮温覆犹尚不仁者，谓之苛也。故知近衣絮温覆即知觉者，为不仁。营虚卫实，气至知觉，故犹仁也；若营实卫虚者，肉不仁也；若营卫俱虚，则不仁之甚，故肉同苛，如，同也。所以身肉不仁甚者，与神不能相得，故致死也。"是此文必有脱简讹误，当据理校之："荣气实，卫气虚，肉不仁也。荣气虚则不用，卫气虚则不仁，荣卫俱虚则不用且不仁，肉如苛也。人身与志不相有，曰死。"

其不仁者，《说文·人部》说"仁，亲也，从人二"，《玉篇·人部》说"仁，而真切"，《周礼》曰"六德仁"，郑玄曰："'爱人以及物'……仁，犹存也"，《白虎通》曰："仁者好生"，杨上善《太素·痹论》注亦说"仁，亲也，觉也"。然而"亲"者，谓"亲身感觉"也。亲身不能感觉其寒热痛痒者，则其肉即为"不仁"，荣主血，血主濡之，循经脉以周于身，《灵枢·营卫生会第十八》说："血者，神气也。"《素问·八正神明论篇第二十六》说"血气者，人之神"，神乃主司全身之运动。《灵枢·本藏第四十七》说："卫气者，所以温分肉，充皮肤，肥腠理，司开阖者也。"而保证肉腠之致密。荣气正常（原误为"虚"，今改），则经脉流行，循环不休，神明之运为不失其常，卫气虚（原误为"实"，今改），则无以促进分肉解利，不能感知寒热痛痒，而发生肌肉不仁。荣气虚则不用（原误为"仁"，今改），卫气虚则不仁（原误为"用"，今改）。今卫气虚累及荣气虚，荣卫俱虚，则身体不仁且不用，神形不相和谐，古人谓之"不相亲"或"不相有"也，《灵枢·经脉第十》所谓"骨肉不相亲"，此文所谓"人身与志不相有"皆是也。有与友，古通用，故古者谓相亲曰"有"，如《荀子·大略》说"友者，所以相有也"，杨倞注"友与有同义"，郝懿行曰"有者，相保有也。《诗》云：'亦莫我有。'友，有声义同，古亦通用。如云'有朋自远方来'，'有'即'友'矣"，《释名·释言语》说"友，有也，相保有也"。《广雅·释诂》卷一上说"仁，有也"，王念孙疏证："《昭六年左传》'宋向戌谓华亥曰：女长而宗室，于人何有，人亦于女何有'，杜注云'言人亦不能爱女也'；《二十年传》'是不有寡君也'，注云'有，相亲有也'；《宣十五年·公羊传》'潞子离于狄而未能合中国，晋师伐之，中国不救，狄之不有，是以亡也'，《王风·葛藟篇》云'谓他人母，亦莫我有'，皆谓相亲有也。"此文"人身与志不相有"，谓形神不相亲友也，《灵枢·营卫生会第十八》说"营卫者，精气也"，精气将绝，故为"死"死之言澌，精气澌尽也。

（三十二）先其发时如食顷而刺之

《素问·刺疟篇第三十六》说："先其发时如食顷而刺之，一刺则衰，二刺则知，三刺则已，不已刺舌下两脉出血，不已刺郄中盛经出血，又刺项已下挟脊者必已。"

按：杨树达释《盐铁论·轻重》说"古人以鍼治病，刺谓施鍼也"，《广雅·释诂》卷一上说"鍼，刺也"，《急就篇》说"灸刺和药逐去邪"，颜师古注"刺，以箴刺之也"，箴、针同。《说文·刀部》说"刺，直伤也"，刺之必伤肌肤，名之曰痏。一刺曰一痏，二刺曰二痏，三刺曰三痏。虽伤肌肤，长利在焉。《太玄经·逢》说："逢于砭割，前亡后赖。测曰：逢于砭割，终以不废也"，司马光集注说："虽有砭割之损，终获愈之利，赖，利也。且谓'砭，石之刺病也'……君子逢于事变，知祸之将至，割爱去恶，如砭割之去病。虽有亡，后得其利，不为废疾也。"

《广雅·释器》卷八上说："石针谓之砭"，王念孙疏证："《襄二十三年·左传》'美疢不如恶石'，服虔注云'石，砭石也'；《说文》'砭以石刺病也'，《东山经》'高氏之山，其下多箴石'，郭璞注云'可以为砭箴，治痈肿者'，箴与鍼同。"《广雅·释诂》卷二上说"箴，插也"，王念孙疏注："箴，或作鍼。《文王世子》'其刺痈纤剸'，郑注云'纤续为鍼'。鍼，刺也，《说文》'插，刺入也'，是鍼与插同义。"《说文·手部》说"插，刺内也，从手，臿声"，段玉裁注"内者，入也。刺内者，刺入也。汉人注经多段捷字、扱字为之。从手，臿声，楚洽切"；段玉裁注《说文·金部》"锸"字说："其鍼曰锸。锸之言深入也。楚洽切。"插为鍼名词，发挥作用为"刺入"，插为动词，用以"刺入"也，故王念孙谓"鍼与插同义"也，然"插""锸"二字未见用于记述鍼治活动之过程。《说文·穴部》说"窜，入崃刺穴谓之窜，从穴，甲声"；《玉篇·穴部》说"窜，於甲切，入脉刺穴谓之窜"；《广韵·入声·三十二韵》说"窜，人神脉刺穴"；《类篇·穴部》说"窜，乙押切，《说文》'入崃刺穴谓之窜'"；《龙龛手镜·穴部·入声》说"窜，乌甲反，人神脉刺穴也"；《集韵·入声·三十三押》说"窜，

《说文》'入胍刺穴谓之窜'";《字汇·穴部》说"窜,乙甲切,音押,入胍刺穴谓之甲";《说雅·释亲》说"入脉刺穴谓之窜",等等,此是鍼治"刺穴"之专用字,亦不见其用,而借"札"之俗体字"扎"用之,"扎"行而"窜"废矣。

(三十三) 传为柔痓

《素问·气厥论篇第三十七》说:"肺移热于肾,传为柔痓。"

按:《说文》无"痓"字,《素问》成书于《说文》之前,书中不得有"痓"之一字也。其有"痓"字者,必是"痓"字因形近而致误也。《说文·疒部》说:"痓,强急也,从疒,坙声。"考王冰注《素问》此条说"痓为骨痓而不随,气骨皆热,髓不内充,故骨痓强而不举",正是痓字之义,说明痓误为痓当在王冰之后矣。《伤寒论·辨痓湿暍病》之"痓"亦误为"痓",其云"伤寒所致,太阳痓湿暍三种,宜应别论,以为与伤寒相似,故此见之",成无己注:"痓当作痓,传写之误也。痓者,恶也,非强也,《内经》曰:'肺移热于肾,传为柔痓。'柔为筋柔而无力,痓为骨痓而不随。痓者,强也。《千金》以强直为痓。《经》曰:颈项强急,口噤,背反张者痓。即是观之,痓为痓字明矣。"《伤寒论》《金匮要略》皆有"柔痓",与此文"传为柔痓"之"柔痓"同名而异实,此为"肺移热于肾"之病也,《黄帝内经太素·寒热相移》载此作"肺移热于肾,传为素痓",杨上善注:"素痓,强直不能回转。"长沙马王堆出土医书有《五十二病方》,其中载有"婴儿索痓"之证。"素"与"索"通,古之"八素九丘",即谓"八索九丘"也。杨注"强直不能回转",即指"项背强急之甚',也,其义为长。

《素问·厥论篇第四十五》"手阳明少阳厥逆,发喉痹嗌肿,痓"之"痓",亦为"痓"字之误,新校正云"按全元起本痓作痓"可证。

(三十四) 传为衄蔑瞑目

《素问·气厥论篇第三十七》说:"胆移热于脑,则辛頞鼻渊。鼻渊者,浊涕下不止也,传为衄蔑瞑目。故得之气厥也。"

按：《素问·解精微论篇第八十一》说："脑渗为涕。"脑液下渗则为浊涕，涕下不止，如彼水泉，故曰鼻渊也。《白虎通·五行》说"辛，所以煞伤之也"，是辛有伤义。《释名·释形体》说"頞，鞍也，偃折如鞍也"；《说文·页部》说"頞，鼻茎也，从页，安声。齃，或从鼻曷"。是"頞"形"偃折如鞍"即"鼻茎"，字亦作"齃"也。頞，谓鼻頞。辛，谓伤痛。辛頞，乃鼻頞伤痛，以足太阳脉起于目内眦，上额，交巅上入络脑，足阳明脉起于鼻，交頞中，傍约太阳之脉。今脑热，则足太阳脉逆，与阳明之脉俱盛，薄于頞中，故鼻頞酸痛而为"鼻渊者，浊涕下不止也"，《释名·释疾病》称曰"历脑"，说"历脑，脑从（原衍'耳'字，今删）鼻中出历历然也"，《备急千金要方》卷六上第一改"鼻渊"为"鼻洞"，说："夫鼻洞，鼻洞者，浊下不止"，以孙思邈著《备急千金要方》在唐代，避唐高祖李渊讳改也。《群经音辨·辨彼此异音》说"鼻汁曰涕"，此"浊涕下不止也"之"浊涕"，与《金匮要略·五藏风寒积聚病篇》"肺中寒，吐浊涕"之"浊涕"不同，彼为"稠痰"，自"口中唾出"者，此为"鼻涕"，自"鼻中流出"者。王冰注："热盛则阳络溢，阳络溢则衄出汗血也。衊，谓汗血也。"两"汗"字皆"汙"之坏文。古籍中每有"汙"坏为"汗"字者，如《素问·至真要大论篇第七十四》之"犹拔刺雪汗"，《玉篇·血部》之"衊，莫结切，汗血也"，《广韵·入韵·十六屑》之"衊，汗血也，出《说文》"，皆是其例。然《说文·血部》本身则作"衊，污血也，从血，蔑声"，污与汙同。《素问·六元正纪大论篇第七十一》说"少阴所至为悲妄衄衊"，王冰注："衊，污血。"《集韵·入声·十六屑》"衊，《说文》'污血'"，亦称引至《说文》，作"污血"，足证"污血"为是，况且《灵枢·九针十二原第一》所载"犹拔刺也，犹雪污也"，阐明了《素问·至真要大论篇第七十四》中"犹拔刺雪汗"之"汗"为"污"字无疑。其病出血甚，则阳明、太阳之脉衰少，不能荣养于两目，故两目瞑。瞑，暗也。厥者，气逆也，皆由气逆而得之也。

《黄帝内经》研究

（三十五）鼓胀有二

《素问·腹中论篇第四十》说："黄帝问曰：有病心腹满，旦食则不能暮食，此为何病？岐伯对曰：名为鼓胀。帝曰：治之奈何？岐伯曰：治之以鸡矢醴，一剂知，二剂已。帝曰：其时有复发者，何也？岐伯曰：此饮食不节，故时有病也。虽然，其病且已时，故当病气聚于腹也。"

《灵枢·水胀第五十七》说："鼓胀何如？岐伯曰：腹胀身皆大，大与肤胀等，色苍黄，腹筋起，此其候也。……肤胀，鼓胀，可刺邪？岐伯曰：先泻其胀之血络，后调其经，刺去其血络也。"

按：《素问》《灵枢》各记述一则"鼓胀"之病，然二者不是一病。前者以"心腹胀满，旦食而不能暮食，且愈后易复发"为特点，后者以"腹胀身皆大，大与肤胀等，色苍黄，腹筋起"为特点。前者为"气鼓"，治以"鸡矢醴方"，后者为"水鼓"，先刺血络放血，后调其经，水俞五十七穴选而取之。然《素问》"鸡矢醴方"佚而未见，今据《黄帝内经太素·胀论》补出："可取鸡粪作丸，熬令烟盛，以清酒一斗半沃之，承取汁，名曰鸡醴，饮取汗，一齐不愈，至于二齐，非直独疗鼓胀，肤胀亦愈。"余用鸡矢醴方：雄鸡屎六克炒黄，米酒汁一小碗。将雄鸡屎盛于一干净小布袋内，同米酒汁一起，放入罐或小锅内于火上煮汁，去滓，顿服之。二三日一服。

《说文·酉部》说"醴，酒一宿孰也，从酉，豊声"，段玉裁注："《周礼·酒正》注曰'醴犹體也。成而汁滓相将，如今恬酒矣'。"恬即甜也。

取雄鸡屎法：大雄鸡一只，关于大鸟笼内，或选室内一角，将地扫干净，固定其鸡，不使外行，每日饲以米、水，不得杂食污饮，将每日鸡屎收起贮于清洁容器内，加盖，备用。

（三十六）血枯

《素问·腹中论篇第四十》说："帝曰：有病胸胁支满者，妨于食，病至则先闻腥臊臭，出清液，先唾血，四支清，目眩，时时前后血，病名为何？何以得之？岐伯曰：病名血枯。此得之年少时有所大脱血，若醉入房，中气竭肝伤，故月事衰少不来也。帝曰：治之奈何？复以何术？岐伯曰：以四乌鲗骨、一藘茹，二物并合之，丸以雀卵，大如小豆，以五丸为后饭，饮以鲍鱼汁，利肠中及伤肝也。"

按：《灵枢·五邪第二十》说："邪在肝，则两胁中痛，寒中，恶血在内。"身有留血，留血不去，则新血不生，虽生则因留血之阻而不能循经以行，故"时时前后血"而"月事衰少不来也"。王冰注："夫醉劳力以入房，则肾中精气竭耗；月事衰少不至，则中有恶血淹留。精气耗竭，则阴痿不起而无精。恶血淹留，则血痹着中而不散。"上云"时时前后血"者，正是"留血在身"之徵也。王冰又说："《古本草经》曰：乌鲗鱼骨，味咸冷平，无毒，主治女子血闭；藘茹，味辛寒平，有小毒，主散恶血；雀卵，味甘温平，无毒，主治男子阳痿不起，强之令热，多精有子；鲍鱼，味辛温平，无毒，主治瘀血，血痹在四支不散者。"新校正云："按《甲乙经》及《太素》'藘茹'作'闾茹'。详王注性味乃'闾茹'，当改'藘'做'闾'。"考"藘""闾"皆读"凌如切"，二字可通假，不必改字也。"

《释名·释饮食》说："鲍鱼，鲍，腐也，埋藏淹使腐臭也。"《说文·鱼部》说"鲍，饐鱼也"，《玉篇·鱼部》说"鲍，於业切，盐渍鱼也"皆是言"鲍鱼"。新校正云：此文"肠中"别本一作"伤中"，作"伤中"是。《汉书·艺文志·方伎略》有"五藏伤中十一病方三十一卷"，此文"伤中"即指"伤肝"，以"肝"为"五藏之一"而"居中"也。其"及"字则疑为"即"字因声近而误。若然，则此句即读为"利伤中即伤肝也"。

此病"恶血在内"，阻滞气血不能运行于周身，导致出现虚证的表象，形成所谓"本实标虚"。《素问·阴阳应象大论篇第五》说"治病必求于本"，因而，医者必须在中医药学理论指导下，透过证候表象，抓住"时时前后血"的"瘀血"病机，治以"四乌鲗骨一藘茹丸"，使恶血得散，气血得以流畅，如杨上善注之说以"补肝伤"也。一如《金匮要略·血痹虚劳病篇》"五劳虚极羸瘦，腹满不欲食，食伤、忧伤、饮伤、房室伤、饥伤、劳伤，经络荣卫气伤，内有干血，肌肤甲错，两目暗黑"，以"逐血攻瘀"之"大黄䗪虫丸"为治，使干血去，血气活，达到"缓中补虚"之效。

张介宾，明代医家，其将《黄帝内经》内容拆散而以类相从，编撰为《类经》一书。其于"血枯"一病，未深究，妄改方中"藘茹"为"茹藘"。《诗·国风·郑风·东门之墠》说"茹藘在阪"，毛苌传"茹藘，茅蒐也"，孔颖达疏"茹藘，茅蒐"，《释草》及李巡曰"茅蒐，一名茜，可以染绛"，陆玑疏"一名地血，齐人谓之茜，徐州人谓之牛蔓，然则今之倩草是也"。是"茹藘"为"茜草"，《神农本草经》谓"其主寒湿风痹，黄疸"，与《内经》"血枯"之证不合。张介宾学术行为嫌草率，而今尤有甚者，竟然企图否定"考据学"的研究方法，得意地称自己用茜草治愈"血枯病"，果真如此吗？其治疗的病人，是"病至则先闻腥臊臭"？有"时时前后血"吗？把"月事不来"的病人都当成"血枯病"，岂不贻笑大方！

（三十七）藘茹

《素问·腹中论篇第四十》说："帝曰：有病胸胁支满者，妨于食，病至则先闻腥臊臭，出清液，先唾血，四支清，目眩，时时前后血，病名为何，何以得之？岐伯曰：病名血枯，此得之年少时，有所大脱血。若醉入房，中气竭，肝伤，故月事衰少不来也。帝曰：治之奈何？复以何术？岐伯曰：以四乌鲗骨一藘茹，二物并合之，丸以雀卵，大如小豆，以五丸为后饭，饮以鲍鱼汁，利肠中，及伤肝也。"

按：《素问》新校正云"别本一作伤中"，是。此"利伤中"即"利"上之"中气竭"也。及，读"或"。王冰注说："按古《本草经》云：乌鲗鱼骨、藘茹等本不治血枯，然经法用之，是攻其所生所起尔。夫醉劳力以入房则肾中精气耗竭，月事衰少不至则中有恶血淹留，精气耗竭，则阴痿不起而无精恶血淹留，则血痹着中而不散，故先兹四药用入方焉。古《本草经》曰：'乌鲗鱼骨味咸，冷平无毒，主治女子血闭；藘茹味辛，寒平有小毒，主散恶血；雀卵味甘，温平无毒，主治男子阴痿不起，强之令热，多精有子；鲍鱼味辛臭，温平无毒，主治瘀血血痹在四肢不散者。'寻文会意，方义如此而处治之也。"新校正云：

"按《甲乙经》及《太素》'蘆茹'作'菌茹',详王冰性味乃'菌茹',当改'蘆'作'菌'。"在唐初孙思邈撰《备急千金要方》"血枯病"亦曰:"问曰:病胸胁支满者,妨于食,病至则先闻腥臊臭,出清液,先唾血,四肢清,目眩,时时前后血,病名为何?何以得之?对曰:病名血枯,此得之年少时,有所大脱血。若醉入房,中气竭而伤肝,故月事衰少不来也。治以乌鲗骨、菌茹二物并合,丸以雀卵,大如小豆,以五丸为后饭,饮以鲍鱼汁,利肠中及伤肝也。"亦作"菌茹"。其《素问》作"蘆"者,借"蘆"为"菌"也。古籍改字,则大可不必也。《广雅·释草》说"屈居,盧茹也",则又借"盧"为"菌"也。故王念孙疏证说:"盧与菌同……《御览》引《吴普本草》云:'菌茹',一名离楼,一名屈居,叶圆黄,高四五尺,叶四四相当,四月华黄,五月实黑,根黄,有汁亦同黄,黑头者良,蘆茹、离楼一声之转也。"今《辞源·草部》亦说:"菌茹,药草,本作蘆茹,又名离楼。"是"蘆茹""菌茹""离楼""盧茹""屈居""蘆蒘"名虽有六,实为治血枯病药物则一也。

张介宾《类经·疾病类·血枯》以血液枯少而月经不来,欲改"蘆茹"为"茹蘆"即"茜草"以治之。殊不知"枯"乃"干枯",干枯之血,非"蘆茹"不为功。恶血不去,则新血不能生也。新血虽生,亦不能循经而行,而致"时时前后血"也。此和《金匮要略·血痹虚劳病篇》所述"五劳虚极羸瘦,内有干血"之"大黄䗪虫丸证",其外证虽不同,而内在之病理机制则不殊,为破血攻瘀之大法治疗则一也。张氏于血枯一证未详究,就断然以是为非,把自己之主观臆断写在《类经》上,说什么"蘆茹",亦名"茹蘆"。谁说"蘆茹"即"茹蘆"?谁说"蘆茹"即"茜草"?"蘆茹"就是"蘆茹","茹蘆"就是"茹蘆"二者不容相乱。张氏不懂"六书"之"假借",又误以为"蘆""茹"二字可倒可顺,遂想当然地说:"蘆茹,一名茹蘆,即茜草也。"张氏不考在前,今人随之在后,真所谓一盲引众盲也。

(三十八)宜石而泻之

《素问·病能论篇第四十六》:"有病颈痈者,或石治之,或鍼灸治之，而皆已。其治安在？岐伯曰：此同名异等者也。夫痹气之息者，宜以针开除去之。夫气盛血聚者，宜石而泻之，此所谓同病异治也。"

按：《素问·异法方宜论篇第十二》"故其民皆黑色疏理，其病皆为痈疡，其治宜砭石"，王冰注："砭石，谓以石为针也，《山海经》曰：高氏之山，有石如玉，可以为针，则砭石也。"故王冰注此文说："石，砭石也，可以破大痈出脓，今以铍鍼代之。"然则《灵枢经》之《九针十二原》及《九针论》两篇，专论述九针之形名，皆无"铍针"之名，是铍针即"铍针"也。《灵枢·九针十二原第一》说"铍针者，末如剑锋，以去大脓"，同书《九针论第七十八》说"……阴与阳别，寒与热争，两气相搏，合为痈脓者也，故为之治针，必令其末如剑锋，可以取大脓"，是铍针、铍针功能同而取痈脓也。且"铍"之为字，"从金"而"非声"，与"铍针"字声接近，故可借为"铍"，《类篇》"铍"字之声符"皮"，为"符羁切"，而"铍"字之声符"非"，为"甫微切。"是"铍""铍"二字可通也。

（三十九）息积

《素问·奇病论篇第四十七》说："帝曰：病胁下满气逆，二三岁不已，是为何病？岐伯曰：病名曰息积，此不妨于食，不可灸刺，积，为导引服药，药不能独治也。"

按：《素问·阴阳应象大论篇第五》说："左右者，阴阳之道路也。"肝属木，为阴中之少阳，应于东，其气从左上升，故《素问·刺禁论篇第五十二》说："肝生于左。"肺属金，为阳中之少阴，应于西，其气从右下降，故《素问·刺禁论篇第五十二》说："肺藏于右。"息积，为五藏积之一，乃肺之积，故王冰注："胁下逆满，频岁不愈，息且形之，气逆息难，故名息积也。"息积，又叫"息贲"，《灵枢·邪气藏府病形第四》说"肺脉……滑甚为息贲上气"，《灵枢·本藏第四十七》说"肝高则上支贲切胁悗为息贲"等是。《难经·五十六难》则有详细论述："肺之积，名曰息贲，在右胁下，覆大如杯。久不已，令人洒淅寒热，喘咳，发肺壅。以春甲乙日得之。何以言之？心病传肺，肺当传肝，肝以春适王，王者不受邪，肺复欲还心，心不肯受，故留结为积。"《针灸甲乙经》卷八第二，在录用《难经》"息贲"之文后，紧接就录《素问》"息积"一条，表明"息积"即"息贲"无疑，从而规定"肺积息贲"之"病位"只能"在右胁下"而不会在左。然而杨上善《黄帝内经太素·杂病·息积病》注则说："胁下满，肝气聚也。"是杨误以此"息积"在左胁下之肝积"肥气"也。

（四十）脾瘅消渴

《素问·奇病论篇第四十七》说："帝曰：有病口甘者，病名为何？何以得之？岐伯曰：此五气之溢也，名曰脾瘅。夫五味入口，藏于胃，脾为之行其精气，津液在脾，故令人口甘也。此肥美之所发也。此人必数食甘美而多肥也。肥者令人内热，甘者令人中满，故其气上溢，转为消渴。治之以兰，除陈气也。"

按：《说文·欠部》说："㵣，欲歠㵣，从欠，渴声。"是"㵣"乃本字，诸书多借"渴"作"㵣"，"渴"行而"㵣"废矣。"渴"之本义训"尽"，读其列翻，今通作"竭"。其"渴"既借作"㵣"，则"渴"字之借义行而本义废，惟《素问·举痛论篇第三十九》之"瘅热焦渴"个别处尚存其本义。

此文"消渴"二字，《针灸甲乙经》卷十一第六载之作"消瘅"，此文亦有"名曰脾瘅"句，且《素问·通评虚实论篇第二十八》说"凡治消瘅、仆击偏枯、痿厥、气满发逆，肥贵人则高粱之疾也"，王冰注"夫肥者令人热中，甘者令人中满，故热气内薄，发为消渴……"，是"消渴"亦名"消瘅"也。

《素问·脉要精微论篇第十七》说"瘅成为消中"。《素问·腹中论篇第四十》说："帝曰：夫子数言热中，消中，不可服高粱、芳草、石药，石药发癫，芳草发狂。夫热中，消中者，皆富贵人也，今禁高粱是不合其心，禁芳草、石药是病不愈，愿闻其说。岐伯曰：夫芳草之气美，石药之气悍，二者其气急疾坚劲，故非暖心和人，不可以服此二者。"王冰注："多饮数溲，谓之热中。多食数溲，谓之消中。热中，消中者，脾气之上溢，甘肥之所致，故禁食高粱、芳美之草也。《通评虚实论篇第二十八》曰'凡治消瘅，甘肥贵人则高粱之疾也'，又《奇病论》曰'夫五味入于口，藏于胃，脾为之行其精气。津液在脾，故令人口甘，此肥美之所发也。此人必数食甘美而多肥也，肥者令人内热，甘者令人中满，故其气上溢，转为消渴'，此之谓也。"足证"消渴""消瘅""热中""消中"四者证状虽少异，然皆一病也。然《苛病论》"治之以兰"一方，"兰"为"芳草"，非缓心和人，则不可以服之也。《素问》"消渴"之病机皆责之在"脾"也，还有"肺消""鬲消"之病机责之在"肺"（《灵枢》五藏皆有"消瘅"，待研究）。

《释名·释疾病》说："消澼，澼，渴也，肾气不周于胸胃中，津润消渴，故欲得水也。"渴音竭。开启了"消渴"病机责之在"肾"也，《金匮要略·消渴小便利淋病篇》说"男子消渴，小便反多，以饮一斗，小便一斗，肾气丸主之"是其例。《汉书·司马相如传》说"常有消渴病"也。

（四十一）人生而有病巅疾者

《素问·苛病论篇第四十七》说："帝曰：人生而有病巅疾者，病名为何？安所得之？岐伯曰：病名为胎病。此得之在母腹中时，其母有所大惊，气上而不下，精气并居，故令子发为巅疾也。"

按：王冰释此文"巅疾"之"巅"，谓："上巅，则头首也。"其意谓是头首之病。然为头首何病？未明说。《素问·脉要精微论篇第十七》说"厥成为巅疾"，王冰注"厥，谓气逆也，气逆上而不已，则变为上巅之疾也"，亦不谓何病。《素问·厥论篇第四十五》说"阳明之厥，则癫疾欲走呼，腹满不得卧，面赤而热，妄见而妄言"，王冰注："癫一作巅，非。"是王冰的心目中，"巅"字只能作"上巅头首"用，而不能用于"癫疾"之"癫"，反之，"癫疾"之"癫"亦不能用"巅"字。然而《太素·杂病·癫疾》《针灸甲乙经》卷十一第二，二者皆直接作"癫疾"，且皆以此文并诸篇首。《素问·脉要精微论篇第十七》说"（脉）来疾去徐，上实下虚，为厥巅疾"，杨上善《太素·五藏脉诊》此文注："来疾阳盛，故上实也，去徐阴虚，故下虚也，上实下虚，所以发癫疾也。"《急就篇》"疝瘕癫疾狂失响"下王应麟补注引《庄子》曰"阳气独上，则为癫疾"以及"厥成为巅疾，气逆上而不已"等，都与此文所述"胎病"之"气上而不下"，阳之精气并居于上之机理相吻合，是乃所谓"先天性"之"痫病"也。

（四十二）心脉满大，痫瘛筋挛

《素问·大苛论篇第四十八》说："心脉满大，痫瘛筋挛。肝脉小急，痫瘛筋挛。"

按：此文"痫瘛"为其病证名词。其病发作有间歇，故称其病曰"痫"。病发主要证候为时瘛时瘲，故又称之为"瘛瘲病"。

痫瘛，可写作"痫痫"，《脉经》卷五第五"心脉满大，痫痫筋挛；肝脉小急，痫痫筋挛"是。又可写作"痫痓"，《针灸甲乙经》卷四第一下"心脉满大，痫痓筋挛；肝脉小急，痫痓筋挛"是。又可写作"痫瘖"，《诸病源候论·小儿杂病诸候一·风痫候》"诊得心脉满大，痫瘖筋挛；肝脉小急，亦痫瘖筋挛"是。《太素·五藏脉诊》载此文与《素问》同，作"瘛"。是《素问》《太素》之"痫瘛"、《脉经》之"痫痫"、《针灸甲乙经》之"痫痓"、《诸病源候论》之"痫瘖"，文虽有异，而其义则同也。是故孙星衍辑本《神农本草经》，载独活主"痫痓"，麝香主"痫痓"，石蜜主"痫痓"，鼠妇主"痫痓"，六畜毛蹄甲主"瘨痓"，石胆主"痫痓"（原作"痊"，误，今改），鸡子主"痫痓"（原作"痊"，误，今改），有髮髲主"小儿痫，大人痓"，而《针灸甲乙经》治"小儿痫痓，呕吐泄注，惊恐失精，瞻视不明，眵䁾，瘈脉及长强主之"，"小儿痫瘖，手足扰，目昏，口噤，溺黄，商丘主之"，"小儿痫瘛，遗（此下原有"精"字，衍文，今删）溺……大敦主之"，"风从头至足痫瘖，口闭不得开……昆仑主之也"。

《灵枢·经筋第十三》亦有"病在此者，主痫瘛及痓"句，则《太素·经筋》作"病在此者，主痫痫及痓"，《针灸甲乙经》卷二第六作"病在此者，主痫瘖及痓"，三书之"及"字皆当读"或"，而《太素》和《针灸甲乙经》之两"痓"字皆为"痓"字之误，以"痓"字与《太素》之"痫"、《针灸甲乙经》之"瘖"义复，古人行文义必不复出也。

《潜夫论·贵忠》说："婴儿常病伤饱也……哺乳太多则必掣纵而

生痫。"汪继培笺:"戴侗《六书故》云:'瘈瘲,谓小儿风惊,乍掣乍纵。掣,搐也;纵则掣而乍舒也。'《玉篇》云:'痫,小儿瘨病。'"

《说文·疒部》说"瘛,小儿瘛瘲病也,从疒,恝声",段玉裁注:"《急就篇》亦云'瘛瘲',师古云:'即今痫病。'"

按: 今小儿惊病也。瘛之言掣也,瘲之言纵也。《广韵·上平声·二十八山》说"痫,小儿疾",《玉篇·疒部》说"痫,亥间切,小儿瘨病",《备急千金要方》卷五上第三说"夫痫,小儿之恶病也"。

《诸病源候论·小儿杂病诸候一·痫候》说:"痫者,小儿病也。十岁已上为癫,十岁已下为痫。其发之状,或口眼相引而目睛上插,或手足掣纵……诸方说痫名证不同,大抵其发之源皆因三种。三种者,风痫、惊痫、食痫是也。"《备急千金要方》卷十四第四说:"夫风眩之病,起于心气不定,胸上蓄实,故有高风面热之所为也。痰热相感而动风,风心相乱则闷瞀,故谓之风眩。大人曰癫,小儿则为痫,其实是一。"《灵枢·寒热病第二十一》说"暴挛痫眩,足不任身,取天柱",杨上善《太素·寒热杂说》此文注:"足太阳脉起目内眦,上额交颠,入络脑,下侠脊抵腰,循膂过髀枢,合腘贯腨出外踝后,至小指外侧,故此脉病,暴脚挛,小儿痫,头眩足瘘(瘘,疑为"痿"字之误)。"余早年读《新唐书》《旧唐书》,见载有唐高宗李治病风眩,颇疑其为"癫痫病"。他不同于曹操之"风眩病",于今信然。《急就篇》卷四"疝瘕颠疾狂失响"句下王应麟补注:"扬雄曰:'臣有瘨眩病。'"瘨眩,即《灵枢·寒热病第二十一》中之"痫眩",《金匮要略·水气病篇》"五苓散证"亦有"吐涎沫而癫眩"之证,以"痫"在大人则名"癫"也。《素问·长刺节论篇第五十五》说:"病初发,岁一发,不治,月一发,不治,月四五发,名曰癫病,刺诸分诸脉,其无寒者,以针调之,病止。"《素问·脉要精微论篇第十七》说:"(脉)来疾去徐,上实下虚,为厥巅疾。"巅,《太素》作"癫",杨上善《五藏脉诊》此文注:"来疾阳盛,故上实也,去徐阴虚,故下虚也。上实下虚,所以发癫疾也。"足证大人称癫,小儿称痫,癫、痫为一病也,故《灵枢·癫狂第二十二》中之"癫"即为"痫病"也。《灵枢·癫狂第二十二》说:"治癫疾者,常与之居,祭(察)其所当取之处。病至视之,有过者泻之，置其血于瓠壶之中，至其发时，血独动矣，不动，灸穷骨三壮。"这是我国古代治疗癫痫疾病的实验研究。

《素问·大奇论篇第四十八》说"二阴急为痫厥"，杨上善《太素·寒热相移篇》此文注："二阴，少阴也。候得少阴脉急，是为阳与阴争，阳胜，发为小儿痫病，手足逆冷也。"这里又提出"痫厥"一证，则是要求治疗癫痫必须详察病机，辨证施治。靠一二个验方是无济于事的。治疗中所以有效有不效者，正是辨证不周密也。

《说文·疒部》说"痫，病也，从疒，间声"，其病发作有间歇也；《说文·疒部》说"痉，彊急也，从疒，巠声"，《玉篇·疒部》说"痉，渠井切，风强病也"，故《备急千金要方》卷五上第三说："病发身软时醒者，谓之痫也；身强直反张如弓不时醒者，谓之痉也。"扼要地提出了"痫病"和"痉病"的重要区别。

（四十三）脉至如喘

《素问·大奇论篇第四十八》说："脉至如喘，名曰暴厥，暴厥者，不知与人言。"

按：此"脉至如喘"，王冰释为"如人之喘状也"，乃望文生义，非是。如，读"而"。喘，《说文·口部》说："疾息也。"是"喘"，有"疾"义，"脉至如喘"者，乃谓"脉至而疾"也。病发暴然，故称"暴厥"。"暴"者，王冰《素问·厥论篇第四十五》注说："犹'卒'也。"故《金匮要略·藏府经络先后病篇》称之曰"卒厥"。卒，读曰"猝"。

《素问·厥论篇第四十五》说"帝曰：厥，或令人腹满，或令人暴不知人，或至半日远至一日乃知人者，何也？岐伯曰：阴气盛于上则下虚，下虚则腹胀满，腹满（腹满二字，原作'阳气盛于上'五字，误，今改）则下气重上而邪气逆，逆则阳气乱，阳气乱则不知人也"，王冰注："暴，犹'卒'也，言卒然冒闷不觉醒也。不知人，谓闷甚不知识人也。或谓尸厥。""尸厥"者，谓其"身脉皆动而形无知""其状若尸"也。是"尸厥""卒厥""暴厥"，其名有三，其病则一，可用针、药治之也。

（四十四）逡巡

见《灵枢经》考义第二十八则"遵循"项。

（四十五）所治天突与十椎及上纪

《素问·气穴论篇第五十八》说："背与心相控而痛，所治天突与十椎及上纪。"

按： 王冰注："今《甲乙经·经脉流注孔穴图》当脊十椎下并无穴目，恐是七椎也。"王注是。第七椎下为"至阳穴"，古代"七"字写作"十"横长竖短，而"十"字写作"十"，横短竖长。二者字形相近，易致讹误。《素问·刺禁论篇第五十二》"七节之傍，中有小心"之"七"字，则是"十"字之误。"十节之傍"，正是通于胆府的"胆俞穴"，胆俞穴内通于"胆府"，故有"小心"之称（参见拙著《古医书研究·素问考义》第三十九则："七节之傍，中有小心"）。此《气穴论篇第五十八》文中"七"误为"十"，彼《刺禁论篇第五十二》文"十"，误为"七"。二者误字虽异，然其皆为字误一也。

此文下句"斜下肩交十椎下"之"十"亦为"七"字之误，王冰注已直谓其"斜之肩下交于七椎"也。

（四十六）合篡间，绕篡后

《素问·骨空论篇第六十》说："督脉起于少腹以下骨中央，女子入系廷孔，其孔，溺孔之端也，其络循阴器，合篡间，绕篡后，别绕臀……其男子循茎下至篡，与女子等。"

按： 王冰注："督脉别络自溺孔之端分而各行，下循阴器乃合篡间也。所谓间者，谓在前阴后阴之两间也。"王注是。《尔雅·释诂下》说："孔，间也。"《说文·门部》说："间，隙也。"段玉裁注："隙谓之间。"是"间"谓之"孔隙"也。王冰于此非谓督脉别络合于前阴后阴两者之间，而是说合于前阴后阴之两孔窍中。是前阴后阴之两孔窍谓之"篡"也，而"篡"乃"翠"之声转。《吕氏春秋·孝行览·本味》说"隽觾之翠"，高诱注，"翠，厥也"，厥乃"臀"之借；《礼记·内则》说"舒雁翠",郑玄注:"翠,尾肉也。"高诱训"翠"为"臀",郑玄训"翠"为"尾肉",其义同也。黄侃《训诂研究(广雅疏证)笺识》说:"……'翠'转为'纂',《内经》之'纂间''纂后'是也。""翠"为鸟尾之肉,为鸟之后阴,古人常以后阴说前阴,如《尚书·尧典·虞书》说"鸟兽孳尾",孔传"乳化曰孳,交接曰尾",是其例。是故动物相交曰"交尾"也。《素问·骨空论篇第六十》已明谓"女子入系廷孔,其孔,溺孔之端",而"其男子循茎下至纂,与女子等"。故《针灸甲乙经》卷九第十一有"丈夫㿉疝,阴跳,痛引纂中,不得溺"的记载,说明"纂"为"前阴";《脉经》卷二第二说:"若下重不自收,纂反出,时时苦洞泄",即"脱肛"也,《针灸甲乙经》卷九第十一说:"痔,纂痛,飞扬,委中及承扶主之","痔,纂痛,承筋主之",以"膀胱足太阳之脉……是主筋所生病者",而"足太阳之正"则"别入于肛"。《素问·生气通天论篇第三》说:"筋脉横解,肠澼为痔",故取足太阳脉之气所发之"飞扬""委中""承扶"等穴以治之乃循经取穴法,唯"承筋"一穴"禁针"而宜"灸"。是"纂"为"后阴"也,故王冰注"纂"为"前阴后阴之两间"实无疑义也。

(四十七)或骨

《素问·骨空论篇第六十》说:"或骨空在口下两肩。"

按:王冰注:"谓大迎穴也,所在刺灸分壮,与前'侠颐'同法。"同篇前文有:"渐者,上侠颐也。"王冰注:"阳明之脉,渐上颐而环唇,故以侠颐名为渐也,是谓大迎。大迎在曲颔前骨同身寸之一寸三分陷中动脉,足阳明脉气所发,刺可入同身寸之三分,留七呼,若灸者,可灸三壮。"然而"或骨空"之"或骨"义取为何?我国古今治《黄帝内经》者皆承王冰释以"大迎穴",而对"或骨"多不置一词,"或"对"或"释字为疑词",唯清代张揖《素问释义》谓"或字疑有误"。其实,"或"字不误。考《说文·戈部》说:"或,邦也,从口、戈目守其一,一,地也。域,或或从土。"段玉裁注:"既从口从一矣,又从土,是谓后起之俗字。"表明"或"是"域"之本字。沈彤《释骨》说:"颊下之骨曰或骨。"注:"《骨空论》云:'或骨空,在口下,当两肩.'王太璞注云:'谓大迎穴也.'彤按《说文》'或'即'域'本字。云'或骨'者,以其骨在口颊下,象邦域之回币也。"日本内经医学会印行多纪元坚定本《素问绍识》说:"琦曰:'或字,疑有误。'先兄曰:'沈彤云:通回匝口颊下之骨,曰或骨。按《说文》:或,即域本字,云或骨者,以其骨在口颊下,象邦域之回匝也。'"匝,币字同,是"或"训"邦"也。邦域之形回匝,口颊下骨形似之,故以"或"名其骨。

(四十八) 先饮利药

《素问·缪刺论篇第六十三》说:"人有所堕坠,恶血留内,腹中满胀,不得前后,先饮利药,此上伤厥阴之脉,下伤少阴之络。刺足内踝之下,然骨之前血脉出血,刺足跗上动脉,不已,刺三毛上各一痏,见血立已。左刺右,右刺左。"

按:人体从高堕坠于地,经络损伤破裂,血溢脉外,失其流行之性,瘀积成为恶血留于体内,致气机阻塞而腹中胀满,不得前后,大小便不通也。气机不通,诸治罔效,必先开通闭塞,所谓"急则治其标"也,《灵枢·病本第二十五》说:"大小便不利,治其标。"《素问·标本病传论篇第六十五》亦说"小大(便)不利,治其标"也,故必"先饮利药",待其气机通畅,再行针刺治之。今以一方标本兼顾,疏通气机而破血攻瘀,荡涤留血:当归 15 克,川芎 10 克,赤芍 10 克,红花 10 克,桃仁 10 克(去皮尖炒打),香附 10 克(制),乳香 10 克(制),没药 10 克(制),厚朴 10 克,枳实 10 克(炒),大黄 10 克(后下),芒硝 10 克(烊化),䗪虫 5 克。加水适量,煎取汁,温服,一日服二次,每日服一剂。此毕两功于一役也。

《灵枢·厥病第二十四》说:"头痛不可取于腧者,有所击堕,恶血在于内,若肉伤,痛未已,可则刺,不可远取也。"肉,《针灸甲乙经》卷九第一、《太素·厥头痛》载此文皆作"内",作"内伤"义长。《广雅·释言》说"则,即也",《针灸甲乙经》《太素》皆正作"即"。"即刺"也者,即于其"伤痛"部位取穴而刺之,所谓"天应穴"或"阿是穴"也,不可舍近求远而专求取诸腧穴也,亦可服用上方"破血攻瘀"之药而不针刺也。

（四十九）至如霹雳，薄为肠澼

《素问·著至教论篇第七十五》说："三阳独治者，是三阳并治，并治如风雨，上为巅疾，下为漏病。外无期，内无正，不中经纪，诊无上下……三阳者，至阳也，积并则为惊，病起疾风，至如霹雳，九窍皆塞，阳气滂溢，干嗌喉塞，并于阴，则上下无常，薄为肠澼。"

按：此文"积并则为惊"之"惊"，《说文·马部》说"惊，骇也"，《素问·举痛论篇第三十九》说"惊则气乱"，《素问·生气通天论篇第三》说"起居如惊，神气乃浮"，神不内守，则邪气袭之，其发迅猛者，则"病起疾风，至如霹雳"也。所谓"霹雳"者，俗字也，正作"霹雳"。《仓颉篇》卷下说"霆，霹雳也"（见任大椿辑《小学钩沉》本），《玉篇·雨部》说"霆，火冷，火丁二切，电也，霹雳也"，薛综注《张平子西京赋》亦引《仓颉篇》说"霆，霹雳也"，皆释"霆"为"霹雳"，然则《说文·雨部》说"震，劈历振物者，从雨，辰声。《春秋传》曰'震夷伯之庙'，霳，籀文震。"劈历，同"霹雳"。段玉裁注："劈历，疾雷之名。《释天》曰'疾靁为霆'，《仓颉篇》曰'霆，霹雳也'。然则古谓之霆，亦谓之震，《诗·十月之交》《春秋·隐九年》《隐十五年》皆言震，振与震叠韵，《春秋》正义引作'振物'为长，以能震物而为之震也。引申之，凡动谓之震。《辰》下曰：'震也。'章刃切。"是段氏以震为"振物"而取"震"为义长。《一切经音义》卷十二引《古今正字》说"霹雳者，阳气动作大雷震也"，又卷三十八引顾野王说"霹雳，大雷震也。"顾野王在他之著作中，说："霆"为"霹雳"，而在《一切经音义》引文中，又说"大雷震"发"霹雳"，可见，霆、震皆为霹雳。《尔雅·释天》说"疾雷谓霆"，段玉裁《说文》注"霹雳，疾雷之名"，故《艺文类聚·天部下·雷》引《五经通义》说："震与霆，皆霹雳也。"《素问·五常政大论篇第七十》说"廼为雷霆"，王冰注："雷谓大声生于太虚之中也；霆谓迅雷卒为火之爆者，即霹雳也。"在日常生活中，则见有雷电交加即生霹雳而迅猛摧毁林木房舍者。其"病起疾风，至如霹雳"，乃谓病发骤急且暴厉异常也，以致阳气滂溢而嗌干喉塞。阳薄於藏为病，上下无常定之诊。若在下为病，则为肠澼。肠澼者，有"肠澼便血"，有"肠澼下白沫"，有"肠澼为痔"，当分辨以治之，故王冰注曰"数便赤白"，是谓痢疾也。惟此痢疾，起病卒暴，变化迅速，异于常候，稍有急忽，遂致不救，张志聪遂立其病曰："奇恒痢疾。"《素问·病能论篇第四十六》说："奇恒者，言奇病也。所谓奇者，使奇病不得以四时死也；恒者，得以四时死也。"至于"诊合微之事，追阴阳之变，常五中之情"之《奇恒之势乃六十首》一书，王冰注谓已"今世不传"。在汉代《奇咳》之书犹存世，《史记·仓公列传》记载，仓公就其师公乘阳庆，"受其脉书上下经，五色诊，奇咳术……"，并以之用以临床医疗实践，"所以知成开方病者，诊之，其脉法《奇咳》言曰'藏气相反者死'"。奇咳，即"奇恒"。咳，恒声转。《说文·人部》说："侅，奇侅，非常也，从人，亥声。"兵家亦言奇侅，《汉书·艺文志·数术略·五行》有《五音奇胲用兵》二十三卷、《五言奇胲刑德》二十一卷，《淮南子·兵略训》说"明於星辰日月之运，刑德奇賌之数，背乡左右之便，此战之助也"，许慎注："奇賌，阴阳奇秘之要。"《说文·言部》说"该，军中约也"，亦是其义。恒、咳、侅、胲、賌，该于此皆通也。《玉篇》《广韵》《说雅》亦皆训"奇侅"为"非常"，是"奇侅"所论，皆为"阴阳奇秘之要"而非常情可度也，故"薄为肠澼"之"奇恒痢疾"亦然。张志聪本《素问·著至教论篇第七十五》理论而创立"奇恒痢疾"之说，"有因于奇恒之下利者，乃三阳并至，三阴莫当，积并则为惊，病起疾风，至如礔礰，九窍皆塞，阳气滂溢，干嗌喉塞。并于阴，则上下无常，薄为肠澼。其脉缓小沉涩，血温身热死，热见七日死。盖因阳气偏剧，阴气受伤，是以脉小沉涩"，遂将《伤寒论·辨厥阴病篇》"下利，谵语者，有燥屎也，宜小承气汤"变为"急宜大承气汤，泻下养阴，缓则遂成不救"。陈修园经奇恒痢疾死亡之例："嘉庆戊午夏，泉郡王孝廉患痢七日，忽于寅午之交，声微哑，谵语半刻即止，酉刻死。七月，榕城叶少文观凤之弟，患同前证，来延，自言伊弟痢亦不重，饮食如常，唯早晨咽干微痛，如见鬼状，半刻即止，时属酉刻，余告以不必往诊，令其速回看看，果于酉戌之交死。"是奇恒痢疾，里急后重，下利脓血，咽嗌不利，神昏谵语，速以大承气汤急下存阴，以救垂危，稍息则必以阳明经王时之申酉戌之间死也。陈氏为之诗曰："奇恒痢疾最堪惊，阳并于阴势莫京，喉塞嗌干君且记，大承急下可回生。"

二、《灵枢经》考义三十一则

（一）无虚无实

《灵枢·九针十二原第一》说："无虚无实，损不足而益有余，是为甚病，病益甚。"

按：此文有脱误，当据《针灸甲乙经》卷五第四和《难经·八十一难》于此文"实"下再补一"实"字，"虚"下再补一"虚"字，作"无实实，无虚虚"。《金匮要略·藏府经络先后病篇》所言"虚虚""实实"之上，各补一"无"字，作"无实实，无虚虚"，其"无"字则当读为"毋"，为禁止之词，"无实实，无虚虚"者，谓治病当泻实补虚，如《金匮要略·藏府经络先后病篇》所说"补不足而损有余"，切勿"实其实"而"虚其虚"也，以造成"损不足而益有余"，加重病情，是曰"甚病"，使病更加趋于危重，如此者，医之罪也。

（二）膏之原　肓之原

《灵枢·九针十二原第一》说："膏之原，出于鸠尾，鸠尾一；肓之原，出于脖胦，脖胦一。"

按：《素问·刺禁论篇第五十二》说："鬲肓之上，中有父母。"此文"膏之原"之"膏"，读为"鬲"，"膏""鬲"二字声转可通也，《黄帝内经太素·诸原所生》载此文，正作"鬲之原"。《释名·释形体》说："膈，塞也，隔塞上下，使不与谷气相乱也"（原误为"使气与谷不相乱也"，今据苏舆校改）。鬲，又称"鬲膜"，或叫"鬲募"。《素问·疟论篇第三十五》说："横连募原也"。王冰注："募原，谓鬲募之原系。"鬲，又作"贲"。《黄帝内经太素·杂刺》说："邪在大肠，刺贲之原、巨虚上廉、三里。"杨上善注："贲，膈也。膈之原出鸠尾也。”“鸠尾”者，王冰《素问·气府论篇第五十九》注：“鸠尾，心前穴名也。其正当心蔽骨之端，言其骨垂下如鸠鸟尾形，故以为名也。”又说：“鸠尾在臆（《说文·肉部》说‘肊，匈骨也。从肉乙，臆，肊或从意’）前蔽骨下同身寸之五分，任脉之别，不可灸刺。人无蔽骨者，从歧骨际下行同身寸之一寸。”《针灸甲乙经》卷三第十九说：“鸠尾，一名尾翳，一名𩩲骬（原误作‘骭’，今改），在臆前蔽骨下五分，任脉之别，不可灸刺。”此“鸠尾”一穴，《针灸甲乙经》、王冰《气府论篇第五十九》注皆云“不可刺灸”者，恐其伤及心也。然“鸠尾”既是“十二原穴”之一，《灵枢·九针十二原第一》说“十二原出于四关，四关主治五藏。五藏有疾，当取之十二原”，且《灵枢·经脉第十》说“任脉之别，名曰尾翳，下鸠尾，散于腹，实则腹皮痛，虚则痒搔，取之所别也”。是“鸠尾”不必全禁灸刺也，疑“灸”字为衍文，当删，止作“不可刺”，禁“刺”不禁“灸”也。

《说文·肉部》说：“肓，心下鬲上也，从肉，亡声。”而“肓之原”则出于“脖胦”，称为“下肓”也。《黄帝内经太素·诸原所生》说“肓之原，出于脖胦”，杨上善注：“肓，谓下肓，在齐一寸。脖，蒲忽反。胦，于桑反，谓胦齐也。”《灵枢·四时气第十九》说：“邪在小肠者，连睾系……散于肓，结于脐，故取之肓原以散之……”杨上善《黄帝内经太素·杂刺》注此文说：“肓原，脖胦也，齐上一寸五分也。”《素问·腹中论篇第四十》说“病名伏梁，此风根也。其气溢于大肠而着于肓，肓之原在齐下，故环齐而痛也”，王冰注：“齐下，谓脖胦，在齐下同身寸之二寸半，《灵枢经》曰：‘肓之原，名曰脖胦。’”而王冰在《素问·气府论篇第五十九》注中又有“脖胦，在齐下同身寸之一寸”之文。《针灸甲乙经》卷三第十九则说：“气海，一名脖胦，一名下肓，在脐下一寸五分，任脉气所发，刺入一寸三分，灸五壮。”据上所述，则“脖胦”一穴，杨上善注《诸原所生》谓“在齐一寸”，是其“齐”下脱一“下”字，且“一寸”之下又脱“五分”二字，而注《杂刺》谓“齐上一寸五分也”，其“上”字为“下”字之误；王冰注《腹中论篇第四十》谓“在齐下同身寸之二寸半”，其“二”字为“一”字之误；而注《气府论篇第五十九》谓“在齐下同身寸之一寸”，其"一寸"之下脱一"半"字，唯《针灸甲乙经》之文不误，其述前一穴"阴交，一名少关，一名横户，在脐下一寸"，述后一穴"石门，三焦募也，一名利机，一名精露，一名丹田，一名命门，在脐下二寸"，而"脖胦"亦即"气海"居"阴交""石门"两者之间，正"在脐下一寸五分"也。齐，与"脐"同。

（三）言上工相五色于目

《灵枢·小针解第三》说："睹其色，察其目，知其散复，一其形，听其动静者，言上工知相五色于目，有知调尺寸小大缓急滑涩，以言所病也。"

按：此文"言上工知相五色于目"之"相"，《诗·鄘风·相鼠》说"相鼠有皮"，毛传"相，视也"；《周礼·春官宗伯·叙官》说"冯相氏"，郑玄注"相，视也"；《淮南子·修务训》说"相土地宜燥湿肥垸高下"，高诱注"相，视也"。《尔雅·释诂下》亦训"相，视也"。《素问·五藏生成篇第十》"凡相五色之奇脉"（"之奇脉"三字为衍文）之"相"与此文正同，义训为"视"也，唯"察目色"一条。此文"有知调尺寸小大缓急滑涩"之"有"，当读为"又"，《礼记·内则》说"三王有乞言"，郑玄注"有读为又"；《荀子·王霸》说"加有治辩僵固之道焉"，杨倞注"有读为又"；《庄子·秋水》说"消息盈虚，终则有始"，李善《文选·与吴质书》注引《庄子》作"消息盈虚，终则又始"，是"有"亦作"又"也。调，从聊切，读如后《邪气藏府病形第四》"故善调尺者，不待于寸，善调脉者，不待于色"之"调"，义犹"审"也。是指上工既懂得视"目之五色"变化，又熟谙审察"尺寸之小大缓急滑涩"情况而参合用之，以论述其所病也。

（四）瘛疭　瘛瘲　瞤瘛

《灵枢·邪气藏府病形第四》说"脾脉急甚为瘛瘲"，杨上善《太素·五藏脉诊》注："手足引牵来去，故曰瘛瘲也。"《说文·疒部》说"瘛，小儿瘛瘲病也，从疒，恝声"，段玉裁注："《急就篇》亦云'瘛瘲’，师古云，‘即今瘨病’……瘛之言掣也，瘲之言縱也。”《广雅·释言》“瘛，瘲也”，王念孙疏证：“瘛之言掣，瘲之言縱也。”《潜夫论·忠贵》“婴儿常病伤饱也……哺乳太多则必掣縱而生瘨”，汪继培笺：“戴侗《六书故》云：‘瘛瘲，谓小儿风惊，乍掣乍縱。掣，搐也，纵则掣而乍舒也。’”瘛疭或言“瘛之言掣，瘲之言纵”，或言“手足引牵来去”，或言“掣，搐也，纵则掣而乍舒也”，皆谓时发四肢抽搐也。痫瘛者，抽搐间歇而发也，故谓之痫，《素问·大苛论篇第四十八》所谓“心脉满大，痫瘛筋挛，肝脉小急，痫瘛筋挛”、《灵枢·经筋第十三》“病在此者，主痫瘛及痓”皆是也。瘛者，在此其义有二：一为“瘛瘲”“痫瘛”之“瘛”，属“癫痫病”的一个主要证状特征，如《说文·疒部》《素问·大苛论篇第四十八》之“瘛”；二为人身某部筋肉跳掣之证象，与癫痫病无关。《素问·玉机真藏论篇第十九》说“病筋脉相引而急，病名曰瘛”，王冰注“阴气内弱，阳气外燔，筋脉受热而自跳掣，故名曰瘛”，俗有所谓“心惊肉跳”语。《素问·调经论篇第六十二》说“肌肉蠕动，命曰微风”，所谓“肌肉蠕动”者，正是“肌肉跳掣”也。《素问·至真要大论篇第七十四》说“诸风掉眩，皆属于肝”，又说“厥阴司天，客胜则耳鸣掉眩”；《素问·六元正纪大论篇第七十一》说“凡此厥阴司天之政……三之气……耳鸣掉眩”；《素问·五常政大论篇第七十》说：“发生之纪，是谓启軟……其动掉眩巅疾”，王冰注“掉，摇动也”；《素问·至真要大论篇第七十四》说“厥阴之复……筋骨掉眩”，王冰注“掉，谓肉中动也”；又说：“太阴之复……头顶痛重而掉瘛尤甚”，王冰注“头顶痛重则脑中掉瘛尤甚”也。《灵枢·经筋第十三》亦有“脚跳坚”之句，脚坚指“下肢”，读“急”，亦是说下肢跳掣挛急之证也。瞤瘛者，《说文·目部》说：“瞤，目动也。”目动者，目部筋肉跳掣也，俗云“眼跳”。引申之，凡谓身体筋肉跳动则曰“瞤”，《伤寒论·辨太阳病篇》误服“大青龙汤”遂见“筋惕肉瞤”是其义也。《素问·气交变大论篇第六十九》说“岁土不及，风乃大行……筋骨繇併（原误为“复”，今改），肌肉瞤酸”，“岁水不及，湿乃大行……复则……筋骨并辟，肉瞤瘛”，《素问·五常政大论篇第七十》说“升明之纪，正阳而治……其病瞤瘛”，《素问·

六元正纪大论篇第七十一》说"少阳所至为暴注，瞤瘛"，《素问·至真要大论》说"少阳之复，大热将至……惊瘛咳衄……目乃瞤瘛"，谓发生"惊掣"和"目部跳掣"也。《金匮要略·五藏风寒积聚病篇》说"肝中风者，头目瞤"，以厥阴经脉，上过目系，与督脉会于巅顶，风性动摇，致头目瞤动也。同篇又说"脾中风者……皮肉（原误为'目'，今改）瞤瞤而短气"，以脾主肌肉四肢，风行于肌肉四肢之间，动摇于外，故皮肉为之瞤动也。《伤寒论·辨太阳病篇》说："……心下悸，头眩，身瞤动振振欲擗地者，真武汤主之。"

（五）脾脉……濇甚为肠癀

《灵枢·邪气藏府病形第四》说："脾脉……濇甚为肠癀，微濇为内癀，多下脓血。"

按：此文亦载于《太素·五藏脉诊篇》和《针灸甲乙经》卷四第二下。"肠癀"之"癀"，《太素》作"颓"，《针灸甲乙经》作"癫"，义同。《尔雅·释诂上》说"颓，病也"，郝懿行义疏"颓，《诗》作'隤'"，亦叚音也。释文："隤，《说文》作'颓'。"

按：《说文》作"穨"云"秃皃"，隶作"颓"，通作"隤"，《说文》说："隤，下队也。"队，读为"墜"也。"内癀"之"癀"，《太素》《针灸甲乙经》皆作"溃"，是，当改。杨上善注说："脉濇，气少血多而寒，故令气冲下，广肠脱出，名曰肠颓，亦妇人带下病也。"是"肠颓"之病，乃"广肠脱出"，《针灸甲乙经》卷九第十二叫做"脱肛"是也。《玉篇·疒部》说："疘，古红切，下病也。"下，读若《周易·系辞》所谓"形而下者谓之器"之"下"，即"后"字，亦即"后阴"之"脱肛病"也。

《吕氏春秋·孝行览·本味》说"隽觾之翠"，高诱注"翠，厥也"，厥，乃"臀"之借字，指"后阴"，翠为后阴，黄侃谓"声转为篡"，故广肠脱出，可称"篡反出"，《脉经》卷二第二所谓"若下重不收者，篡反出，时时苦洞泄"者是也。《针灸甲乙经》卷八第一下，亦有"寒热，篡反出，承山主之"，"寒热，篡后出，瘈疭，脚腨酸重承筋主之"的记载。余早年曾治愈"脱肛不收而欲溃"之一例：患者某，男，40 岁，住湖北省枣阳县某乡，农民，1951 年 4 月某日就诊。家属代诉，患者以前时有脱肛，均轻微，以手送之即入。然昨日下午大便时肛门脱出，送之不能入。先以枳壳 30 克煎汤温服无效，遂住诊。见患者跪伏床榻，不能站立坐卧，肛门脱出约半寸，其色紫黑，干燥无津液，有欲溃之势，频频呼叫，痛苦万状，拟当归建中汤内服，外用甘草洗方。

当归建中汤方：饴糖 30 克，桂枝 10 克，白芍 20 克，当归 12 克，生姜 10 克，红枣 4 枚（擘），炙甘草 6 克。上七味，加水适量煎汤，去渣，入饴糖烊化，温服，每日一剂，服二次。

甘草汤方：生甘草 30 克，用水浓煎取汁，趁热熏洗患处，每日一剂。

患者用药一日后，病势转轻，二日后则告病愈，后再未复发。

按：大肠隶属中焦脾胃，脾胃不足，气虚下陷而肛门脱出。又受风寒邪气之侵袭，致血脉凝滞，气血不通，肛肠失其濡养，遂干燥难收，疼痛难忍。病不因气滞，故服枳壳方无效。病乃肛肠脱出而被风袭，是中虚而兼邪风，借用当归建中汤，重用饴糖 30 克，建立中气，以桂枝汤祛风散邪，再加白芍一倍除血痹，通经络，止疼痛，加当归养血活血，润肠除燥，以助肛门之上收，外用生甘草煎汤熏洗，以增润肠除燥之效，且甘能缓之，可收缓解疼痛之功。

至于杨注说"亦妇人带下病也"之义，必非专指妇人白带之病，乃泛指一切妇科疾病也。《史记·扁鹊仓公列传》说"扁鹊……过邯郸，闻贵妇人，即为带下医"可证。妇人带下病，是与上文"广肠脱出，名曰肠㿗"相对应之病，自当是《针灸甲乙经》卷十二第十篇中"阴挺出"之病，今之所谓"子宫脱出"也。

（六）桂心

《灵枢·寿夭刚柔第六》说："黄帝曰：药熨奈何？伯高答曰：用淳酒二十斤，蜀椒一斤，干姜一斤，桂心一斤，凡四种，皆咬咀，渍酒中……"

按：此文"桂心"一药，当用"桂枝"之"尖梢"，《释名·释形体》说："心，纤也，所识纤微，无物不贯也。"阮元《释心》云："《释名》此训最合本义。""纤细而锐"者，皆可名为"心"。但言"心"，而具"纤锐""纤细"之意见矣。《说文·心部》次于《思部》，《思部》次于《囟部》，《糸部》"细"字即"从囟"得"声"得"意"。今人俗书"尖"字，古作"釫"，"釫"与"纤"同意。《易·说卦》云"坎，其于水也，为坚多心"，虞翻云："坚多心者，棘棘之属。"按棘棘之属初生未有不先见尖刺者，尖刺即"心"也。《说文》"束"字即今之"刺"字，解曰"木芒也，故重"束"为"棘"，并"束"为"棘"，皆归《束部》，皆有"尖心"之木也。是所谓"桂心"者，乃谓"桂尖"也，即"桂枝尖"，非谓桂枝去皮也。有用桂枝"去皮"者，乃不识"桂心之义"而误也。

（七）日应九变

《灵枢·官针第七》说："凡刺有九，日应九变。"

按： 此文"日"字误，当作"以"。《吕氏春秋·季秋纪·审己》说"人皆以之也"，高诱注"以，用也"；而《说文·己部》说"㠯，用也"，则作"㠯"，是"㠯""以"字同，且《玉篇·人部》说："以，余止切，用也，古作㠯。"足见"以"字古作"㠯"，而与"日"字形相近，遂将"㠯"字误之为"日"也。《针灸甲乙经》卷五第二载此文正作"以"字，可证。

（八）两精相搏

《灵枢·本神第八》说："两精相搏谓之神，随神往来谓之魂，并精而出入谓之魄。"

按： 此文之"搏"，非错字，乃为"薄"之假借字耳。"搏""薄"二字古时可通也。在古代典籍中，常以"搏"借为"薄"用。故王冰注《素问·调经论篇第六十二》引《灵枢经》此文说："两神相薄，合而成形，常先身生，是谓精。"而作"两神相薄"也，《灵枢·胀论第三十五》说"真邪相攻，两神相搏，乃合为胀"，《太素·胀论》说"血气内乱，两气相薄"则为"薄"；《灵枢·玉版第六十》说"阴阳不通，两热相搏，乃化为脓"，《太素·痈疽逆顺刺》说"阴阳气不通，两热相薄，乃化为脓"则作"薄"；《灵枢·九宫八风第七十七》说"三虚相搏，则为暴病卒死"，《太素·九宫八风》说"三虚相薄，则为暴病卒死"而作"薄"；《灵枢·岁露论第七十九》《针灸甲乙经》卷六第一说"两邪相搏，经气绝代者矣"，《太素·八正风候》说"此两邪相薄，经气结代"则作"薄"；《诗·小雅·彤弓之仲·车攻》说"建旐设旄、搏兽于敖"，《后汉书·安帝纪》说"又调滨水县谷输敖仓"，李善注："《诗》'薄狩于敖'即此地也"则作"薄"；《山海经·四山经·西次三经》说"西望帝之搏兽之丘"，郭璞注"搏，或作薄"（原误为簿，据《古字通假会典·鱼部十九下·甫字声系》改）。是"薄"为正字，"搏"为借字，二字可通无疑也。故《太素·调食》说："搏，滂各反，聚也。"

《广雅·释诂》卷三下说：薄者"《释草》云：'草藂生曰薄。'藂与'丛'同。《楚辞·九章》说'露申辛夷，死林薄兮'，王逸注云'丛木曰林，草木交错曰薄'；《淮南子·原道训》'隐于林薄之中'，高诱注云'丛木曰榛，深草曰薄'，皆聚之义也。"故《广雅·释诂》结之曰："丛、薄、榛、林、聚也。"

（九）戴眼　绝汗

《灵枢·终始第九》说："太阳之脉，其终也。戴眼，反折，瘛疭，其色白，绝皮乃绝汗，绝汗则终矣。"

按：此论述太阳脉终绝之候，其"绝皮乃绝汗，绝汗则终矣"文有误，亦见于《素问·诊要经终论篇第十六》，作"绝汗乃出，出则死矣"为是。是太阳循身之背，起于目内眦，上额，交巅，下项，抵腰，至足，其气主一身之皮毛；手太阳起于手小指，循臂上肩，至目与足太阳相交，故其脉终绝则证见"戴眼""反折""瘛疭""绝汗"也。所谓"戴眼"者，王冰注"睛不转而仰视也"，即眼珠上挿无精光而多白眼也。"反折"者，《灵枢·经筋第十三》说"阳急则反折"，背为阳，背部筋脉挛急则反折。反折，《灵枢·热病第二十三》作"腰折"，作"身反折"，《针灸甲乙经》卷七第四作"脊强反折"，《金匮要略·痉湿暍病》则作"背反张"也。瘛瘲,又作"掣縱",即手足抽搐也。绝汗,王冰《素问·诊要经终论篇第十六》注说:"绝汗,谓汗暴出如珠而不流,旋复干也。"证见"反折""瘛瘲"犹可施疗,而"戴眼""绝汗"外显则虽卢、扁在世亦未如之何也已矣!

(十) 其支者

《灵枢·经脉第十》说:"肝足厥阴之脉,起于大指丛毛之际……循阴股,入毛中,过阴器,抵少腹……是动则病腰痛,不可以俛仰,丈夫㿉疝,妇人少腹肿,甚则嗌干,面尘,脱色。"

按:此文"过阴器"之"过",《针灸甲乙经》卷二第一上、《黄帝内经太素·经脉连环》及《素问·刺腰痛篇第四十一》王冰注皆作"环",于义为长,以其脉"循阴器一周"(杨上善语)也,当据改。

考:《素问·刺腰痛篇第四十一》说"厥阴之脉,令人腰痛,腰中如张弓弩弦",王冰注"足厥阴脉自阴股,环阴器,抵少腹。其支别者,与太阴、少阳结于腰髁下狭(侠)脊第三、第四骨空中,其穴即中髎、下髎";同篇又说"腰痛引少腹控䏚,不可以仰,刺腰尻交者,两髁胂上",王冰注"腰尻交者,谓髁下尻骨两傍四骨空左右八穴,俗呼此骨为八髎骨也,此腰痛取腰髁下第四髎即下髎穴也,足太阴、厥阴,少阳三脉左右交结于中,故曰腰尻交者也……髁骨,即腰脊两傍起骨也。侠脊两傍腰髁之下各有胂肉陇起而斜趋于髁骨之后,内承其髁,故曰两髁胂也,下承髁胂肉,左右两胂各有四骨空,故曰上髎、次髎、中髎、下髎。上髎当髁骨下陷者中,余三髎少斜下按之陷中是也";《素问·缪刺论篇第六十三》说"邪客于足太阴之络,令人腰痛,引少腹控䏚,不可以仰息",王冰注"足太阴之络,从髀合阳明上贯尻骨中,与厥阴、少阳结于下髎,而循尻骨内入腹,上络嗌,贯舌中";同篇又说:"次腰下侠尻有骨空各四,皆主腰痛……是足太阴、厥阴、少阳所结。"《针灸甲乙经》卷二第一上"肝足厥阴之脉……与督脉会于巅"下,亦有小注说:"一云'其支者,从小腹与太阴、少阳结于腰髁夹脊下第三、第四骨孔中'。"可见,此文"肝足厥阴之脉"中,确然夺去一条支脉,殆无疑义也。当于"抵少腹"句下,补入"其支者,与太阴、少阳结于腰髁下侠脊第三、第四骨空中"等二十二字，否则，"是动则病腰痛，不可以俛仰"等则无理论基础矣。

据上述所引王冰注"腰尻交者……是太阴、厥阴、少阳三脉左右交结于中，故曰腰尻交者也"和"腰下侠尻有骨空各四，皆主腰痛……是足太阴、厥阴、少阳所结"之文，则此在"脾足太阴之脉"一条中，亦当有夺文矣！

（十一）丈夫癀疝

《灵枢·经脉第十》说："肝足厥阴之脉……是动则病腰痛不可以俛仰，丈夫癀疝，妇人少腹肿。"

按：丈夫癀疝，所谓"丈夫"者，谓"男子"也。《说文·尺部》说："周制以八寸曰尺，十尺曰丈，人长八尺，故曰丈夫"也。《素问·上古天真论篇第一》有"丈夫八岁，肾气实，齿更发长"之文。

"癀疝"者，乃一病证名词，《灵枢·邪气藏府病形第四》亦有"肝脉……滑甚为癀疝"句。然《说文·疒部》无"癀"字，而《自部》有"隤"字，义训"下队也"，下队，即"下坠"也，故《释名·释疾病》说："阴肿曰隤，气下隤也，又曰疝。"隤字又作"颓"，《黄帝内经太素·经脉病解》说"厥阴所谓颓疝、妇人少腹肿者，曰厥阴者辰也，三月阳中之阴也，邪在中，故曰颓疝，少腹肿"，杨上善注："邪客厥阴之脉，遂为颓疝。"《素问·阴阳别论篇第七》说"三阳为病发寒热，下为痈肿及为痿厥腨痛，其传为索泽，其传为颓疝"，王冰注："然阳气下坠，阴脉上争，上争则寒多，下坠则筋缓，故睾垂纵缓，内作颓疝。"而《素问·脉解篇第四十九》则字又作"癫疝"。是"癀""隤""颓""癫"四者形虽异，而义则同也。

（十二）筋急则引卵与舌

《灵枢·经脉第十》说："肝者，筋之合也，筋者，聚于阴气而脉络于舌本也。故脉弗荣，则筋急，筋急则引舌与卵，故唇青舌卷卵缩。"

按：《周易·系辞》说："形乃谓之器"，此文"筋者，聚于阴气而脉络于舌本也"之"阴气"二字，《针灸甲乙经》卷二第一上、王冰

《素问·诊要经终论篇第十六》注引皆作"阴器",是以"阴器"为人之形体之一也。至于"筋急则引舌与卵,故唇青舌卷卵缩"之"卵"字,《素问·诊要经诊论篇第十六》和《灵枢·终始第九》二篇,在论述厥阴终绝时皆有"甚则舌卷,卵上缩则终矣"。卵,即是王冰等注之"阴丸",《素问·骨空论篇第六十》称之谓"阴卵"也。"卵""囊"二字,声转可通,故可又称之为"囊",《素问·热论篇第三十一》说"伤寒……六日,厥阴受之,厥阴脉循阴器而络于肝,故烦满而囊缩",可证。《灵枢》称"卵缩",《素问》称"囊缩",《素问》称"阴卵",今则称"阴囊",其义一也。

(十三) 实则鼽窒　虚则鼽衄

《灵枢·经脉第十》说:"足太阳之别,名曰飞扬,去踝七寸别走少阴,实则鼽窒,头背痛,虚则鼽衄,取之所别也。"

按:《吕氏春秋·季秋纪》说"季秋行夏令,则其国大水,冬藏殃败,民多鼽窒",高诱注:"火金相干,故民鼽窒,鼻不通也。鼽读曰仇怨之仇"。《说文·人部》"仇,雠也,从人,九声",段玉裁注:"仇与逑古通用。巨鸠切。"是"鼽窒"乃谓"窒塞不通"在"鼻"也,下文"鼽衄",则谓"出血"在"鼻"也,可见"鼽"即"鼻"也。《太素·经脉之一》说"大肠手阳明之脉……目黄,口干,鼽衄",杨上善注"鼻孔引气,故为鼽也,鼻形为鼽也。有说鼽是鼻病者,非也";又说"胃足阳明之脉……狂、疟、温淫,汗出,鼽衄",杨上善注"衄,出血也。不言鼻衄而言鼽衄者,然鼻以引气也。鼽,鼻形也,鼻形之中出血也";《太素·经筋》说"其支者,为目上纲,下结于鼽",杨上善注"鼽中出气之孔谓之鼻也,鼻形谓之鼽也"。这就有力地证实了鼽可训为鼻,王冰注《素问·金匮真言论篇第四》中"鼽衄"之"鼽"为"鼻中水出"之误。然则"鼽"字亦可以读作"頄",如《灵枢·脉度》说"上出人迎之前,入頄属目内眦"之"頄",《太素·阴阳乔脉》载此文作"鼽",《灵枢·经筋第十三》说"足太阳之筋……其支者,为目上纲,下结于頄"之"頄",《太素·经筋》载此文作"鼽";同篇又说"足阳明之筋……上颈,上颊口,合于頄"之

"頄"，《太素·经筋》载之作"頯"，同篇又说："手阳明之筋……其支者，上颊，结于頄"之"頄"，《太素·经筋》载之作"頯"；《灵枢·寒热病第二十一》说"臂阳明有入頄遍齿者，名曰大迎"之"頄"，《太素·寒热杂说》载之作"頯"等。故《素问·气府论篇第五十九》说"頄骨下各一"，王冰注："谓颧髎二穴也。頯，頄也，頄，面颧也，在面頄骨下陷者中。"面颧者，杨上善《太素·热病说》"大颧发赤"句下注："颧，鼻左右高处也。"是"頄"乃"鼻之左右高处"俗之所谓"颧骨"也。《说文》无"頄"字，《灵枢》"頄"字，史崧《音释》"音求"，而"求"字乃"裘"之古文，读"巨鸠切"，与"頯"字切音同，故可假"頯"为"頄"，同音假借也。

《说文·鼻部》说："齁，病寒鼻窒也，从鼻，九声。"以"病寒鼻窒"释"齁"，则"齁"为一病证名词无疑矣。然必先有"鼻形"之训，而后始有"病寒鼻窒"之"鼻病"义也。

（十四）循胫上睪

《灵枢·经脉第十》说："足厥阴之别，名曰蠡沟，去内踝上五寸，别走少阳。其别者，径胫上睪，结于茎。其病气逆则睪肿卒疝……"

按： 此文"径胫"之"径"，乃涉下"胫"字而误右半，当作"循"。《针灸甲乙经》卷二第一下、《黄帝内经太素·十五络脉》、王冰《素问·缪刺论篇第六十三》注引"足厥阴支络"正皆作"循"，可证。而"上睪"之"睪"字，史崧《音释》说"睪，音高，阴丸也"，其在《素问·诊要经终论篇第十六》注引"循胫上皋结于茎"，又作"皋"。是"睪""皋""皋"三者一字也。然《黄帝内经太素》说"循胫上皋，结于茎"，杨上善注："皋，囊也。此络上囊，聚于阴茎也。"人之"阴丸"有二，皆居于"囊"之内，而"囊"则包于"阴丸"之外，是以或释之曰"阴丸"，或释之曰"囊"也。

（十五）经脉者，受血而营之

《灵枢·经水第十二》说："夫经水者，受水而行之，五藏者，合神气魂魄而藏之；六府者，受谷而行之，受气而扬之；经脉者，受血而营之。”

按：此文“受血而营之”之“营”，古音同“环”，二字通用。如
《说文·厶部》说“《韩非》曰‘仓颉作字，自营为厶’”，《韩非子·
五蠹》说“昔者仓颉之作书也，自环者谓之私”，私，即“厶”字。又
如《灵枢·营卫生会第十八》说“营周不休”，而《素问·举痛论篇第
三十九》则说“环周不休”也，是其例。《灵枢·脉度第十七》说“经
脉为里”，《素问·举痛论篇第三十九》说“经脉流行不止，环周不
休”，是经脉在内层运行，循环往复，终而复始，无有穷已，然而此
“经”之为字，乃《说文·糸部》所谓“織從糸也”，《玉篇·糸部》
说“经，古丁切，常也，经纬以成缯帛也”，從，读“縱”，是织缯帛
所用之縱丝，无涉于血之流行也。《素问·阴阳应象大论篇第五》说：
“六经为川”，其“经”所以“流注不息”者，以“经”假借为“巠”
字也。《说文·川部》说“巠，水脉也，从川在一下，一，地也，壬省
声……巠，古文巠不省”，段玉裁注“巠之言濙也。濙者，水脈行地中
濙濙也。故从川在地下，古靈切”；《释名·释水》说“川，穿也，穿
地而流也”；《孟子·滕文公下》说：“水在地中行，江淮河汉是也”；
《广韵·下平声·十五青》说“直波为巠”，是“经”为“巠”之借字
无疑也。唯“巠”为“川流”之本字，“经”为借字，诸书多借经为
巠，借字（经）行而本字（巠）废矣！

另外，在古籍中，亦有假借“筋”字为“巠”者，如《管子·水
地》说“水者，地之血气，如筋脉之通流者也”，《素问·生气通天论
篇第三》说“因而饱食，筋脉横解，肠澼为痔”，是其例。

（十六）筋瘘颈肿

《灵枢·经筋第十三》说：“颈筋急，则为筋瘘颈肿寒热在颈者，
治在燔针劫刺。”

按：《说文·疒部》说“瘘，颈肿也，从疒，娄声”，段玉裁注：
“《淮南·说山训》‘鸡头已瘘’，高注：‘瘘，颈肿疾也。’鸡头，水中
芡也……肿，痈也，疾也。鸡头，水中芡也……肿，痈也。颈肿，即
《释名》之‘痈喉’。”段注引《淮南子》“鸡头已瘘”谓“瘘”是

"颈肿疾"即"鼠瘘"则是，引《释名》"痈喉"即《灵枢》"猛疽"则非。考《释名·释疾病》说"痈喉，气著喉中，不通成痈也"，叶德炯曰："《灵枢经·痈疽第八十一》'岐伯曰：痈发于嗌中，名曰猛疽。猛疽不治化为脓，脓不泻，塞咽，半日死'即此。"是"痈喉"病在"喉"而"鼠瘘"病在"颈"，"痈喉"为"急性"而"鼠瘘"为"慢性"也。段氏于此误引《释名》之文而未引《黄帝内经》之文以注此"瘘"，实亦千虑之一失也。《灵枢·寒热第七十》说："寒热瘰疬在于颈腋者，皆何气使生？岐伯曰：此皆鼠瘘寒热之毒气也，留于脉而不去者也。黄帝曰：去之奈何？岐伯曰：鼠瘘之本皆在于藏，其余上出于颈腋之间，其浮于脉中，而未内著于肌肉而外为脓血者，易去也。黄帝曰：去之奈何？岐伯曰：请从其本引其末，可使衰去，而绝其寒热，审按其道以予之，徐往徐来以去之，其小如麦者，一刺知，三刺而已。"《素问·骨空论篇第六十》说"鼠瘘寒热，还刺寒府。寒府在附膝外解营"，王冰注："膝外骨间也……营，谓深刺而必中其营也。"

（十七）卫出于下焦

《灵枢·营卫生会第十八》说："营出于中焦，卫出于下焦。"

按：此文"卫出于下焦"之"下"字，当作"上"，作"下"者为误。从书中岐伯答黄帝问"三焦之所出"文看，"上焦出于胃上口，并咽以上，贯膈而布胸中，走腋，循太阴之分而行"，并指出其"与营俱行于阳二十五度，行于阴亦二十五度"，自当是论述卫气之所出者；其"中焦亦并胃口（原作'中'，误，今改），出上焦之后，此所受气者，泌糟粕，蒸津液，化其精微，上注于肺脉，乃化而为血"，是说营血之所出；其"下焦者，别迴肠，注入膀胱"，则为津液之所出。特别是《灵枢·决气第三十》说"上焦开发，宣五谷味，熏肤充身泽毛，若雾露之溉，是谓气"，杨上善在《太素·六气》对此文注之则说："上焦开发，宣扬五谷之味，熏于肤肉，充身泽毛，若雾露之溉万物，故谓之气，即卫气也。"况且《太素·营卫气篇》载此文，正作"营出于中焦，卫出于上焦"，而《备急千金要方》卷二十第四、《外台秘要》卷六《三焦脉病论二首》亦皆谓"荣出中焦，卫出上焦"。荣，与

"营"同。是则"卫出于上焦"无疑。古写"上"作"二",写"下"作"二",二者字形相近,容易致误,故"上"误为"下",以致误为"卫出于下焦",后世《伤寒论》注家未能详核,遂误"上焦"为"下焦",随着《伤寒论》一书及其注释的广为流传,"卫出于下焦"之说逐渐成为伤寒论家们的共识,进入伤寒论家们思想体系中,指导伤寒的临床实践,此乃古代"积非成是"之一例也。

(十八) 察其以

《灵枢·四时气第十九》说:"睹其色,察其以,知其散复者,视其目色,以知病之存亡也。"

按:本文"察其以"之"以"字误,当作"目"。上文已作论述,"以"字古写作"目",与"目"字形近,故"目"误为"目"而被改为"以"。下句"视其目色,以知病之存亡也",论述"望目诊法",足证其为"目"字无疑。况且前《九针十二原第一》《小针解第三》以及《针灸甲乙经》卷五第四皆有"睹其色,察其目,知其散复"之明文。

(十九) 唏然时寒

《灵枢·癫狂第二十二》说:"风逆,暴四肢肿,身漯漯,唏然时寒,饥则烦,饱则善变,取手太阴表里、足少阴阳明之经,肉清取荥,骨清取井经也。"

按:此文"骨清取井经也"之"经"字,《太素·杂病·风逆》无,是"经"字为衍文,当删去之。史崧《音释》说"唏,许几切,笑也",按:后《口问篇》说:"黄帝曰:人之唏者,何气使然?岐伯曰:此阴气盛而阳气虚,阴气疾而阳气徐,阴气盛而阳绝,故为唏。补足太阳,泻足少阴。"杨上善注亦谓:"唏,火几反,笑也。"《说文·口部》亦说:"唏,笑也,从口,希声。"此"唏"字如训"笑"义,则与"阴气盛而阳气虚"之病机未合,亦与其"唏然时寒"之义未安,是其当读如《说文·口部》"唏……一曰哀痛不泣曰唏"之"唏",段玉裁注"《方言》:'唏,痛也,凡哀而不泣曰唏,于方则楚言哀曰唏。'《十二诸侯年表》曰'纣为象箸而箕子唏'"是其义也。

（二十）目瘈脉痛

《灵枢·热病第二十三》说："热病头痛，颞颥目瘈脉痛，善衄，厥热病也，取之以第三针，视有余不足，寒热痔。"

按：此文"目瘈脉痛"之"瘈脉"二字误倒，当乙转，《太素·热病说》载此文无"痛"字，是痛字为衍文，当删去之，则此文当作"目脉瘈"三字。《说文·手部》说"瘈，引纵曰瘈，从手，瘈省声"，段玉裁注："《尔雅》释文作'引而纵之曰瘈'……尺制切，俗作掣。"是"瘈"乃正字，而"掣"即为"瘈"之俗体也。瘈，为"瘈省声"之字，故亦可用"瘈"。《素问·阴阳别论篇第七》说"一阳发病……其传为心掣"；《太素·阴阳杂说》则作"一阳发病……传为心瘈"；《灵枢·五邪第二十》说"恶血在内，行善掣节"，《太素·五藏刺》则作"恶血在内，行（此后有'者'字，衍文，今删）善掣节"；《素问·玉机真藏论篇第十九》说"病筋脉相引而急，病名曰瘈"，王冰注："筋脉受热而自跳掣，故名曰瘈。"瘈，亦可作"瘛"，《灵枢·论疾诊尺第七十四》说"婴儿病……耳间青脉起者掣痛"；《甲乙经》卷十二第十一载此文则作"婴儿耳间青脉起者瘛"，《太素·热病说》载此文"目瘛脉"，其"瘛脉"二字亦误倒，杨上善注"颞颥及目边脉瘛"之文可证。《甲乙经》卷七第一中载此文作"目脉紧"，其"紧"字误，下有小注说"一本作瘛"。是《甲乙经》尚有"瘛"字不误之本也。

（二十一）热病不可刺者有九……九曰热而痉者，死。腰折，瘈瘲，齿禁龄也

《灵枢·热病第二十三》说："热病不可刺者有九……九曰热而痉者，死。腰折，瘈瘲，齿噤龄也。"

按：此文"九曰热而痉者，死"下，《针灸甲乙经》卷七第一中、《太素·热病说》皆重"热而痉（原作'痓'，误，今改）者"四字，是，当补。腰折，当作"腰反折"。此"热而痉者，腰反折，瘈瘲，齿噤龄也"十三字，为"九曰热而痉者，死"之自注语。《说文·疒部》

说“痓，彊急也，从疒，巠声”，段玉裁注“《广韵》曰：‘风强病。’按《急就篇》‘痈疽瘛瘲痿痹痮’，‘痮’即‘痓’，颜云：‘体强急，难用屈伸也。’其颈切。”是“痓”乃“项背腰脊强急反折难用屈伸”之病证。“瘈瘲”者，《灵枢·邪气藏府病形第四》说“脾脉急甚为瘛瘲”，杨上善《太素·五藏脉诊篇》注：“手足引牵来去，故曰瘛疭也。”《说文·疒部》说“瘛，小儿瘛疭病也”，段玉裁注“瘛之言掣也，瘲之言纵也”；《广雅·释言》说“瘛，疭也”，王念孙疏证“瘛之言掣，瘲之言縱也”；《潜夫论·贵忠》说“婴儿常病伤饱也……哺乳太多则必掣縱而生痼”，汪继培笺“戴侗《六书故》云：瘛瘲，谓小儿风惊，乍掣乍瘲。掣，搐也，瘲则掣而乍舒也”。瘛，与“瘈”同。掣瘲，同“瘛瘲”。手足牵引来去，瘛瘲，縱则掣而乍舒也，皆谓今之“手足抽搐”也。

按：手足抽搐，与“身体强急，难用屈伸”二证，似难相兼，余甚疑“瘛瘲”二字在此为衍文也。

（二十二）心肠痛　是蛟蛕也

《灵枢·厥病第二十四》说：“心肠痛，憹作痛肿聚，往来上下行，痛有休止，腹热，喜渴，涎出者，是蛟蛕也，以手聚按而坚持之，无令得移，以大针刺之，久持之，虫不动，乃出针也恲腹憹痛，形中上者。”

按：此文“心肠痛”之“肠”，《针灸甲乙经》卷九第二、《太素·厥心痛》皆作“腹”。蛟，《太素》作“蛟”。此段文末“恲腹憹痛，形中上者”八字，当移于“是蛟蛕也”句下。杨上善注：“憹，聚结也，奴通反。谓心腹之内，虫聚而痛憹，懊憹然也。”懊憹者，叠韵联系字，谓心中烦乱也。《说文·肉部》说：“腫，痈也，从肉，重声。”此“痈”，当读若“壅遏”之“壅”。《伤寒论·辨厥阴病篇》说：“蛔闻食臭出”，蚘，与“蛕”同。虫食而聚，乃壅遏阻塞不通而痛，食已而散乃聚消痛止也。蛕之聚散无常，随气移动，故其痛聚往来上下行而时有休止也。胃居腹中，聚扰于胃，故腹热而口喜渴也。《灵枢·口问第二十八》说“胃中有热则虫动，虫动则胃缓，胃缓则廉泉开，故涎下”也。杨上善曰：“若蛟相友，故蛕称蛟也。恲亦怦，普耕反，满也。谓虫聚心腹满，如肿聚高起，故曰形中上者也。"余于是证，则每以汤药易书中之刺法，杀蛕而泻之以出：槟榔60克，广木香6克，加水煎取药汁一碗，趁温一次服下。方用大剂量槟榔为君，杀蛕行气，且具有轻缓泻下作用而通便，使蛕死而泻出，广木香佐之，增强行气功效，调和脾胃，有利于气机的升降复常。

（二十三）心系急则气道约

《灵枢·口问第二十八》说："人之太息者何气使然？岐伯曰：忧思则心系急，心系急则气道约，约则不利，故太息以伸出之。"

按：《说文·口部第二十八》说"喟，大息也，从口，胃声"，段玉裁注："《论语》两云'喟然叹曰'，谓'大息而吟叹也'。"大与太通。太息，又作"长太息"，"长太息"者，"太息长"也，俗所谓"出长气"。此文以人之"太息"病机而反映出"心亦司呼吸"之功能也。《素问·灵兰秘典论篇第八》说"膻中者，臣使之官，喜乐出焉"，王冰注："膻中者，在胸中两乳间，为气之海……膻中主气，以气布阴阳。"《灵枢·邪客第七十一》说"故宗气积于胸中，出于喉咙，以贯心脉，而行呼吸焉"，此"脉"字误，《黄帝内经太素·营卫气行》载此文作"肺"，杨上善注："其清者宗气，积于膻中，名曰气海，其气贯于心肺，出入喉咙之中而行呼吸。"是"心""肺"两藏共司呼吸，非唯"肺藏"独专也。

《灵枢·五味第五十六》说："其大气之搏而不行者，积于胸中，命曰气海，出于肺，循喉咙，故呼则出，吸则入。"《说文·口部》则说"呼，外息也，从口，乎声；吸，内息也，从口，及声"，段玉裁注："外息，出其息也，内息，纳其息也。"一呼一吸谓之息，鼻者心气之所出入也。《说文·自部》说："自，鼻也，象鼻形。凡自之属皆从自。"是"自"读若"鼻"也。《说文·鼻部》说："鼻，所以引气自畀也，从自畀声。凡鼻之属皆从鼻。"段玉裁注"鼻之一呼一吸相乘除，而引气于无穷"，长有天命也。其"息"字则"从心、从自"者，段玉裁注："心气必从鼻出，故从心自。"自者，鼻也，是"心"亦主"呼吸"也无疑。

（二十四）则为乃痿厥心悗

《灵枢·口问第二十八》说："下气不足，则乃为痿厥心悗，补足外踝下留之。"

按：此文"则乃为痿厥心悗"之"心"，当为"足"字之误，《太素·十二邪》载此文说："故上气不足，脑为之不满，耳为之善鸣，头为之倾，目为之瞑；中气不足，溲便为之变，肠为之喜鸣；下气不足，则为痿厥足闷。"杨上善注："头为上也，邪气至头，耳鸣，头不能正，目暗者也；肠及膀胱为中也，邪至于中，则大小便色皆变于常及肠鸣也，邪气至足，则足痿厥掸缓，其足又闷。"上气不足，则病见于上；中气不足，则病见于中；下气不足，则病见于下，理自然也。所谓"痿厥"者，既"痿"且"厥"也，《吕氏春秋·孟春纪·重己》说"多阴则蹶，多阳则痿"，高诱注"蹶，逆寒疾也。痿，躄不能行也"；同书《季春纪·尽数》又说"郁……处足，则为痿为蹶"，高诱注"痿，不能行；蹶，逆疾也"。蹶与厥同。痿厥一证，在《黄帝内经》里，有十多篇中都提到，它与饮食居处劳逸都相关，在我国古代似是一个多发病。《素问·异法方宜论篇第十二》说"其民食杂而不劳，故其病多痿厥寒热"，《素问·生气通天论篇第三》说"秋伤于湿，上逆而咳，发为痿厥"，《素问·四气调神大论篇第二》说"此冬气之应，养藏之道也，逆之则伤肾，春为痿厥"，《灵枢·本神第八》说"恐惧而不解则伤精，精伤则骨酸痿厥，精时自下"，《素问·通评虚实论篇第二十八》说"痿厥……肥贵人则高粱之疾也"。高粱，乃"膏粱"二字之借也，《太素·杂病·病解》正作"膏粱"。至于痿厥之治疗，《素问·异法方宜论篇第十二》主以"导引按矫"之法，《灵枢·口问第二十八》主以"刺足大指间二寸（太冲）留之，一曰足外踝下（申脉）留之"，或者手足开张即得其输，然后刺之，《灵枢·本输第二》所谓"痿厥者，张而刺之，可令立快也"。而《灵枢·杂病第二十六》则主以"四末束悗"之法："痿厥，为四末束，悗，乃疾解之，日二。不仁者，十日而知，无休，病已止。"

（二十五）　两神相搏

《灵枢·决气第三十》说："两神相搏，合而成形，常先身生，是谓精。"

按：此文"两神相搏"之"搏"，《说文·手部》说"搏，索持也"，非此义，此"搏"当为"薄"之假借字。《素问·调经论篇第六十二》王冰注引《针经》此文，正作"两神相薄"，《黄帝内经太素·六气》载此文亦正作"两神相薄"。《素问·阴阳别论篇第七》说"阴搏阳别，谓之有子"，然《素问·平人气象论篇第十八》王冰注引《阴阳别论第七》（原误为《经脉别论篇第二十一》，今改）说"阴薄阳别，谓之有子"，则作"薄"，《灵枢·本神》说"两精相搏谓之神"，而《素问·宣明五气篇第二十三》王冰注引《灵枢经》此文作"两精相薄谓之神"，亦作"薄"。《素问·脉解篇第四十九》说"阳明……所谓欲独闭户牖而处者，阴阳相薄也"，而《素问·阳明脉解篇第三十》新校正注引《脉解》说"欲独闭户牖而处何也？阴阳相搏，阳尽阴盛，故独闭户牖而处"，又作"搏"，《金匮要略·痉湿暍病篇》说"风湿相搏，骨节疼烦，掣痛不得屈伸，近之则痛剧"，而《备急千金要方》卷七第二，载此文则作"风湿相薄……"亦作"薄"。是"搏""薄"二字义通也，或用本字之引申义，或用借字。薄，乃字之引申义；搏，乃薄字之假借耳。

"薄"者，《楚辞·九章·涉江》说"露申辛夷，死林薄兮"，王逸注"叢木曰林，草木交错曰薄"；《楚辞·招隐士》说"叢薄深林兮人上慄"，洪兴祖补注"深草曰薄"；《小尔雅·广言》说"薄，迫也"，杨琳今注"《说文》：'薄，林薄也。'本义为草木密集丛生之处"；《广雅·释草》说"草藂生为薄"，王念孙疏证："藂，与叢同。藂生，聚生也。《淮南子·原道训》云'隐于林薄之中'，高诱注云'藂木曰榛，深草曰薄'，又为'草木交错'之称。《楚辞·九章》云：'露申辛夷，死林薄兮。'王逸注云：'叢木曰林，草木交错曰薄。'"又《释诂》卷三下说"薄，聚也"，王念孙疏证："薄者，《释草》云：'草藂生为薄，莱与叢同。'《楚辞·九章》'露申辛夷，死林薄兮'，王逸注云'叢木曰林，草木交错曰薄'；《淮南子·原道训》'隐于林薄之中'，高诱注云'丛木曰榛，深草曰薄'。皆聚之义也。"是所谓"两神相薄"者，乃是"两神相聚"，"相合"，"相得"者也。

（二十六）津液布扬

《灵枢·天年第五十四》说："六府化谷，津液布扬，各如其常，故能长久。"

按：此"长""久"二字误倒，当乙转。《黄帝内经太素·寿限》载此正作"久长"。其"津"之本义为"水渡"，如古之"孟津""逍遥津"，今之"天津"是也。读"将鄰切"。诸书借作"盡"。《说文·血部》说"盡，气液也，从血，盡声"，是"盡"字训"气液"，而"液"字训"盡"，则"盡""液"二字义通也。"盡"与"津"声同，各书皆做"津"为"盡"，"津"行而"盡"废矣。

《释名·释形体》说："津，进也，汁进出也。"王先谦曰："《一切经音义》二十五引《三苍》云：'津，液汁也。'液汁出在外，迺可见。"《周礼·大司徒》说"其民黑而津"，注："津，润也。"津润叠韵也。

杨上善注《黄帝内经太素·经脉连环》"是主津所生病者"句说"津，汗也"，《释名·释形体》说"汗，津也，出在于表，浑浑然也"，王先谦曰"《汉书·刘向传》'汗，出而不反者也'"。是"出而不反"之"汗"谓之"津"。而《说文·水部》说："汗，身液也。"《素问·宣明五气篇第二十三》说"五藏化液，心为汗"，王冰注"泄于皮腠也"，则"汗"又谓之"液"也，是故"津""液"二字每连用。如《素问·灵兰秘典论篇第八》说"膀胱者，州都之官，津液藏焉"，《灵枢·本藏第四十七》说"六府者，所以化水谷而行津液者也"，《素问·六节藏象论篇第九》说"津液相成，神乃自生"，《素问·逆调论篇第三十四》说"夫水者，循津液而流也"，《灵枢·胀论第三十五》说"廉泉玉英者，津液之道也"，《灵枢·津液五别第三十六》说"五谷之津液和合而为膏者"，《灵枢·刺节真邪第七十五》说"茎垂者，身中之机，阴精之候，津液之道也"，等等皆是。然而，"津""液"二者虽义可通，毕竟还是可分的，《灵枢·决气第三十》说："何谓津？岐伯曰：腠理发泄，汗出溱溱，是谓津。何谓液？岐伯曰：谷入气满，淖泽注于骨，骨属屈伸洩泽，补益脑髓，皮肤润泽，是谓液。"《灵枢·津液五别第三十六》说："故三焦出气，以温肌肉，充皮肤，为其津。其流（当作"留"）而不行者为液。"是津在外而液在内。汗出腠理为津，滑利关节，濡润空窍，补益脑髓者为液也。《灵枢·经脉第十》说"大肠……是主津（此下原有'液'字，衍，今据《太素》删）所生病者"，"小肠……是主液所生病者"亦分之为二，可见"津""液"二者可分，然二者字义相通，又可互相代用，致其可分又不可分，不可分而又可分，是"津""液"二字之为用，对文则异，散文则通也。今之学者，学术浮躁，不读书，不阙疑，不懂装懂，信口开河，在新世纪全国高等中医药院校规划《内经选读》教材中，竟写出"理论上津与液有别，临床上津脱与液脱实难区分"等话以误导青年学生，既然是不合临床实际，还写在教材中干什么？然究竟是《黄帝内经》这一理论不合乎实际，抑是作者还未体会到这一实际？实应该给以考虑。

（二十七）余闻阴阳之人何如

《灵枢·阴阳二十五人第六十四》说："黄帝曰：余闻阴阳之人何如？伯高曰：天地之间，六合之内，不离于五，人亦应之。"

按：此文"余闻阴阳之人何如"之"闻"字，当读为"问"，二字古通。如《诗·大雅·文王之什·文王》说"亹亹文王，令闻不已"，而《墨子·明鬼下》则引作"穆穆文王，令问不已"。闻，作"问"；《荀子·尧问》说："不闻，即物少至，少至则浅。"杨倞注"闻，或为'问'也"，王念孙亦曰"闻，即'问'字也"；《睡虎地秦墓竹简·日书甲种·生子》说"壬申生子，闻"，而《睡虎地秦墓竹简·日书乙种·生》则作"壬申生，有问邦"，闻，作"问"；《太玄经·童》说"初一，闻贞增默，外人不得。测曰：闻贞增默，识内也"，司马光集注："王本'闻'作'问'。"《广韵·上平声·二十文》说："闻，《说文》云'知声也'，又音'问'，䎽，古字。"《古文字研究》第五辑

《楚月名初探·关于昭固墓楚简的年代》说："翻，即'闻'字，此处读为'问'。"是"闻"可读为"问"无疑。问，亦可读为"闻"，如《礼记·檀弓上》说："有子问于曾子曰，问丧于夫子乎？"陆德明《经典释文》说"问或作闻"，是其例。此例不必多举，则"闻""问"二字义可通也。然则此文之所谓"余闻阴阳之人何如"者，正谓"余问阴阳之人何如"也。

（二十八）遵循　逡巡

《灵枢·陰陽二十五人篇第六十四》说："黄帝避席遵循而却曰：余闻之得其人弗教，是谓重失，得而泄之，天将厌之，余愿得而明之，金匮藏之，不敢揚之。"

《素问·气穴论篇第五十八》说："帝捧手逡巡而却曰：夫子之开余道也，目未见其處，耳未闻其数，两目以明，耳以聪矣。"

按：此文"遵循"是何意思？"逡巡"又作何解释？《说文·辵部》说"遵，循也，从辵，尊声"，段玉裁注："遵循，叠韵。"《玉篇·辵部》说："遵，子伦切，循也。"《尔雅·释言》说"逡，遷也"，郭璞注："《外传》曰：'已復於事而逡。'"是遵训循而逡训遷。逡者，古"退"字。《玉篇·彳部》说："循，以遵切，次序也。"循，"从彳，盾声"。遁，从辵，盾声。"循、遵二字俱从"盾声"，例得通假，故遵循又作"遵遁"，《管子·小问》所谓"公遵遁"是也。段玉裁"遁"字注说："此字古音同'循'，遷延之意。凡逡遁字如此，今之逡巡也。"《晏子春秋·问下篇》说"晏子逡巡两对曰：婴，地方之贱臣也，得奉君命以趋於末朝"；《春秋三传比义·宣公·六年》"赵遁逡巡，北面再拜稽首"；《文选·司马长卿上林赋》说"於是二子愀然改容，超若自失，逡巡避席"，李善注"《公羊传》曰'逡巡北面再拜'，《广雅》曰'逡巡，却退也'……"；《广韻·上平声·十八谆》说"逡，逡巡，退也，七伦切"。又作"逡遁"，《管子·戒篇》说"桓公蹵然逡遁"，郝懿行《尔雅·释言》义疏说"《鄉射札》注'少退，少逡遁也'，《聘礼》注'三退，三逡遁也'，《玉藻》注'倪逡遁退著屨也'。遁皆与巡同"。或作"逡循"，《汉书·游侠传》说"萬章逡循甚懼"，

《晏子春秋·问下篇》说"晏子逡循对曰:婴不肖,婴之族又不若婴,待婴而祀先者五百家,故婴不敢择君"。《说苑·善说篇》说"林既逡循而作色曰:夫服事何足以端士行乎"。《庄子·至乐篇》"蹲循勿争"则作"蹲循",《郝懿行》《尔雅·释言》义疏引《广韵》说"逡,巡退也"作"巡退"(与今本异)。《汉·郑固碑》亦云"逡遁,退让"也。《史记·游侠传》说"逡逡有退让君子之风",《汉书》作"循循"(今本《汉书》"循循"作"徇徇")。并字异而义同。

(二十九)人有三百六十节

《灵枢·邪客第七十一》说:"天有阴阳,人有夫妻,岁有三百六十五日,人有三百六十节……此人与天地相应者也。"

按:此文"人有三百六十节"之"六十"下,当据《黄帝内经太素·天地合》补一"五"字,作"人有三百六十五节"为妥,以上句作"岁有三百六十五节"也。有言"人有三百六十节"者,言其统数也,未可为非,如《吕氏春秋·孟春纪·本生》说"天全则神和矣,目明矣、耳聪矣、鼻臭矣、口敏矣,三百六十节皆通利矣",是其例。这是古人在长期仰观俯察过程中所获得的整体观念。然而,在此之前,人们竟有说中医学上"人有三百六十五节"为错误者,是其不明"节"字之义,而误以"节"为"骨节"也。杨上善《黄帝内经太素·虚实所生》"夫十二经脉者,皆络三百六十五节"注:"节,即气穴也。"《素问》有《气穴论》一篇,其开头即说:"余闻气穴三百六十五,以应一岁。"又说"肉之大会曰谷,肉之小会曰谿,肉分之间,谿谷之会,以行荣卫,以会大气……谿谷三百六十五穴会,亦应一岁"。《素问·痿论篇第四十四》说"冲脉者,经脉之海也,主渗灌谿谷",《灵枢·小针解第三》说"节之交,三百六十五会者,络脉之渗灌诸节者也",是冲脉络脉之血气渗灌谿谷诸节,以维护神的活动,《灵枢·营卫生会第十八》说:"血者,神气也。"故《灵枢·九针十二原第一》说"所言节者,神气之所出入也,非皮肉筋骨也",杨上善《黄帝内经太素·九针要解》注:"数人骨节,无三百六十五,此名神气之所出入之处为节,非皮肉筋也,故络脉渗灌三百六十五空穴,以为节会也。"

王冰《素问·调经论篇第六十二》注："三百六十五节者，非谓骨节，是神气出入之处也。"是"节"乃人身神气出入之所，为我国古代医学家之共识。气穴，亦叫"空窍"，杨上善《黄帝内经太素·顺养》注"空窍，谓三百六十五穴也"是也。《淮南子·精神训》说："孔窍者，精神之户牖也。""孔"与"空"同，既然空窍是人身精神之户牖，是人身神气之所出入往来处，就构成人身与外部环境联系之通道，而传递信息。人之吸气，身上有孔闭处，皆入聚于肾肝；呼气之时，有孔开处，气皆从心肺而出，比之呼吸也，此《难经·四难》所谓"呼出心于肺，吸入肾于肝"也，以定针刺出纳补泻也。言"节"者必为"三百六十五"者，以应"岁之三百六十五日"而体现天地万物之"整体论思想"也。随着实践之发展，具体数字不必然也，杨上善注《黄帝内经太素·气穴》有曰："昔神农氏录天地间金石草木三百六十五种，法三百六十五日，济时所用。其不录者，或者有人识用，或无人识者，盖亦多矣。次黄帝取人身体三百六十五穴，亦法三百六十五日。身体之上，移于分寸，左右差异，取病之输，实亦不少，至如《扁鹊灸经》取穴及名字，即大有不同，近代《秦承祖明堂》《曹子氏灸经》等所承别本，处所及名亦皆有异，而除病遣疾，又复不少，正可以智量之，适病为用，不可全言非也。而并为非者，不知大方之论，所以此之量法，圣人设教有异，未足怪之也。"

（三十）茎垂者

《灵枢·刺节真邪第七十五》说："茎垂者，身中之机，阴精之候，津液之道也。故饮食不节，喜怒不时，津液内溢，乃下留于睾，血道不通，日大不休，俛仰不便，趋翔不能。此病荥然有水，不上不下，铍石所取，形不可匿，常不得蔽。"

按：此文"茎垂者"之"茎""垂"二字，据《灵枢·邪客第七十一》"辰有十二，人有足十指，茎垂以应之，女子不足二节以抱人形"之文，是谓人体两个组织部位无疑。其"茎"指"阴茎"而"垂"则指"阴囊"矣，故《针灸甲乙经》卷九第十一载此文作"茎睾者"。睾，《黄帝内经太素》作"皋"，训为"阴囊"是也。身中之机，《黄帝内经太素·五节刺》作"中身之机"，杨上善注："阴茎在腰，故'中身'。阴茎（茎，原误为'荂'今改）垂动有造化，故曰'机'也。"其"机"既是"阴精之候"，亦为"津液之道也"。"血道不通"之"血"为"水"字之误。如饮食不节，水多，内溢，而下流于睾，水道不通，日大不休，"此病荧然有水，不上不下"，肿在阴囊，用铍针破皮去水以为治，有大夫有用中药治愈之一例。

（三十一）肺主涕

《灵枢·九鍼论第七十八》说："五液，心主汗，肝主泣，肺主涕，肾主唾，脾主涎，此五液所出也。"

按：王冰《素问·宣明五气篇第二十三》"五藏化液"注："泄于皮腠"者为"汗"，"润于鼻窍"者为"涕"，"注于眼目"者为"泪"，"溢于唇口"者为"涎"，"生于牙齿"者为"唾"也。然《说文》无"泪"字，目液本作"涕"，如《礼记·檀弓上》说"垂涕洟"，陆德明《经典释义》"涕音他计反，洟音夷，自目曰涕，自鼻曰洟"，孔颖达疏"目垂于涕，鼻垂于洟"；《说文·水部》说"涕，泣也，从水，弟声"，段玉裁注："按'泣也'二字，当作'目液也'三字，转写之误也。《毛传》皆云'自目出为涕'，《篇》《韵》皆云'目汁'，泣非其义。"《说文·水部》又说："潸，涕流貌，从水，散省声。《诗》曰：'潸焉出涕。'"段玉裁注引《毛传》："潸，涕下貌。"可见"涕"本是"目液"殆无疑义矣。

"涕"，在《黄帝内经》里失去"目液"之本义而取代"鼻液"之"洟"，故其全书无"洟"字。凡论述"鼻液"者，皆以其"涕"字称之，如上引《素问·宣明五气篇第二十三》之"肺为涕"、《灵枢·九鍼论》之"肺主涕"，以及《素问·解精微论篇第八十一》之"故脑渗为涕"，《素问·气厥论篇第三十七》之"鼻渊者，浊涕下不止也"，等等，甚至《素问·评热病论篇第三十三》之劳风"咳出青黄涕"，虽非"鼻液"，亦名之曰"涕"，因《黄帝内经》无"痰"字，且肺在变动为咳而主涕然也。

"溢于唇口"为"涎"，"生于牙齿"为"唾"，二者在"五藏化液"之整体功能活动中,以维护其协调平衡。

《说文·口部》说:"唾,口液也,从口,垂声,涶,唾或从水。"《说文·次部》说"次,慕欲口液也,从欠水,凡次之属皆从次",段玉裁注:"有所慕欲而口生液也,故其字从欠水,俗作涎。"是"唾"训"口液",而"涎"训"慕欲口液"也。其为"口液"则一,有"慕欲"之"口液"则为"涎",无"慕欲"之"口液"则为"唾"也。与王冰之注"涎""唾"有别。

《灵枢·口问第二十八》说:"人之涎下者,何气使然?岐伯曰:欲食者,皆入于胃,胃中热则虫动,虫动则胃缓,胃缓则廉泉开,故涎下。"《灵枢·津液五别第三十六》说:"中热则胃中消谷,消谷则虫上下作,肠胃充郭故胃缓,胃缓则气逆,故唾出。"据此,则"涎""唾"一也,无分于"溢于唇口""生于牙齿"也。

《针灸甲乙经》考义六则

（一）肝足厥阴之脉

《针灸甲乙经》卷二第一上说："肝足厥阴之脉，起于大指丛毛之际，上循足跗上廉，去内踝一寸，外踝八寸交出太阴之后，上腘内廉，循阴股入毛中，环阴器，抵少腹，侠胃属肝络胆，上贯膈……与督脉会于巅。"新校正注："一云'其支者，从小腹与太阴、少阳结于腰髁夹脊下第三、第四骨孔中'。"

按：此"肝足厥阴之脉"中经文有脱误，见本文新校正注及《素问·刺腰痛篇第四十一》王冰注。王氏在"厥阴之脉，令人腰痛，腰中如张弓弩弦"下注说："足厥阴脉循阴股，环阴器，抵少腹，其支别者，与太阴、少阳结于腰髁下狭（侠）脊第三第四骨空中。"是"足厥阴经脉"脱去了"一条支脉"之文，当于"与督脉会于巅"六字下，补入"其支者，从少腹与太阴、少阳结于腰髁下侠脊第三、第四骨空中"二十五字，否则，肝脉"是动则病腰痛不可以俯仰，丈夫㿉疝，妇人少腹肿"等病候，则无理论依据矣。所谓"腰髁下侠脊第三、第四骨空中"，即腰骨下方尻骨的中髎、下髎二穴也。

另：此文"外踝八寸交出太阴之后"之"外"字，亦为"上"字之误，当改正之。

（二）痫瘛

《针灸甲乙经》卷二第六说："病在此者，主痫瘛及痉。"

按：此"痫瘛"之"瘛"，《灵枢·经筋第十三》载之作"瘛"。《素问·玉机真藏论篇第十九》说："病筋脉相引而急，病名曰瘛。"

《针灸甲乙经》卷八第一上载之则作"瘈"。是"瘈""瘛"二字同也。所谓"痫瘈"者，"惊痫瘈瘲"也，《伤寒论·辨太阳病篇》有"剧则如惊痫，时瘈瘲"之语，然此文"痤"则为误。"痤"字不见于《说文》，其首先见于张揖之《广雅》。《广雅·释诂》说："痤，恶也。"字从"疒"而训"恶"，其为"恶病"之义矣。小儿惊痫，正是恶病之一。《素问·大苛论篇第四十八》说："心脉满大，痫瘛筋挛，肝脉小急，痫瘛筋挛。"而《针灸甲乙经》卷四第一下则作"心脉满大，痫痤筋挛，肝脉小急，痫痤筋挛"。其两"瘛"字皆作"痤"，是"痤"乃"瘛"，后起之异体字，不得与"瘈"并出。此文"痤""瘛"二字并出而作"主痫瘈及痤"者，则义为复也，古人必不为此句，是"痤"字必为讹误无疑。考《灵枢·经筋第十三》原文此字本作"痓"，《说文·疒部》说："痓，强急也。"《玉篇·疒部》说："痓，风强病也。"是"痓病"以"身体强急"为主证，不与"痫瘈"同也。

（三）刺其腰尻之解

《针灸甲乙经》卷五第三说："邪客于足太阴之络，令人腰痛引少腹控眇，不可以仰息，刺其腰尻之解两胂之上，是腰俞。"

按：此"刺其腰尻之解"之"尻"必为误字。其"尻"字之义，据刘熙《释名·释形体》说："尻，廖也，尻所在廖牢深也。"则为人体"屁股沟子"。据许慎《说文·尸部》说"尻，脽也"，则为人体"整个臀部"，皆不涉于骨，与"骨间曰解"不合，其"尻"字乃是"尻"字因形近而致误也。尻，为人身一骨之名。尻骨正在腰骨下方，合乎《素问》王冰注"腰尻骨间曰解"也。尻骨有八骨空左右并列，即上髎、次髎、中髎、下髎等，所谓"八髎穴"也。《素问·骨空论篇第六十》说："尻骨空，在髀骨之后相去四寸。"王冰注："是谓尻骨八髎穴也。"故《通俗文》亦说："尻骨谓之八髎。"《备急千金要方·少少婴孺方上》谓小儿"百八十日尻骨成，能独坐"（今《通俗文》《千金要方》"尻"亦均误为"尻"），是"尻骨"则主"人之坐"也，故"尻"义训"坐"，《孝经》中有"尻，吾语女"之语，翻译成现代语言就是说："坐，我告诉你。"

在《针灸甲乙经》一书里，其"凥"字误为"尻"字者甚多，如卷二第一上"项背腰尻胭踹（当作'腨'）脚皆痛"之"尻"，卷九第八"引项背尻脊如肿状"之"尻"，"刺（腰）尻交者两踝（当作'髁'）肿上"之"尻"，"腰尻中寒"之"尻"，"尻脊股臀阴寒大痛"之"尻"，卷十第一下"尻不举"之"尻"，卷十第二"腰尻腹痛"之"尻"，"脊背尻重"之"尻"，卷十一第二"腰尻重"之"尻"，卷十一第九下"腰尻下窍应冬至"之"尻"，等等，皆为"凥"字之误，宜改正之。这正表明若干年以前，人们已不识"凥"字矣！凥，今则通借"居"为之，从而"居"行而"凥"废矣！

（四）太阳中风感于寒湿发痓

《针灸甲乙经》卷七第四说："太阳中风感于寒湿发痓。"

按：《说文·疒部》说："痉，彊急也，从疒，巠声。"段玉裁注："《广韵》曰'风强病也'，按《急就篇》'痈疽瘑瘻痂痒'，'痓'即'痉'。颜云：'体强急，难用屈伸也'。其颈切。"

《广雅·释诂》卷：痓，恶也，字"从疒"而"义"训"恶"，其为人之"恶病"，《备急千金要方》卷五上第三说："夫痫，小儿之恶病也。"

"痓""痉"二病是有区别的，是两种不同的疾病。"痉"是以"项背强急"为临床特征，而"痓"为"恶病"则属于"痫痓"而"手足瘛瘲"为临床特征也。因为六朝时写"痉"为"痓"而与"痓"字形相似遂误"痓"为"痉"也。久之，二者相混，以"痓"作"痉"者有之，以"痉"作"痓"者亦有之，今特记述于此，学者当有所正之。

《针灸甲乙经·太阳中风感于寒湿发痓（原作"痉"，误，今改）第四》

1. 热病而痓（原作"痉"，误，今改）者，腰反折，瘛瘲（二字疑衍），齿噤龂。

按：此条见于《灵枢·热病第二十三》"热而痓者死"句之自注语。

2. 张仲景曰：太阳病，其证备，其（衍）身体强几几然，脉反沉迟者，此为痉（原作"痓"，误，今改）。

3. 刚痉（原作"痓"，误，今改）为病，胸满口噤，卧不著席，脚挛急，其人必龂齿。

4. 夫痉（原作"痓"，误，今改）脉来，按之筑筑而弦，直上下行。

5. 病发热，脉沉细为痉（原作"痓"，误，今改）。

6. 痉（原作"痓"，误，今改）家其脉伏坚，直上下。

7. 太阳病，发热，无汗，恶寒，此为刚痉（原作"痓"，误，今改）。

8. 太阳病，发热，汗出而（原作"不"，误，今改）恶寒，此为柔痉（原作"痓"，误，今改）。

9. 太阳中湿病痉（原作"痓"，误，今改）其脉沉，与筋平。

10. 太阳病，无汗，小便少，气上冲胸，口噤不能语，欲作刚痉（原作"痓"，误，今改）。然刚痉（原作"痓"，误，今改）太阳中风感于寒湿者也。其脉往来进退，以沉细迟，异于伤寒热病。其治不宜发汗，针灸为佳，治之以药者，可服葛根汤。

按： 此诸条见张仲景《金匮要略·痉病篇》，文颇有差异，但内容相符。

11. 风痉（原作"痓"，误，今改）身反折，先取太阳及腘中及血络出血。

12. 痉（原作"痓"，误，今改），中有寒，取足三里。

按： 此二条见《灵枢·热病第二十三》"风痉"。

（五）少腹烦冤而痛

《针灸甲乙经》卷八第一上说："脾传之肾，病名曰疝瘕，少腹烦冤而痛，汗出，一名曰蛊。"

按： 字书无"冤"字，《尔雅》《说文》《释名》《方言》《广雅》《玉篇》《广韵》《集韵》《类篇》等皆漏收"冤"字，然古籍中又每有用之者，在《素问》一书中就有多见，如《阴阳应象大论篇第五》说

"齿干以烦冤"，《玉机真藏论篇第十九》说"少腹冤热而痛"，《疟论篇第三十五》说"则少气烦冤"，《气交变大论篇第六十九》说"岁木太过……体重烦冤"，"岁金太过……则体重烦冤"，"水不及……烦冤足痿"，《示从容论篇第七十六》说"皆令人体重烦冤"，"咳嗽烦冤者，是肾气之逆也"等，《楚辞》《文选》等古文献中亦有用"冤"者，且"冤"字之用，常与"烦"字相连结为"烦冤"之词也。其"冤"之为字，为"从宀"而"免声"，则其读音与义训从而可知矣。"冤"字从"免"声，与"悗"字从"免"相同，二字俱谐"免"声，例得通假。《灵枢》无"冤"字，故《素问》之"冤"，即《灵枢》之"悗"字也。《灵枢·寒热病第二十一》说："舌纵涎下，烦悗。"《灵枢·血络论第三十九》说："阴脱，故烦悗。"史崧《音释》并谓："悗，音闷。"其实，音、义皆可同"闷"。悗，从"忄"，闷，从"心"，"忄""心"同；悗，"免"声，闷，"门"声，"免""门"声近。故"悗""闷"二字形虽异而字则同也。《素问·阴阳应象大论篇第五》之"齿干以烦冤"句，《针灸甲乙经》卷六第七载之即作"齿干以烦闷"，可证。今则通谓之"烦闷"矣。今人不识"冤"字，多误读为"冤枉"之"冤"，殊不知"冤"字下半"免"，而"冤"下半作"兔"，二字形义各别，何得相混？前不久报载有人说"宋人不识字"，据此，则今人之不识字者多矣！

（六）阴阳交于兑眦

《针灸甲乙经》卷十二第四说："阴跷阳跷，阴阳相交，阳入阴出，阴阳交于兑眦，阳气绝则瞑，阴气绝则眠。"

按：此"阴阳交于兑眦"之"兑"，误，当作"内"。《灵枢·脉度第十七》谓"阴跷脉"乃"少阴之别"，起于然骨之后，上"属目内眦，合于太阳、阳跷而上行"，是阴跷、阳跷交合于目内眦无疑，此作"交于目兑眦"者误也。

又此文"阳气绝""阴气绝"之两"绝"字非"断绝"之"绝"，皆当读为"极"。《说文·水部》说："荥，绝小水也。"段玉裁注："极小水也。"《备急千金要方》所载"五劳七伤六绝"之文，即言

"五劳七伤六极"也，以"绝""极"二字声转可通也。极，犹"盛"也，《灵枢·寒热病第二十一》载此文作"阳气盛""阴气盛"，是其义也。

此"阳气绝"读为"阳气极"，乃谓"阳气盛"也。其"阳气盛则瞑"之"瞑"字必为"瞋"字之误，观下句"阴气盛则目合而为之眠"，则此句"阳气盛自当是目张而不能眠"也。《针灸甲乙经》卷十二第三说"今邪气客于五藏，则卫气独营其外，行于阳不得入于阴，行于阳则阳气盛，阳气盛则阳跷满，不得入于阴（则）阴气虚，故目不得眠"是其证。且《灵枢·寒热病第二十一》载此文正作"阳气盛则瞋目，阴气盛则瞑目"。瞑，与"眠"通。

《黄帝内经太素》考义四则

（一）主癎瘲及痓

《太素·经筋》说："病在此者主癎瘲及痓，在外者不能俛，在内者不能仰，故阳病者腰反折不能俛，阴病者不能仰。"

按：此文"主癎瘲及痓"之"痓"字误。《针灸甲乙经》卷二第六载之作"癎痓"，《灵枢·经筋第十三》载之作"癎瘲"，他如《素问·大苛论篇第四十八》"心脉满大，癎瘲筋挛，肝脉小急，癎瘲筋挛"亦作"癎瘲"。《脉经》卷五第五"心脉满大，癎瘲筋挛，肝脉小急，癎瘲筋挛"同《太素》又作"癎瘲"。《针灸甲乙经》卷四第一下"心脉满大，癎痓筋挛，肝脉小急，癎痓筋挛"而作"癎痓"。《诸病源候论·小儿杂病诸候一·风癎候》"诊得心脉满大，癎瘲筋挛，肝脉小急，亦癎瘲筋挛"同《针灸甲乙经》而作"癎瘲"。上述"瘲""瘲""瘲""痓"等，形虽有异，而字则同也。"主癎瘲及痓"之"及痓"二字，"及"，读若"若"；《经传释词》卷五说："及，犹若也。"此"痓"与上文义复，必为字之误，《灵枢·经筋第十三》载此文作"痓"是也。杨上善注谓"痓，擎井反，身强急也"，此正杨对"痓"字之切音和义训而非对"痓"字之音训也，表明其"痓"字误为"痓"当在杨上善撰《太素》之后也。其"主癎瘲若痓"者，乃谓病癎瘲，抑或病痓，二病有别，不当并见也。《备急千金要方》卷五上第三说："病发身软时醒者，谓之癎也；身强直反张如弓不时醒者，谓之痓也。"杨上善注："在此，谓在足少阴也。在小儿称癎，在大人多称癫。背为外为阳也，腹为内为阴也。故病在背筋，筋急故不得低头也，病在腹筋，筋急不得仰身也。"

（二）九窌在腰尻分间

《太素·骨空》说："腰痛不可以转摇，急引阴卵，刺九窌与痛上，九窌在腰尻分间。"

按：杨上善注："八窌与腰输为九窌，此经窌字音聊，空穴也。"萧延平校："《素问》九窌均作八髎。"王冰《素问·骨空论篇第六十》此文注："八或为九，验其骨及《中诰孔穴经》正有八髎，无九髎也。分，谓腰尻筋肉分间陷下处。"是《太素》作"腰尻分间"，《素问》及王冰注作"腰尻分间"，二者必有一字为误也。

考《释名·释形体》说："尻，廖也，所在廖牢深也。"《说文·尸部》说："尻，腬也，从尸，九声。"段玉裁注："尻，今俗云'沟子'是也，腬，今俗云'屁股'是也，析言是二，统言是一。"而《素问·骨空论篇第六十》则说："尻骨空在髀骨之后相去四寸。"王冰注："是谓尻骨八髎穴也。"《通俗文》卷上所说"尻（原误为'尻'，今改）骨谓之八髎"是也。所以谓之"八髎"者，乃指"上髎""次髎""中髎""下髎"左右各四也。《素问·谬刺论篇第六十三》说："刺腰尻之解，两胛之上，是腰俞。"王冰注："次腰下侠尻有骨空各四，皆主腰痛。"《素问·刺腰痛篇第四十一》说："刺腰尻交者，两踝胛上。"王冰注："腰尻交者，谓髁下尻骨两傍四骨空左右八穴，俗呼此为八髎骨也……髁骨即腰脊两傍起骨也。侠脊两傍腰髁之下，各有胛肉陇起而斜趣于髁骨之后，内承其髁，故曰两髁胛也，下承髁胛肉，左右两胛各有四骨空，故曰上髎、次髎、中髎、下髎。上髎当髁骨下陷者中，余三髎少斜下，按之陷中是也。四空悉主腰痛。"足证此文为"腰尻分间"无疑矣。

《太素》无"尻"字，"尻"作"尻"，"尻"亦误为"尻"。"尻""尻"不分，误人已甚，特此辨析之。

（三）居阴之脉

《太素·杂病·腰痛》说："居阴之脉令人腰痛，腰中如张弩弦，刺居阴之脉，在腨踵鱼肠之外，循之累累然，乃针刺之，其病令人言嘿嘿然不慧，刺之三痏。”

按：此文“腰中如张弩弦”之“张”下应有“弓”字。“鱼肠之外”作“鱼腹之外”。杨上善注谓：“居阴脉在腨踵鱼肠（当作‘腹’）之外，其处唯有足太阳脉，当是足太阳络也。”非是。且把“居阴”弄成“太阳”，阴阳不分，误之尤甚。居阴，乃“厥阴”也。王冰《素问·刺腰痛篇第四十一》注此文说：“足厥阴脉自阴股环阴器，抵少腹，其支别者与太阴、少阴结于腰踝下狭脊第三、第四骨空中，其穴即中髎、下髎，故腰痛则中如张弓弩之弦也。如张弦者，言强急之甚。腨踵者，言脉在腨外侧下当足跟也，腨形势如卧鱼之腹，故曰鱼腹之外也。循其分肉有血络累累然，乃刺出之，此正当蠡沟穴分，足厥阴之络，当内踝上五寸别走少阳者，刺可入同身寸之二分，留三呼，若灸者可灸三壮。厥阴一经作居阴，是传写草书厥字为居也。”王冰说“厥阴一经作居阴，是传写草书厥字为居”者，此臆说也。“厥阴”者，“居阴”也，“居阴”者，“厥阴”也。“居”“厥”二字，声转可通也，非传写草书而有误也。

（四）风痓身反折

《太素·杂病·风痓》说：“风痓，身反折，先取足太阳及腘中，及血络，中有寒，取三里。”

按：此文首见《灵枢·热病第二十三》。然《说文》无痓字，痓，则首见于《广雅》之书，其《释诂》卷三下说：“痓，恶也。”字“从疒”而义训“恶”，乃凶恶之病。《备急千金要方》卷五上第三所谓“夫痫，小儿之恶病也”是也。故“痫”“痓”二字可连用而作“痫痓”，《针灸甲乙经》卷四第一下说“心脉满大，痫痓筋挛，肝脉小急，痫痓筋挛”之“痫痓”是其例。然“痫痓”，《素问·大奇论篇第四十八》《灵枢·经筋第十三》皆作“痫瘛”，是“痓”乃“瘛”之后起字。瘛，《说文·疒部》说：“小儿瘛瘲病也。”段玉裁注：“瘛之言掣，瘲之言縱也。”今谓之手足抽搐，掣而乍舒也。但痓之为病，与“身反折”之证不相协调，实难相兼也，是“痓”在此为“痉”之误字，“痉”乃因形近而误为“痓”也。《针灸甲乙经》卷七第四说：“太阳中风感于寒湿发痉（原作痓，误，今改）。"《说文·疒部》说："痉，强急也，从疒，巠声。"段玉裁注："《广韵》曰：'风强病也。'按《急就篇》'疕疽瘛瘲痿痹疢'，疢即痉，颜云'体强急，难用屈伸也'。其颈切。"此文"风痓"，当作"风痉"，理由如下：其一，东汉以前无"痓"字；其二，"身反折"正是痉病之主要特征；其三，"先取足太阳及腘中及血络出血，中有寒，视血络黑者，取三里"，正是对痉病的治法；其四《灵枢》此文正作"痉"，不作"痓"，是其病为"风痉"无疑矣。

《金匮要略·痉湿暍病篇》说："病者，身热足寒，颈项强急，恶寒，时头热，面赤目赤，独头动摇，卒口噤，背反张者，痉病也。"又说："夫痉脉，按之紧如弦，直上下行。"仲景论述痉病脉证均较《灵枢》为详，且发展到药物治疗，但仍以项背筋脉强急为主证也。

《黄帝内经太素》考义四则

《伤寒杂病论》研究

《伤寒杂病论》是汉代张仲景著作，它包括有两部分内容：一部分内容是以六经为纲，阐述了人体外感疾病及其治疗规律；另一部分内容是以病名为纲，阐述了人体藏府经络的病变及其辨证治疗等。这两部分内容在长期流传过程中，逐步形成了《伤寒论》和《金匮要略》两部书。经晋代王叔和搜集整理，后经宋代林亿等校正，及金代成无己注解，流传至今；《金匮要略》，由宋代翰林学士王洙在蠹简中发现，经宋代林亿等删减整理而成，流传于今。由于《伤寒杂病论》之两书流传久远，距今已是一千八百年左右，和其他古书一样，亥豕鲁鱼者在所难免，必须以正确的方法考校研究，方能读懂读通。

一、《伤寒论》考义二十七则

《伤寒论》一书，是后汉张仲景所著《伤寒杂病论》的外感热病部分。它以六经之太阳、阳明、少阳、太阴、少阴、厥阴，概括总结了人体藏府经络气血的生理病理，疾病病证分类、治疗原则、处方用药等，集中体现了中医学"辨证论治"之特点。由于该书产生于一千八百年以前，在流传过程中使得书中亦存在着错简、重复、缺漏、疑点等，故当考校而正其误，是为必要。

（一）桂枝去皮

《伤寒论·辨太阳病篇》："太阳中风，阳浮而阴弱……桂枝汤主之。桂枝汤方：桂枝三两（去皮），芍药三两，甘草二两，炙生姜三两，切大枣十二枚，擘。"

有学者谓："桂枝之去其皮，去其粗皮也。"有疑。

考：桂枝，《灵枢》作"桂心"。《灵枢·寿夭刚柔第六》说："黄帝曰：药熨奈何？伯高答曰：用淳酒二十斤，蜀椒一斤，干姜一斤，桂心一斤，凡四种，皆㕮咀，渍酒中……"其方即作"桂心"也。"桂心"之药，当用"桂枝"之"尖梢"。《释名·释形体》说："心，纤也，所识纤微，无物不贯也。"阮元《释心》云："《释名》此训最合本义。""纤细而说"者，皆可名为"心"。但言"心"，而其"纤锐""纤细"之意见矣。《说文·心部》次于《思部》，《思部》次于《囟部》，《糸部》"细"字即"从囟"得"声"得"意"。今人俗书"尖"字，古作"钅尖"，"钅尖"与"纤"同意。《易·说卦》云"坎，其于水也，为坚多心"，虞翻云："坚多心者，枣棘之属。"按枣棘之属初生未有不先见尖刺者，尖刺即"心"也。《说文》"朿"字即今之"刺"字，解曰"木芒"也，故重"朿"为"枣"，并"朿"为"棘"，皆归《朿部》，皆有"尖心"之木也。是所谓"桂心"者，乃谓"桂尖"也。即"桂枝尖"，非谓桂枝去皮也。

（二）弦则为减　大则为芤

《伤寒论·辨脉法》说："脉弦而大，弦则为减，大则为芤，减则为寒，芤则为虚，虚寒相搏，此名为革，妇人则半产漏下，男子则亡血失精。"

按： 此文以"弦""减""大""芤"论述"革脉"之气血改革病机。《伤寒论》《金匮要略》凡四见，止是根据不同篇章文字稍有增损耳。"脉弦而大"下句，其"弦则为减"者，减，非脉象，声转读"紧"，才是脉象。《玉篇·水部》说："减，佳斩切。"《广韵·上声·五十三豏》说"减，音下斩切"，其声转作"紧"，读"居忍切"。是"弦则为减"者，当读"弦则为紧"也。所谓"减则为寒"者，自然是谓"紧则为寒"也。《伤寒论·平脉法》说"脉有弦紧浮滑沉濇，此六者，名曰残贼，能为诸脉作病也"，成无己注："风则脉浮，寒则脉紧……"又说："师曰：假令亡汗若吐，以肺里寒，故令脉紧也；假令咳者，坐饮冷水，故令脉紧也；假令下利，以胃中虚冷，故令脉紧也。"又说"诸紧为寒……"，成无己注："紧为阴盛，故为寒。"《伤寒论·

辨脉法》说："寸口脉浮紧，浮则为风，紧则为寒。"是"减"读"紧"殆无疑义矣。"脉弦而大"之"大"者，亦非真"大"之脉象，并不像白虎汤证样"洪大"，而是带着虚像之芤脉。《脉经·脉形状指下秘诀》说："芤脉，浮大而软，按之中央空，两边实。"小注："一曰手下无，两傍有。"《玉篇·艸部》说："芤，苦侯切。"《徐氏脉诀》云："按之即无，举之来至，两傍实，中央空者，名曰芤。"故曰"大则为芤"，芤脉外实中空，气血损伤，故曰"芤则为虚"。芤脉之"虚"与紧脉之"寒"相合，则导致气血改革，出现"弦""减""大""芤"相聚之脉象，名之曰"革"。《金匮要略·血痹虚劳病篇》说"夫失精家。少腹弦急，阴头寒，目眩（一作"目眶痛"）发落，脉极虚芤迟，为清谷亡血失精"，治宜天雄散；"男子失精，女子梦交，桂枝加龙骨牡蛎汤主之"。《金匮要略·妇人杂病篇》说："寸口脉弦而大，弦则为减，大则为芤，减则为寒，芤则为虚，寒虚相搏，此名曰革，妇人则半产漏下，旋覆花汤主之。"

此文"脉弦而大"以下四句，为两两对文，"弦则为减（紧），大则为芤"，"减（紧）则为寒，芤则为虚"，绝不可以"阳气遞减"去理解也。

（三）少阴脉不至

《伤寒论·平脉法》说："少阴脉不至，肾气微，少精血，奔气促迫，上入胸膈，宗气反聚，血结心下，阳气退下，热归阴股，与阴相动，令身不仁，此为尸厥，当刺期门、巨阙。"

按：尸厥病，在医学典籍上，首见于《素问·缪刺论篇第六十三》："令人身脉皆动而形无知也，其状若尸，或曰尸厥。"《史记·扁鹊传》记载：扁鹊欲救虢太子之尸厥，谓中庶子曰："子以吾言为不诚，试入诊太子，当闻其耳鸣而鼻张，循其两股以至于阴，当尚温也。"故此文说"阳气退下，热归阴股，与阴相动，令身不仁"也。

所谓"少阴脉不至"者，《难经·十四难》说："脉有损至，何谓也？然：至之脉，一呼再至曰平，三至曰离经，四至曰夺精，五至曰死，六至曰命绝，此至之脉也。"滑伯仁《难经本义》注："平人之脉，一呼再至，一吸再至，呼吸定息，脉四至，加之为太过，减之为不及，过与不及，所以为至为损焉。"熊宗立《俗解难经抄》注："损者不及也，至者太过也，从下渐增于上，曰至，从上渐减于下，曰损。脉之一呼再至，即一息四至，平脉也。"是此文"少阴脉不至"者，非谓其脉不跳动也，而是说其脉跳动不太过也，所谓"脉有损至"之"至"也。其人"尸厥"为可治，故刺"期门"以通心下结血，刺"巨阙"以行胸中宗气也。

（四）太阳痓湿暍

《伤寒论·辨痓（原误为"痉"，此书乃张仲景所著，然张仲景时代尚无"痉"字，今据理校改）湿暍病篇》说："伤寒所致，太阳痓（原误为"痉"，今改）、湿、暍三种，宜应别论，以为与伤寒相似，故此见之。"

按：此文"痉"字，首见于张揖撰之《广雅》一书。《广雅·释诂》卷三下说："痉：恶也。"《黄帝内经素问·大苛论篇第四十八》说："心脉满大，癎瘛筋挛；肝脉小急，癎瘛筋挛。"而《针灸甲乙经》卷四第一下载此则作"心脉满大，癎瘛筋挛；肝脉小急，癎痉筋挛"。是《素问》作"瘛"，《广韵》读"尺制切"，《针灸甲乙经》作"痉"，《玉篇》读："元至切"，二字形虽异音义则同，止是"痉"字较晚出耳。惟其"痉"字较晚出，生活在东汉末年之张仲景未及见到"痉"字也，其不可能用痉字殆无疑义矣。故成无己注此文说："痉，当作痓，传写之误也。痓者，恶也，非强也。《内经》曰"肺移热于肾，传为柔痓（原误为'痉'，当屈成无己以后，今改）"，柔为筋柔而无力，痓为骨痓而不随，痓者，强也。《千金》以强直为痓。《经》曰："颈项强急，口噤，背反张者，痓。即是观之，痓为痉字明矣。"成无己所见甚是。

（五）剧则如惊癎　时瘛疭

《伤寒论·辨太阳病篇》说："若被火者，微，发黄色，剧则如惊癎，时瘛疭，若火熏之，一逆尚引日，再逆促命期。"

按：《备急千金要方》卷五上第二说："夫癎，小儿之恶病也。"分

"风痫""惊痫""食痫"三种，第三说："惊痫者，起于惊怖大啼乃发作者，此惊痫也，惊痫微者，急持之，勿复更惊之，或自止也。"大人亦有发痫者，古名"癫"耳。"大人曰癫，小儿曰痫"。《灵枢·癫狂第二十二》之"癫"，就是说"痫"。汉代文学家杨雄之病"癫眴"、唐代封建皇帝李治之病"风眩"，即是所谓"癫痫"之病也。癫痫之病发，常现出"瘛瘲"之证，《灵枢·邪气藏府病形第四》说："心脉急甚者，为瘛瘲。"史崧《音释》说："瘛瘲，上治，下縱。"《广雅·释诂》卷五上说："瘛，瘲也。"王念孙疏证："《说文》：'瘛，小儿瘛瘲病也。'《汉书·艺文志》有《金创瘛瘲方》。《素问·诊要经终论篇第十六》云：'太阳之脉，其终也，戴眼，反折，瘛瘲。'《潜夫论·贵忠》云：'哺乳太多，则心掣縱而生痫。'并字异而义同。瘛之言掣，瘲之言縱也。《说文》云：'引而縱曰瘲。'瘲，与掣同。""瘈""瘛""掣""瘲"，皆同也。此惊痫乃风温误治之坏病，故预后尤为险恶。

（六）啬啬恶寒，淅淅恶风，翕翕发热（二）

《伤寒论·辨太阳病篇》："太阳中风，阳浮而阴弱，阳浮者热自发，阴弱者汗自出，啬啬恶寒，淅淅恶风，翕翕发热，鼻鸣干呕者，桂枝汤主之。"

考：啬啬恶寒，此文"啬啬"乃声训字，《千金翼方·伤寒上》载之作"瀒瀒"。《伤寒论·辨太阳病篇》说："伤寒发热，啬啬恶寒……此肝乘肺也，名曰横，刺期门。"仍作"啬啬"。又可作"色"，徐中舒《甲骨文字典》说："啬，借为色，三啬云即三色云。"《黄帝内经明堂·手太阴》说"胸中满，色色然"，杨上善注："色色，恶寒状。"《备急千金要方》卷九第三、第四作"救色"，卷三有"治伤寒救色，头痛项强，贼风是风，黄膏方""度瘴发汗青散，治伤寒救色恶寒发热，头痛项强体痛方""六物膏散，治伤寒救色恶寒方"等，以"色"与"啬"皆读"所力切"，二字可通也。又可写作"瑟"，《玉篇》"飋，秋风也"（今本《玉篇》作"飋所乙切，秋风"），字通作"瑟"；《祢衡鹦鹉赋》云"凉风萧瑟"，重言之则曰"瑟瑟"；《刘祯赠从弟诗》云"瑟瑟谷中风";《白虎通·礼乐·五声八音》说"瑟者，啬也";《释名·释乐器》说"瑟，施弦张之，瑟瑟然也"。是"啬""濇""色""瑟"形虽有四，其为声训"恶寒"则一也。所谓"声训"，本无固定之字，止论声不论字也。

考：淅淅恶风，《金匮要略·妇人妊娠病篇第三十六》"葵子茯苓散证"说"洒淅恶寒"，而《脉经》卷九第二引之则作"洒洒恶寒"，是"洒""淅"字通，则"淅淅"同"洒洒"也。《素问·刺疟篇第三十六》说："足阳明之疟，令人先寒洒淅，洒淅寒甚。"有注家谓其"洒淅寒甚"四字乃古注语之误入正文者。《素问·调经论篇第六十二》说"邪客于形，洒淅起于毫毛，未入于经络也，故命曰神之微"，王冰注"洒淅，寒貌也";《素问·刺热篇第三十二》说"肺热病者，先淅然，厥起毫毛，恶风寒"，王冰注"肺主皮肤，外养于毛，故邪中之，则先淅然，恶风寒，起毫毛也";《灵枢·刺节真邪第七十五》说"虚邪之中人也，洒淅动形，起毫毛而发腠理";《针灸甲乙经》卷五第一下说"肺动则秋病温疟，热厥，淅然寒慄"。淅，重言之，则曰淅淅，《伤寒论·辨太阳病篇第五十》之"淅淅恶风"、《备急千金要方》卷九第五之"淅淅恶寒"、《素问·刺要论篇第五十》说"肺动则秋病温疟，沂沂然寒栗"，两"沂"字，乃两"淅"字之坏文。《针灸甲乙经》卷五第一下载此文正作"淅"，可证，惟夺一"淅"字。《杜工部草堂诗笺》二九《秋风》之二亦有"秋风淅淅吹我衣，水流之外西日微"之句。余甚疑《伤寒论·辨太阳病篇第五十》"淅淅恶风"一句，为上句"啬啬恶寒"之古注语误入正文者（可参看拙著《古医书研究·伤寒论考义八则》第一则）。洒，重言之则曰洒洒。《太素·经脉之一》说"胃足阳明之脉……是动则病洒洒振寒"，杨上善注："洒洒，恶寒貌。"《素问·疏五过论篇第七十七》"气虚无精，病深无气，洒洒然时惊"，王冰注："洒洒，寒貌。"《素问·刺疟篇第三十六》说："肾疟者，令人洒洒然。"《金匮要略·痉湿暍病篇第三十六》说："太阳中暍，发热恶寒……小便已，洒洒然毛耸。"是"洒洒"亦为"恶寒"之象也。

考：翕翕发热，《尔雅·释言》说："熻，炽也。炽，盛也。"郭璞注"互相训，熻义见《诗》"，郝懿行义疏："炽者，《说文》云'盛也'，《诗·六月》传同。熻者，傓之或体也。《说文》云'傓，炽盛也'，引《诗》'懿姜傓方处'，通作扇。《汉书·谷永传》注引《鲁诗》作'阎妻扇方处'。又通作熻，《毛诗·十月之交》传：'熻，炽也。'是熻训炽，炽训盛，《说文》简略，故总曰'傓，炽盛也'。"《方言》卷十二说"苦，翕，炽也"，钱绎笺疏："《说文》：'炽，盛也。'以《广雅》'苦，翕，炽也'。《洪范》云：'炎上作苦。'某氏传云：'焦气之味。'《月令》云：'其臭焦，其味苦。'盖臭之曰气，在口四味，于义为炽，故苦训为炽。祢衡《思元赋》云'温风翕其增热'，扬子《甘泉赋》'翕赫曶霍'，李善注云'翕赫，盛貌'，下卷云'煬，翕，炙也'。炙与炽义相近，故注云'今江东呼炽猛为煬，《广雅》又云：'熻，爇也。'熻与翕通，爇与炽义亦相近。《广雅·释诂》卷三上说："苦翕，炽也。"王念孙疏证："苦翕者，《方言》：'苦翕，炽也。'又云：'煬，翕，炙也。'扬雄《甘泉赋》'翕赫曶霍'，李善注云：'翕赫，盛也。'卷二云：'熻，爇也'，义并相近。"《唐故朝散大夫尚书库部郎中郎君墓志铭》有"不为翕翕热"句，是翕与熻通，熻训炽爇也。

（七）大枣十二枚擘

《伤寒论·辨太阳病篇》说："桂枝汤方：桂枝三两（去皮），芍药三两，甘草二两（炙），生姜三两（切），大枣十二枚（擘）。右五味，㕮咀，以水七升，微火煮取三升，去滓，适寒温，服一升，服已须臾，啜热稀粥一升余，以助药力，温覆令一时许，微似有汗者益佳……"

按：此文"大枣十二枚（擘）"之"擘"字，读者多忽略而过，未曾稍留意焉。此关系着大枣药效之发挥，不"擘"则药效不能出也。是故仲景於"大枣"药下每加注以"擘"字。

《说文·手部》说"擘，㧗也，从手，辟声"，段玉裁注："《礼记》'燔黍捭豚'，《释文》云：'捭'卜麦反，注作擗，又作擘，皆同。按卑声，辟声皆在十六部，故《记》作'捭'，《注》作'擘'，今《注》亦作'捭'矣。擘豚，谓手裂豚肉也。又《周礼·旊人》注曰：'薜读如药黄檗之檗，破裂也。'按薜乃擘之假借，《西京赋》云

'剖析毫釐，擘肌分理'，李善引《周礼》注作擘，岂其所据与今不同欤！《内则》曰'塗皆乾擘之'，《丧大记》'绞一幅不辟'，《内则》'麕为辟雞'，皆假辟为擘也。若《孟子》'以仲子为巨擘'，巨擘，谓手大指也。凡大指主开，余四指主合，故谓之巨擘。博戹切。今俗语谓裂之曰擘开，其字如此。"

《玉篇·手部》说"擘，捕革切，擘裂也"；《广雅·释言》卷五下说"擘，剖也"；《广韵·入声·二十一麦》说"擘，分擘"；《龙龛手镜·手部·入声》说"擘，悲厄反，分擘也，以手治物也"。

药中"大枣"药效之发挥，必于事前将其"擘开"与药同时煎煮，服之才能起到大枣的治病作用。否则，大枣药渣食之还是甜味，药效未出矣！

（八）项背强几几

《伤寒论·辨太阳病篇》说："太阳病，项背强几几，反汗出恶风者，桂枝加葛根汤主之。"

按：此文"几几"二字，仲景书中每用之，如《伤寒论》中还有"太阳病，项背强几几，无汗，恶风，葛根汤主之"，《金匮要略·痓（原误为"痉"，今改）湿暍病篇》说："太阳病，其证备，身体强几几然，脉反沉迟，此为痓（原误为'痉'今改）。栝蒌桂枝汤主之。"《针灸甲乙经》亦引"张仲景曰：太阳病，其证备，身体强几几然，脉反沉迟者，此为痓（原误为'痉'，今改）"。《黄帝内经》中亦有用"几几"之字者，如《素问·刺腰痛篇第四十一》说"腰痛，侠脊而痛至头几几然"是也。然则何谓"几几"？《说文·几部》说："鸟之短羽飞几几也，象形。"《玉篇·几部》说："几，是俞切。鸟短羽而飞也。"《广韵·上平声·十虞》亦引《说文》云："鸟之短羽飞几几也，象形。"第一家全面注释《伤寒论》之成无己，说："几几者，伸颈之貌也。动则伸颈摇身而行。项背强者，动则如之。"卷二《释音》说："几几，音殊，短羽鸟飞几几也。"以短羽鸟飞几几也，形容人病之"项背强几几"，是乃用之"引申义"，在古代是一种常用法。

史梦兰《叠韵》说："几几，短也。"注："鸟之短羽几几然，惝朱切，音殳。《韵会》：'有钩挑者，为几案之几，不钩挑者，为殳，鸟短羽也。'"二字之区别甚微，历代多有涵混者。

（九）噎

《伤寒论·辨太阳病篇》说"伤寒病不解，心下有水气，干呕，发热而咳……或噎……小青龙汤主之。"

按：《方言》卷六说："厮，嗌，噎也。楚曰厮，秦晋或曰嗌，又曰噎"之"噎"，恐非此意也。成无己注此文说："若噎者，去麻黄加附子一枚（炮），《经》曰：'水得寒气，冷必相搏，其人即餲，加附子温散寒水。'"餲即噎。《玉篇·口部》说："噎，於结切，《说文》曰：'饭窒也。'《诗》曰'中心如噎'，谓噎忧不能息也。"《诗经·王风·黍离》孔颖达疏："噎者，咽喉蔽塞之名，而言'中心如噎'，故知忧深不能喘息如噎之然。"《一切经音义》卷十三说"噎，煙结反"，《说文》'饭窒'，《字林》'气塞胸喉，食不下也'。"上卷二十五说："噎，乌结反，气塞也。《玉篇》云：'如骨在喉也。'"《通俗文》卷上亦说"塞喉曰噎。"《广韵·入声·十六屑》又说："噎，食塞，又作咽，乌结切。"

《说文·口部》说："噎，饭窒也，从口，壹声"，段玉裁注："《王风》：'中心如噎。'毛曰：'谓噎忧不能息也。'噎忧双声，忧即'终日號而不嗳'，之'嗳'，气逆也。……《王（原误为'郑'）风传》'忧不能息'，忧亦读为嗳。《欠部》曰：'歐，嗳也。'歐嗳，即噎嗳。刘氏台拱说，乌结切。"前文说过"餲即噎"，以此条《伤寒论》原文作"噎"，成无己注文则作"餲"也。《广雅·释言》卷五下王念孙疏证亦谓"噎，与餲同"。《楚辞·九思·逢尤》说"仰长叹兮气餲结"，注"餲，结也"，洪兴祖补注"餲，於结切，《说文》'飯窒也'，与噎同"。《伤寒论·辨脉法》说："……寒气相搏，则为肠鸣，医乃不知，而反饮冷水，令汗大出，水得寒气，冷必相搏，其人即餲。趺阳脉浮，浮则为虚，浮虚相搏，故令气餲。言胃气虚竭也。"《释音》："餲，音噎。义同。"《灵枢·刺节真邪第七十五》说："振埃者，阳气大逆，上满于胃中，愤膜肩息，大气逆上，喘喝坐伏，病恶埃煙，餲不得息。"

《释音》："鲔，音噎。"此医学两条，前者《伤寒论》所述之鲔，如成无己注小青龙汤之"或然证"一样，为寒邪太盛所引起，后者《灵枢经》所述之鲔，为埃煙之气，导致之"喘喝坐伏""鲔不得息"也。

（十）但坐以汗出不彻故也

《伤寒论·辨太阳病篇》："二阳并病，太阳初得病时，发其汗，汗先出不彻……乍在腹中，乍在四肢……但坐以汗出不彻故也……以脉涩故也。"

考：《仓颉篇》卷下说"坐，辠也"，郝懿行义疏："辠，古罪字，《说文》云'辠，犯法也'，《墨子·经上》云'罪，犯禁也'。"

按："犯禁为罪，加之刑罚亦为罪"，《广韵·去声·三十九过》说"坐，被罪"，即加之以罪也。在我国古籍上，每有如此用"坐"者，如《脉经》卷八第十五说："伤于津液，便如烂瓜，亦如豚脑，但坐发汗故也。"《诸病源候论·消渴病诸候·消渴候》说"其病变多发痈疽，此坐热气留于经络不引，血气壅涩，故成痈脓"，《汉书·楚元王传》说"夏侯胜坐诽谤系狱三年，免为庶人"，《后汉书·五行四》说"又邓皇后小人，性行不恒，苟有颜色，立以为后，后卒坐执左道废，以忧死"，皆是其例。坐，罪也。罪，责也。坐、罪、责三字声转可通也。此条"其人躁烦，不知痛处，乍在腹中，乍在四肢，按之不可得，其人短气"而"脉涩"，但责之以汗出不彻，故当更发其汗而病愈。

（十一）人薓

《伤寒论·辨太阳病篇》说："厚朴生姜甘草半夏人参汤方：厚朴半斤去皮炙，生姜半斤切，半夏半斤洗，人参一两，甘草二两炙。右五味，以水一斗，煮取三升，去滓，温服一升，日三服。"

按：此书卷三《释音》说："人薓，下音参。"然通查今本《伤寒论》诸方有人参者皆不作"人薓"，止作"人参"。考《说文·艸部》说"薓，人薓，药艸，出上党，从艸，浸声。"《玉篇·艸部》说："薓，所金切，人薓药，蓡，同上。"《广雅·释艸》说"地精，人薓也"，《太平御览·药部八》引之则作"薓，地精，人参也"。今本《广雅》"浸"作"蒮","参"作"蓡"。《广韵·下平声·二十一侵》以"蔘"为"蓡"之古文。《尔雅·释艸》"茛，芺茛"下郝懿行义疏说："今荞茛叶似杏叶，根如沙蔘，故名杏叶沙蔘。"长少马王堆汉墓出土《五十二病方》熏疗杀虫有"苦浸"，则作"浸"，是古时药名"侵""蒮""蔘""浸""蓡"诸字者，今皆止用"参"字也。王念孙《广雅·释艸》"蒮"条下疏证说："《神农本草》云'人参味甘，一名人衔，一名鬼盖，生上党山谷'，《御览》引《范子计然》云'人参出上党，状类人煮善'，又引《吴普本草》云：'人参一名土精，一名神草，一名黄参，一名血参，一名人微，一名王精，或生邯郸，三月生，叶小锐，核黑，茎有毛，根有头足手面目如人，是人参以形得名。土精，犹地精也，色黄，故又名黄参。'"陶注《本草》云："上党人参形长而黄，状如防风，多润实而甘；百济者，形细而坚白；高丽者，形大而虚软，并不及上党者。人参生一茎直上，四五相对生，花紫色，高丽人作赞曰：'三丫五叶，背阳向阴，欲来求我，椵树相寻。'椵树阴广，则多生阴地也。人参之名，始著于绛书，《御览》引《春秋运斗枢》云：'摇光星散为人参。''废江淮山渎之利，则摇光不明，人参不生。'"又引《礼斗威仪》云"乘木而王，有人参至。则西汉时已贵重之"，《潜夫论·思贤》云："治疾当真人参，反得支罗服。当麦门冬，反得蒸穬麦。"人参、麦门冬，皆《本草》上品也。

（十二）白饮

《伤寒论·辨太阳病篇》中说："五苓散方：猪苓十八铢（去皮），泽泻一两六铢，白术十八铢，茯苓十八铢，桂枝半两（去皮），上五味，捣为散，以白饮和服方寸匕，日三服。多饮暖水，汗出愈。"

按：有释此方"白饮，指米汤"，其说可商。

考：《素问·汤液醪醴论篇第十四》说："黄帝问曰：为五谷汤液及醪醴，奈何？岐伯对曰：必以稻米，炊之稻薪，稻米者完，稻薪者坚。帝曰：何以然？岐伯曰：此得天地之和，高下之宜，故能至完；伐取得时，故能至坚也。"王冰注"液，谓清液"，是"米汤"称"液"未见称"饮"也，而"饮"在古代则可称"水"称"饮"，而从未见称之为"米汤",是"米汤"不得用释"白饮"也。《论语·述而》说:"饭疏食饮水。"《金匮要略·痰饮咳嗽病篇》说"凡食少饮多,水停心下"是其例。凡"饮"曰"酒"者,《甲骨文字典·饮》说:"𩚵象人俯首吐舌捧尊就饮之形,为饮之初文,字形在卜辞中每有省变,𩚵或省作彡,故𩚵亦做酒……酒释饮,通读所有卜辞,均无扞格。"此其一。《周礼·酒正》说:"辨四饮之物,一曰清,二曰医,三曰浆,四曰酏。"此其二。《国语·楚语上》说:"谷阳竖爱子反之劳也,而献饮焉,以毙于鄢。"韦昭注:"主昭子反,谷阳竖献饮于子反,醉不能见。"此其三。《吕氏春秋·孝行览·义赏》说:"断其头以为觞。"高诱注:"觞,酒器也。"毕沅曰:"孙云案此可证,饮器之为酒器。"此其四。《说文·角部》说"觞,实曰觞,虚曰觯,从角,𥏽省声",段玉裁注:"觞者,实酒于爵也,式阳切。"《玉篇·角部》说:"觞,式羊切,饮器也,实曰觞,虚曰觯。"此其五。《叠雅》卷十说:"酖酖,饮也。"注:"《说文》:酖酖,乐酒也。"此其六。《吕氏春秋·慎行论·疑似》说:"邑丈人有之市而醉归者,黎丘之鬼效其子之状,扶而道苦之。丈人归,酒醒,而诮其子曰:'吾为汝父也,岂谓不慈哉?我醉,汝道苦我,何故?'其子泣而触地曰:'孽矣!无此事也。昔也往责于东邑,人可问也。'其父信之,曰:'嘻!是必夫奇鬼也!我固尝闻之矣。'明日端,复饮于市,欲遇而刺杀之。明旦之市而醉,其真子恐其父之不能反也,遂逝迎之。丈人望其真子,拔剑而刺之。"此其七。《金匮要略·惊悸吐衄胸满瘀血病篇》说:"夫酒客饮者,必致吐血,此因极饮过度所致也。"此其八。《肘后备急方·治卒饮酒大醉诸病方》说:"饮后下痢不止,煮龙骨食之,亦可末服。"此其九。等等,皆是谓"饮"为"酒"也。饮,既然是酒,饮字上面加一个"白"字作"白饮",就是"白酒"无疑。然则何谓"白酒"?即古之所谓"酴"。明代的陶宗仪《说郛》一百二十卷本载宋朱翼中《酒经》云:"《说文》'酒白谓酴,酴者,坏饭也',叟者,老也。饭老即坏,饭不坏则酒不甜。"今本《说文》无酴字,酴字见于《仪礼·聘礼》云"酴、黍、清,皆两壶",注"酴,白酒也",字从酉,故训为白酒。《说文·

西部》说"醴，一宿熟也，从酉，豊声"，段玉载注："《周礼·酒正》注曰：'醴，犹体也，成而汁滓相将，如今恬酒也。'"

按："汁滓相将，盖如今江东人家之白酒"也。《金匮要略·胸痹心痛短气病篇》亦有用"白酒"者，"栝蒌薤白白酒汤"等方是也。酒，乃五谷蒸之加曲酿之而成，故亦或称"液"，《灵枢·论勇第五十》说"酒者，水谷之精，熟谷之液也，其气慓悍"，《太素·经络别异》说"饮酒者，卫气先行皮肤，先充络脉"，杨上善注"酒是熟谷之液，入胃先行皮肤，故卫气盛"，《灵枢·禁服第四十八》说"审察卫气，为百病母"，唯酒为熟谷之液，其气慓悍，入胃先充络脉之中，故《汉书·食货志》称"酒"为"百药之长"，《礼记·射义》说"酒者，所以养老也，所以养病也"，《说文·酉部》"医"字下说"医之性然，得酒而使"，《千金翼方·本草下·米谷部》说"酒……主行药势，杀百邪恶气"，故"五苓散"特用酒为使以行药势而"以白饮"也犹是白酒"和服"也。

（十三）心中懊憹

《伤寒论·辨太阳病脉证并治第六》说："发汗吐下后，虚烦不得眠，若剧者，必反复颠倒，心中懊憹，栀子豉汤主之。"

按：此文成无己注云："……心恶热，热甚则必神昏，是以剧者，反复颠倒而不安，心中懊憹而愦闷。懊憹者，俗谓鹘突是也。"《释音》："懊憹，上於刀切，下奴刀切，又女江切，心乱也。"成无己训"懊憹"为"鹘突"，所谓"鹘突"者，声转则为"糊涂"也，是人之神识已糊涂。《方言》卷十说："悃愁，顿愍，惛也。楚扬谓之悃，或谓之愍，江湘之间谓之顿愍，或谓之氏惆，南楚饮毒药瀮谓之氏惆，亦谓之顿愍，犹中齐言眠眩也，愁恚愦愦，毒而不发，谓之氏惆。"郭璞注："悃愁，顿愍，惛也，言迷昏也，顿愍，犹顿闷也。氏惆，犹懊憹也。"钱绎笺疏："《说文》'惛，不憭也'，《玉篇》'惛，乱也，痴也'，《孟子·梁惠王篇》'王曰：吾惛'，赵岐注曰'王言吾情思惛乱'，《汉书·刘向传》'臣甚惛焉'，颜师古注'惛，谓不了言惑于此事也'。通作昏，《晋语》云：'重（此字乃'僮'之误）昏不可使谋。'" 王念孙在《广雅·释诂》卷一上《疏证》中也曾说过："殙者，《说文》：'殙，瞀也。' 即所云'乱'或为'惛'也，惛为殙通，亦通作昏。"《笺疏》又说："……《广雅》'顿愍，乱也'……氐惆，双声字，前卷四云：'汗襦，自关而西或谓之祇裯，祇音氐，裯寸牢反……惛乱谓之氐惆。'皆为形容之辞，无定字，亦无定名也。今吴人谓小儿烦懑懊恼，声如跻遭，即氐惆之转也。《说文》：'懑，烦也。'《问丧篇》'悲哀志懑气盛'，《史记·仓公传》云'故烦懑食不下'，注'氐惆，犹懊侬者'。"《素问·六元正纪大论篇第七十一》云："甚则瞀闷懊侬。"按懊侬转言之即懊恼矣。《方言》卷三说："凡饮药傅药而毒……东齐海岱之间谓之瞑，或谓之眩。"郭璞注："瞑眩，今亦通语耳。"钱绎笺疏："《说文》'眩，目无常主也'，《释名》：'眩，悬也，目视动乱如悬物遥遥不定也。'《众经音义》卷一云'眩，古文姰，迿二形'，引《字林》'眩，乱也'，《玉篇》'音胡徧、胡蠲二切'，《周语》'观美而眩'。李善注《景福殿赋》引贾逵注云：'眩，惑也。'《楚辞·离骚》'世幽昧以眩曜兮'，王逸注：'眩曜，惑乱貌。'皆昏迷之意也。"合言之，则曰瞑眩。《楚语》《孟子》并引《书》："若药不瞑眩。"韦注"顿愍也"，赵注"瞆乱也"。字通作冥眴，《扬子甘泉赋》："目冥眴而无见。"倒言之，则曰眩瞑，《史记·司马相如传》"视眩眠而无见"，《汉书》作"眩泯"。眩泯，眩眠，并与眩瞑同。按瞑与眩本为谛视迷惑之名，故字皆从目，谛视迷惑，谓之瞑，或谓之眩，或谓之瞑眩，中药毒而皆迷，谓之瞑，亦谓之眩，或谓之瞑眩，皆义之相因者也，皆懊侬之证候也。

《伤寒论·辨阳明病篇》："阳明病，无汗，小便不利，心中懊侬者，身必发黄。"又："心中懊侬，舌上苔者，栀子豉汤主之。"又："心中懊侬，饥不能食，但欲汗出者，栀子豉汤主之。"《素问·六元正纪大论篇第七十一》："……目赤心热，甚则瞀闷懊侬，善暴死。"

（十四）身瞤动振振欲擗地者

《伤寒论·辨太阳病篇》说："太阳病，发汗，汗出不解，其人仍发热，心下悸，头眩，身瞤动，振振欲擗地者，真武汤主之。"

按：此文"身瞤动振振欲擗地"者，《说文》说"瞤，目动也，从目，闰声"，《玉篇·目部》说"瞤，如伦切，目动也"。瞤，训"目动"，引申之则为"全身振动"矣。《广雅·释诂》卷一下说"振，动也"，振与"震"可通，《广韵·去声·二十一震》说"震，雷震也，又动也"，《说文·雨部》说"震，劈历振物者"可证。振与震，叠韵字也。《集韵·去声·二十一震》说"之刃切"，亦引《说文》"劈历振物者"，并引《春秋传》"震夷伯之庙"，是其"振物"之甚者。振，既训动，重言之则曰"振振"，《伤寒论·辨太阳病篇》说"伤寒，若吐若下后，心下逆满，气上冲胸，起则头眩，脉沉紧，发汗则动经，身为振振摇者，茯苓桂枝白术甘草汤主之"，成无己注："阳气外虚，则不能主持诸脉，身为振振摇也。"又说"凡柴胡汤病证而下之，若柴胡汤证不罢者，复与柴胡汤，必蒸蒸而振，却发热汗出而愈"，成无己注："先经下里虚，邪气欲出，内则振振然。"《金匮要略·藏府经络先后病篇》说："呼吸动摇振振者，不治。"《伤寒论·辨太阳病篇》说："太阳病，发汗，汗出不解，其人仍发热，心下悸，头眩，身瞤动，振振欲擗地者，真武汤主之。"此文"欲"，读《素问·藏气法时论篇第二十二》"肝欲散，急食辛以散之，用辛补之，酸泻之，心欲耎，急食咸以耎之，用咸补之，甘泻之"之"欲"，与"容"通，二字皆从"谷"声也。《释名·释姿容》说："容，用也，合事宜之用也。"是"容"则训"用"。《词诠》卷八说："用，介词，与'以'同。《一切经音义》七引《仓颉》云：'用，以也。'以，用一声之转，故义同。"擗地，《一切经音义》卷二十九说："'以哀痛故自投身于地'也。是则此文'身瞤动振振欲擗地者'，乃谓全身瞤动振振以自投身于地，宛转号哭，痛苦之甚也。从手，辟声也。"余早年在家乡行医治愈"全身振动"一例，见拙著《李今庸医案医论精华》第53页《全身振动治验（一）》："某某，女，37岁，住湖北省枣阳市农村，农民。1950年4月某日就诊。发病二日，全身振振动摇欲倒，不能自持，小便黄，脉沉。乃寒饮内结、正阳受阻，治宜温阳化饮，拟真武汤加味。方：炒附片10克，炒白术10克，茯苓10克，白芍10克，生姜10克，细辛6克，以水煎服，日二次。"

按：脉沉为阴，《伤寒论·平脉法》说："沉潜水蓄。"水饮之邪蓄结于内，正阳被遏不能外出，故脉见沉象。阳不化气，则小便为之黄。寒饮阻遏阳气，阳欲通而不能通，不能通而又欲通，正邪交争于体内，故身体振振动摇而欲倒，《伤寒论·辨太阳病篇》说："……身瞤动，振振欲擗地者，真武汤主之。"真武汤方，温正阳以散寒饮，加细辛散寒以助之，药服一剂而病愈。

（十五）汗出则痓

《伤寒论·辨太阳病脉证并治中》："疮家虽身疼痛，不可发汗，汗出则痓。"

考：《说文·疒部》说："痓，彊急也，从疒，至声。"《玉篇·疒部》说："痓，渠并切，风强病也。"强与彊同。《灵枢·热病》说："风痓，身反折，先取足太阳及腘中及血络出血。"《伤寒论·辨痓湿暍病篇》说"伤寒所致，太阳痓湿暍三种，宜应别论，以为与伤寒相似，故此见之"，成无己注："痓当作痉，传写之误也。痓者恶也，非强也。……痉谓骨痓而不随，痉者强也。《千金》以强直为痓，《经》曰'颈项强急，口噤，背反张者痓'，即是观之，痓为痉字明矣。"是"痉"乃以"瘛痓"者，《说文·疒部》说"瘛，小儿瘛疭病也，从疒，恝声"，《伤寒论·辨太阳病篇第四十八》说"剧则为惊痫，时瘛疭"，瘛，同瘛，《素问·大奇论篇第四十八》说"心脉满大，痫瘛筋挛"，《针灸甲乙经》载此文作"心脉满大，痫痓筋挛"，则"痓"与"瘛"义通。《神农本草经》卷一说"发髲……疗小儿痫，大人痓"，杨上善《太素·经筋》说"在小儿称痫，在大人则称癫"，癫，是"癫痫"之"癫"，与"痓"字义通，是"瘛疭间发"为"瘛痓"之临床特征也，这就造成了项背强急，难以屈伸的痓病和卒然仆地、四肢瘛疭的癫痫分而不清。

（十六）糜粥自养

《伤寒论·辨太阳病篇》说："十枣汤方：芫花（熬），甘遂，大戟，大枣十枚（擘）。右三味，等分，各别捣为散，以水一升半，先煮大枣肥者十枚，取八合，去滓，内药末，强人服一钱匕，羸人服半钱，温服之，平旦服。若下少，病不除者，明日更服，加半钱，得快下利后，糜粥自养。"

按：《伤寒论·辨太阳病篇》有服桂枝汤已，"须臾，啜热稀粥一升余，以助药力"。此文"糜粥自养"之"糜粥"，《广韵·上平声·五支》说："糜，糜粥，靡为切。"《玉篇·米部》说："粥，之育切，糜也。"《说文·米部》说："糜，糁糜也，从米，麻声。黄帝初教作糜。"段玉裁注："以米和羹谓之糁，专用米粒为之谓之糁，糜亦谓之饘，亦谓之饘，《食部》曰：'饘，糜也。'"《释名·释饮食》说："糜，煮米使糜烂也。"毕沅曰：《说文》'糜，烂也'，此当云'糜，䃺也，煮米使䃺烂也'。《释名》同篇又说："粥浊于糜，粥粥然也。"叶德炯曰："《释言》'鬻'，糜也，释文引孙炎注'鬻，淖糜也'，《礼·儒行》'粥粥，若无能也'，疏云'是柔弱专愚之貌'，正取此义。"《尔雅·释言》说："䭀，饘也。"郭璞注"糜也"，郝懿行义疏："饘者，《说文》云'糜也'，糜训糁，与鬻别，而亦以为鬻之通名。《说文》鬻、键互训。鬻即粥字，今读若周，此古音也。《说文》'饘'云，'周谓之饘，宋谓之䭀'（本皆作饘，从段本改），䭀与键同，键是鬻之稠者，《内则》释文：'饘，厚粥也。'然则《尔雅》之饘，当谓键矣。䭀者，鬻之假音也。《说文》：'（鬻），键也。鬻键即䭀饘。'《说文》'䭀'，训'寄食'，与饘义别。《玉篇》：'鬻，或作糊。'糊即䭀之或体。是䭀鬻通。"《尔雅》同篇又说"鬻，糜也"，郭璞注"淖糜"，郝懿行义疏："糜者，《说文》训糁，糁以米和羹，一曰粒也。熬以米和羹为糁，以米煮鬻为糜，糜鬻通名，故《释名》云：'糜，煮米使糜烂也。粥淖于糜，粥粥然也。'鬻者，经典省作粥而训糜，《玉篇》：'粥，糜也。'《既夕礼》云'歠粥'，郑注：'粥，糜也。'粥皆鬻字之省。《左氏僖二十八》《昭七年》正义及释文并引孙炎云：'鬻，淖糜也。'是郭所本。上文'䭀饘'郭云'糜也'，此云'淖糜'。然则四者同类而异名，稠者曰糜，淖者曰鬻，今俗语犹然也。然《左传》正义俱连引'䭀饘，鬻糜'二文，今隔别者，或传书者误分之。"此糜粥二字，浑言之，则不分；析言之，则稠者为糜，稀者为粥也。

（十七）奄然发狂（二）

《伤寒论·辨阳明病篇》说："阳明病，欲食，小便反不利，大便自调，其人骨节疼，翕翕如有热状，奄然发狂，濈然汗出而解者，此水不胜谷气，与汗共并，脉紧则愈。"

按：此文"奄然发狂"，奄然者，忽然也。发狂者，必不是"狂走""狂叫"也，此"发狂"者，乃谓病人"发生怳忽"之证象也。《韩非子·解老》说："心不能审得失之地则谓之狂。"《说文·心部》说"怳，狂之皃，从心，况省声"，皃与貌同。《灵枢·小针解第三》说"泻则怳然若有失也"，史崧《音释》"怳然，上吁往切，狂貌"；《广雅·释诂》卷四上说"怳，狂也"，王念孙疏证："怳之言怳忽也，《说文》'怳，狂之皃也'；《国语·晋语二》'君子失心，鲜不夭昏'，韦昭注：'昏，狂荒之疾。'"《灵枢·本神第八》说"肝悲哀动中则伤魂，魂伤则狂忘不精，不精则不正"，《文选·朱玉神女赋》说"晡夕之后，精神怳忽"，李善注"怳忽，不自觉知之意"；《淮南子·原道训》说"骛怳忽，历远弥高以极往"，高诱注"怳忽，无之象也"，怳忽，倒言之则曰"忽怳"，魏源《老子本义》第十三章说"无状之状，无象之象，是谓忽怳"；《淮南子·原道训》说"忽兮怳兮，不可为象兮，怳兮忽兮，用不屈兮"，高诱注"忽怳，无形貌也，故曰不可为象也"。《淮南子·人间训》说："故黄帝亡其玄珠，使离朱、捷剟索之，而弗能得之也，于是使忽怳，而后能得之。"高诱注："忽怳，黄帝臣也。忽怳善忘之人。"善忘必怳忽，怳忽则记忆丧失，甚则昏冒而不知识人也。有如《伤寒论》此文"奄然发狂"者，阳气来复，此水不能胜谷气，与汗共同比俉以出，濈然汗出解也，故脉紧即愈。正如《尚书·说命上》所谓"若药弗瞑眩，厥疾弗瘳"也。怳，乃狂之貌也。怳忽，今通作"恍惚"也。

（十八）土瓜根导法

《伤寒论·辨阳明病篇》说："阳明病，自汗出，小便自利者，此为津液内竭，虽硬不可攻之，当须自欲大便，宜蜜煎导而通之，若土瓜根及与大猪胆汁，皆可为导。"

按： 此文"土瓜根导法"方缺，可借《外台秘要》所载《古今录验》第二十六卷中"疗大小便不通方：取土瓜根捣取汁，以水解之，于筒中吹内下部，即通"。

（十九）生梓白皮

《伤寒论·辨阳明病篇》说："麻黄连轺赤小豆汤方：麻黄二两（去节），赤小豆一升，连轺二两，杏仁四十个（去皮尖），大枣十二枚，生梓白皮一升，生姜二两半，甘草二两（炙）。已以八味，以潦水一斗，先煮麻黄再沸，去上沫，内诸药，煮取三升，分温三服，半日服尽。"

按： 此方乃治"伤寒，瘀热在裹，身必发黄"之证，有"疏越邪热，渗湿退黄"之功效。然方中"生梓白皮"一药究为何物？余以为乃指"正在生长或具有生气的'梓树'剥去外层粗皮取其第二层皮"是也。其"梓"之为"树"，首见于《诗经》。《诗·鄘风·定之方中》："椅桐梓漆，爰伐琴瑟。"朱熹注："梓，楸之疏理白色而生子者。"是也。

（二十）咽中伤，生疮

《伤寒论·辨少阴病篇》："少阴病，咽中伤，生疮，不能语言，苦酒汤主之。"

考：《灵枢·经脉第十》说："是主肾所生病者，口热，舌干，咽肿。"肾少阴经脉为病邪所侵，致其咽部今之所谓滤泡增多增大，而为"咽中伤"者，即"咽中生创"也。古代无"疮"字，止作"创"。其"疮"字始见于《玉篇》，且"疮"与"伤"为互训，《说文·人部》说："伤，创也。"《说文·刃部》则说："刃，伤也，以刃，从一，创，或从刀，仓声。"是"伤""创"二字互训之一例也；《广雅·释诂》卷一上说："伤，创也。"《广雅·释诂》卷四上则说："创，伤也。"是"伤""创"二字互训之又一例也。"伤""创"同义，古人必不复出，疑"生疮"二字为"咽中伤"之古注语误入正文所致。

（二十一）不能语言

《伤寒论·辨少阴病篇》："少阴病，咽中伤，不能语言，苦酒汤主之。"

考：《灵枢·忧恚无言第六十九》说："喉咙者，气之所以上下者也；会厌者，音声之户也；口唇者，音声之扇也；舌者，音声之机也；悬雍垂者，音声之关也。"人之运气以为语言时，始则气清而语音如常，稍多说话则气浊痰附，发音难出，此所谓"不能语言"者，此"能"字当声转读"耐"。古籍中多有以"能"作"耐"读者，如《素问·阴阳应象大论篇第五》中"能冬不能夏"，"能夏不能冬"。而《针灸甲乙经》卷六第七载此文则作"耐冬不耐夏"，"耐夏不耐冬"。又如《灵枢·阴阳二十五人第六十四》中"木形之人……能春夏不能秋冬"，"火形之人……能春夏不能秋冬"，"土形之人……能秋冬不能春夏"，"金形之人……能秋冬不能春夏"，"水形之人……能秋冬不能春夏"。而《针灸甲乙经》卷一第十六载此文则作"木形之人……奈春夏不奈秋冬"，"火形之人……奈春夏不奈秋冬"，"土形之人……奈秋冬不奈春夏"，"金形之人……奈秋冬不奈春夏"，"水形之人……奈秋冬不奈春夏"，"奈"与"耐"同。再如《淮南子·地形训》说："食水者，善游能寒。"庄逵吉注："唐马总《意林》引此云'食水者善浮而耐寒'。"《汉书·晁错传》说："其性能寒。"颜师古注："能，读曰耐。"其实，《金匮要略·血痹虚劳病篇》中"酸削不能行"之"能"，字读"耐"。据此，则此文"不能语言"者，非失语之证，乃谓其有似"失音"也，失音为"声散"，而此则为痰浊附着而声难于扬越也，故仲景下文特申之曰"声不出者"，主之以"苦酒汤"也。

（二十二）索饼

《伤寒论·辨厥阴病篇》说："凡厥逆者，当不能食，今反能食者，恐为除中，食以索饼，不发热者，知胃气尚在，必愈，恐暴热来出而复去也。"

按：此文"索饼"，非今日圆形饼块之面食也。《广韵·上声·四十静》说："饼，索饼，出《食苑》。"《玉篇·麦部》说："饼，博领切，索饼也。"《龙龛手镜·麦部·上声》说"䴸，音饼，索饼也"，《释名·释饮食》说："饼，并也，溲麺使合并也。胡饼作之，大漫冱也，蒸饼、汤饼、蝎饼、髓饼、金饼、索饼之属，皆随形而名之也。"成蓉镜曰："索饼，疑即水引饼，今江淮间谓之切麺。"吾乡相传小儿周岁之"汤饼会"，亦是吃煮熟之麺条，此乃古风之遗俗。至于《金匮要略》治疗百合病之"百合洗方，右以百合一升，以水一斗，渍之一宿，以洗身。洗已，食煮饼，勿以盐豉也"，治渴以百合洗身，食淡麺条以免"盐者胜血"而发渴之戒。

（二十三）却治其厥（二）

《伤寒论·辨厥阴病篇》说："伤寒厥而心下悸者，宜先治水，当服茯苓甘草汤，却治其厥，不尔，水渍入胃，必作利也。"

按：本篇前文说："凡厥者，阴阳气不相顺接便为厥，厥者，手足逆冷是也。"此条病候，既有"阴阳气不相顺接"的"手足逆冷"，又有"水气凌心"的"心下悸"。于此，仲景特分别病势的急缓，先用茯苓甘草汤以去"凌心"之水气，清除其渍入胃中而下利之患，然后再调其"阴阳"使之"顺接"而愈"手足冷逆"之"厥"，是所谓"却治其厥"也。"却治其厥"者，"后治其厥"也。是"却"字之为义"后"也"退"也，与上"先"字为对文，上曰"宜先治水"，此曰"却治其厥"。"先""却"二字为对，乃仲景书中行文之常例。前《辨太阳病篇》中有"先刺风池风府，却与桂枝汤则愈"之文，《金匮要略·呕吐哕下利病篇》中则有"先呕却渴者，此为欲解"和"先渴却呕者，为水停心下，此属饮家"，皆是其例。且《金匮要略·痰饮咳嗽病篇》中载其后者之文"却"字正作"后"，说"先渴后呕，为水停心下，此属饮家"，则是一个十分明显而又确切的例证，足以证实此文"却治其厥"的"却"，当训为"后"字之义无疑。何今之学者不究仲景书中行文之例，竟说"却"为无义之"副词"？致使"宜先治水"的"茯苓甘草汤"一方，成为用于"治水就是治厥"之方。这种曲为之释的注经，使文中"宜先治水"的"先"字自然也成为一个无义之副词，并使仲景先师"不尔，水渍入胃，必作利也"而谆谆告诫人们留心病机趋势的话变得毫无意义。我们知道，这是不符合仲景著作原意的。仲景著作的特点是"文字精练，经验可靠"，是不可能有什么废话的。

（二十四）必郁冒汗出而解（一）

《伤寒论·辨厥阴病篇》说："下利，脉沉而迟，其人面少赤。身有微热，下利清谷者，必郁冒汗出而解，病人必微厥，所以然者，其面戴阳，下虚故也。"

按： 此文"下利，脉沉而迟"一条，诸书载之颇多异同。我是按人民卫生出版社 1956 年 2 月据明代赵开美刻《仲景全书》本缩影出版抄录者，与商务印书馆 1955 年 7 月据涵芬楼影印明代嘉靖汪济川校正成无己注本排印本，重庆市人民出版社 1955 年 4 月据赵开美白文本复刻出版本之文相同，而上海千顷堂书局 1947 年 10 月据日本古本康平本《伤寒论》出版之此文则分作两条，自"下利，脉沉而迟，其人面少赤，身有微热，下利清谷者，必冒汗出而解"为前一条，自"病人必微厥，所以然者，其面戴阳，下虚故也"等文为后一条。如此，病证叙述有详略，而病机则无改变。

《金匮要略·呕吐哕下利病篇》亦载此文全条，其《新编金匮要略方论》，乃商务印书馆 1954 年 12 月据古今医统正脉全书本排印之丛书集成旧版重印本所载此文相同，而人民卫生出版社 1956 年 3 月据明代赵开美刻《仲景全书》本缩影出版，其"病人必微厥"之"厥"字误为"热"，然在上海复印之俞桥本《金匮要略》，载此文之"厥"亦为"热"，上有一眉批说："热，一作厥。"

《脉经》，我拥有三个本子：（1）清代光绪十九年四月景苏园大字本；（2）上海卫生出版社 1957 年 9 月据光绪癸巳景苏园复宋本影印；（3）商务印书馆 1940 年 12 月钱熙祚刻本排印本。三者皆同分此文为前后两段，然不同于"康平本《伤寒论》"分法，其自"下利，脉沉而迟，其人面少赤，身有热微"为前条，自"下利清谷者，必郁冒汗出而解，其人必微厥，所以然者，其面戴阳，下虚故也"为后条。如此则前条可以从新理解，为里有寒而表有热，后条无由改其病机也。下利清水完谷，仍然要禁发汗，发汗则必导致亡阳也。至于《伤寒论》别本之《金匮玉函经》，为人民卫生出版社 1955 年 1 月据清初何义门鉴定藏本影印，文字同此文。综观全条文字，甚疑"必郁冒汗出而解"一句，乃他篇之文被误衍于此也。

（二十五）晬时脉还

《伤寒论·辨厥阴病篇》说："下利后脉绝，手足厥冷，晬时脉还，手足温者生，脉不还者死。"

按：上面一条"下利，手足厥冷，无脉者，灸之，不温，若脉不还，反微喘者，死"。此两条皆言"厥利而脉绝"，灸之而回厥，止利以复脉。如"晬时厥利止"而"脉还"者，为向愈之兆，否则，虽卢扁亦末如之何也已矣！何谓"晬"？一指"周年"，二指"周时"。周年者，如《玉篇·日部》说："晬，子对切，周年也。"《广韵·去声·十八队》说："晬，周年子也，子对切"。《类篇·日部》《集韵·去声上·十八队》并说："晬，祖对切，生子一岁也。"《龙龛手镜·日部·去声》作"晬"，说"子对反，周年也"。小孩生后一岁之所谓"抓周"，亦必是在一周岁时举行之。何谓"晬时"？如成无己此条之注"晬时，周时也"即是也。

《伤寒论·伤寒例》说"重病者，一日一夜当晬时观之，如服一剂，病证犹在，故当复作本汤服之"，成无己注："晬时者，周时也。"《伤寒论·辨不可发汗》说"晬时而发，其形似疟"，亦是指周时。《灵枢·上膈第六十八》说："虫为下膈，下膈者，食晬时乃出。"《类经·针刺类·上膈下膈虫痈之刺》注其文说："晬时，周时也。"《类篇·日部》《集韵·去声上·十八队》亦并说："晬……一曰晬时者，周时也。"此即是"晬"字之义，二义并在其中。

（二十六）劳復　食复

《伤寒论·辨阴阳易差后劳復病篇》说："大病差后，劳復者，枳实栀子汤主之；若有宿食者，加大黄如博棋子大五六枚。"

按：《方言》卷三："瘼，瘦，病也，东齐海岱之间曰瘼，或曰瘦，曰瘥。”郭璞注：“谓劳复也。”《广雅·释言》卷五下说“瘦，瘥也”，王念孙疏证：“《方言》'瘦，病也，东齐海岱之间曰瘦，秦曰湛'，郭璞注云'瘦，谓劳复也'，《广韵》引《音谱》云：'瘦，病重发也。'《玉篇》：'瘦，复病也。'”瘦、復、瘥、湛并通。《伤寒论》有“大病差后劳复治法”。成无己《伤寒论·辨阴阳易差后劳复病篇》注说："病有劳复，有食复。"伤寒新差，血气未平，余热未尽，早作劳动，病者名曰劳复。病热少食，而强食之，热有所藏，因其谷气留搏，两阳相合而病者，名曰食复。劳复，则热气浮越，与枳实栀子豉汤以解之；食复，则胃有宿食，加大黄以下之。伤寒差后更发热者，为余热未尽，治用小柴胡汤。差后腰以下肿者，为水溢下焦，治用牡蛎泽泻散。差后喜唾久不了了者，为胃上有寒，治用理中丸。差后虚羸少气而欲吐，为余热伤气而气逆，治用竹叶石膏汤。差后而日暮微烦，为人强与谷而脾胃尚弱不能消谷，治用损谷则愈。差后渴欲饮水者，少少与饮之，令胃气和则愈。所谓“差”者，《方言》卷三“差，愈也，南楚病愈者谓之差”，钱绎笺疏："汉王疾瘥。"颜师古注："瘥，读与愈同。愈，差也。《公孙丑》'昔者疾，今日愈'，瘥与愈同。《众经音义》卷二、卷三、卷六、卷十七、卷二十二、卷二十三凡六引《方言》：差，愈也，惟卷八引作'瘥'，《说文》'瘥，瘉也'，《广雅》作'瘥……瘉也'。瘥与差通。"是“差”为“病愈”也。

（二十七）白饮和服方寸匕

《伤寒论·辨阴阳易差后劳复病篇》说："大病差后，从腰以下有水气者，牡蛎泽泻散主之。牡蛎泽泻散方：牡蛎熬，泽泻，蜀漆暖水洗去腥，葶苈子熬，商陆根熬，海藻洗去咸，以上各等分。右七味，异捣，下筛为散，更于臼中治之，白饮和服方寸匕，日三服，小便利，止后服。"

根据吾人考证，所谓“白饮”者，即“白酒”也［见前第（十二）“白饮”条考证］，《仪礼》称之曰“醆”。《礼仪·聘礼》说："醆，黍，清，皆两壶。"郑玄注："醆，白酒也。"《玉篇·西部》说"醆，使邹切，白酒"，《广韵·上声·四十四有》说"醆，白酒"。

《说文·酉部》说"醴，一宿熟也，从酉，豊声"，段玉裁注："《周礼·酒正》郑玄注说'醴，犹体也，成而汁滓相将，如今恬酒矣'。"

按："汁滓相将，盖如今江东人家之白酒"也。其必非"米汤"，亦非今日"蒸馏"之所谓白酒也。

《金匮要略·水气病篇》说："……沉则络脉虚，伏则小便难，虚难相搏，水走皮肤，即为水矣。""沉""伏"言病机，乃谓邪热内伏不得宣散，致藏府阳气不化，水液渗溢而形成水气之病，《金匮要略·水气病篇》说"腰以下肿，当利其小便"，与牡蛎泽泻散利小便而散水气也。必以白饮和服者，白饮者，白酒也，以助速利小便也。《灵枢·经脉第十》说："饮酒者，卫气先行皮肤，先充络脉，络脉先盛，故卫气已平。"又《营卫生会第十八》说："人饮酒，酒亦入胃，谷未熟而小便独先下，何也？岐伯答曰：酒者，熟谷之液也，其气悍以滑（原误为'清'，今据《针灸甲乙经》《太素》改正），故后谷而入，先谷而液出焉。"

方后陈元蔚有注："此方用散，不可作汤，以商陆煎服杀人。"此说来自于《金匮要略·果实菜谷禁忌篇》。"商陆以水服杀人"一句，《本草纲目》卷十七上亦载："张仲景曰：'商陆以水服杀人。'"文稍有出入，少"煎"字。

二、《金匮要略》考义四十八则

《金匮要略》一书，是后汉张仲景所著《伤寒杂病论》的杂病部分，它记述了内、妇等科各种疾病的病因、证候、诊断和治疗。它和《伤寒论》一样，理、法、方、药全备，理论结合实际，辨证施治原则贯穿于全书的始终。它在内容的叙述上，对疾病"分类简明，辨证切要"，实为中医治疗内、妇科疾病的宝贵典籍。然它写成于一千七百年以前，文字比较简奥，内容脱误甚多，令人实难卒读，故历代注释《金匮要略》者辈出，而对《金匮要略》之义颇多阐发，但也见到其中注释对《金匮要略》的内容，望文生义者有之，随文敷衍者有之，牵强附会者有之，妄改原文者有之，这就有必要对《金匮要略》中的某些内容重新加以探讨。

（一）五劳六极七伤妇人三十六病

《金匮要略·藏府经络先后病篇》说："五劳、七伤、六极，妇人三十六病，不在其中。"

按：本书《血痹虚劳病篇》原则上提出"五劳"这一概念为"虚极羸瘦，腹满不欲饮食"，未分述五藏之劳。关于"七伤"，则分为"食伤""忧伤""饮伤""房室伤""饥伤""劳伤""经络荣卫气伤"等。《诸病源候论·虚劳病诸候上·虚劳候》说："夫虚劳者。五劳六极七伤是也。五劳者，一曰志劳，二曰思劳，三曰心劳，四曰忧劳，五曰瘦劳。又肺劳者，短气而面肿，鼻不闻香臭。肝劳者，面目干黑，口苦，精神不守，恐畏不能独卧，目视不明。心劳者，忽忽喜忘，大便苦难，或时鸭溏，口内生疮。脾劳者，舌本苦直，不得咽唾。肾劳者，背难以俛仰，小便不利，色赤黄而有余沥，茎内痛，阴湿囊生疮，小腹满急。六极者，一曰气极，令人内虚，五藏不足，邪气多，正气少，不欲言。二曰血极，令人无颜色，眉发堕落，忽忽喜忘。三曰筋极，令人数转筋，十指爪甲皆痛，苦倦不能久立。四曰骨极，令人酸削，齿苦痛，手足烦疼，不可以立，不欲行动。五曰肌极，令人羸瘦无润泽，饮食不生肌肤。六曰精极，令人少气嗡嗡然内虚，五藏气不足，发毛落，悲伤喜忘。七伤者，一曰阴寒，二曰阴痿，三曰里急，四曰精连连，五曰精少，阴下湿，六曰精清，七曰小便苦数，临事不卒。又一曰大饱伤脾，脾伤，善噫，欲卧，面黄。二曰大怒气逆伤肝，肝伤，少血目暗。三曰强力举重，久坐湿地伤肾，肾伤少精，腰背痛，厥逆下冷。四曰形寒寒饮伤肺，肺伤，少气，咳嗽，鼻鸣。五曰忧愁思虑伤心。心伤，苦惊喜忘善怒。六曰风雨寒暑伤形，形伤发肤枯夭。七曰大恐惧不节伤志。志伤，恍惚不乐。"

至于"妇人三十六疾"者，《备急千金要方》卷四第三说："诸方说'三十六疾者，十二癥，九痛，七害，五伤，三痼不通'是也。""何谓十二癥？是所下之物，一曰状如膏，二曰如黑血，三曰如紫汁，四曰如赤肉，五曰如脓痂，六曰如豆汁，七曰如葵羹，八曰如凝血，九曰如清血，血似水，十曰如米泔，十一曰如月浣乍前乍却，十二曰经度不应期也。何谓九痛？一曰阴中痛伤，二曰阴中淋沥痛，三曰小便即痛，四曰寒冷痛，五曰经来即腹中痛，六曰气满痛，七曰汁出阴中如有虫啮痛，八曰胁下分痛，九曰腰胯痛。何谓七害？一曰窍孔痛不利，二曰中寒热痛，三曰小腹急坚痛，四曰藏不仁，五曰子门不端引背痛，六曰月浣乍多乍少，七曰害吐。何谓五伤？一曰两胁支满痛，二曰心痛引胁，三曰气结不通，四曰邪思洩利，五曰前后痼寒。何谓三痼？一曰羸瘦不生肌肤，二曰绝产乳，三曰经水闭塞。"《诸病源候论》《备急千金要方》《千金翼方》《外台秘要》诸书载此文虽有异，然皆为虚劳之证，故未多录。

（二）痼疾　卒病

《金匮要略·藏府经络先后病篇》说："夫病痼疾加以卒病，当先治其卒病，后乃治其痼疾也。"

按：此文"痼"音读"故"。痼疾，乃"久旧"之疾，为《金匮要略·妇人妊娠病篇》"癥痼害"之"痼"。《说文·疒部》说："痼，久病也，从疒，固声。"《淮南子·时则训》说："季冬……行春令，则胎夭伤，国多痼疾。"高诱注："国多笃疾。"《玉篇·疒部》说"痼，古护切，久病也"，《龙龛手镜·疒部·去声》说"痼，久病也"，《广韵·去声·十一暮》说"痼，久病"，《字汇·疒部》说："痼，古暮切，音故，久固之疾。"是久病不得愈，为痼疾也。《说文通训定声·古四十大名》说："痼，久病也，从疒，古声。字亦作痼。"是痼字中间省"口"而作"痼"，仍训"久病"而与"痼"通也。《吕氏春秋·季冬纪·季冬之月》说："季冬……行春令，则胎夭多伤，国多固疾，命之曰逆。"《礼记·月令》之文同。郑玄注："生不充性，有久疾也。"陈澔注："固，谓久而不瘥。"读《伤寒论·辨阳明病篇》"此欲作固瘕"之固，皆借"固"为"痼"也。《汉书·贾谊传》说"失今不治，必为锢疾"，颜师古注"锢疾，坚久之疾"，则又借"锢"为"痼"也。

痼疾，与下句"加以卒病"之"卒病"为对。卒，读作"猝"。猝病，猝然得病，新病也。《说文·犬部》说："犬从艸暴出逐人也，从犬，卒声。"段玉裁注："叚借为凡猝乍之称，古多叚卒字为之。麤没切。"《玉篇·犬部》说："猝，且没切，犬从艸中暴出也，言仓猝暴疾也，突也，今作卒。"痼疾难除，卒病易治也。

（三）按之紧如弦

《金匮要略·痓（原误为"痉"，今改）湿暍病篇》说："夫痓（原误为'痉'，今改）脉，按之紧如弦，直上下行。"

按：此文"按之紧如弦"之"如"字，当读"而"。在古代典籍里，"如""而"二字可通用。比如：《春秋繁露·竹林》说"所救已解如挑与之战"，注："如""而"古通用，同书《阳尊阴卑》说"古之圣人因天数之所止以为数纪，十如更始"，注："如与而同。"《素问·大奇论篇第四十八》说"脉至如喘，使人暴厥，暴厥者，不知与人言。脉至如数，使人暴惊，三四日自已"，《针灸甲乙经》卷四第一下则作"脉至而喘，名曰暴厥。暴厥者，不知与人言。脉至而数，使人暴惊，三四日自已"，两"如"字皆作"而"。《周易·系辞上》说"其受命也如嚮。"《潜夫论·卜列》："其受师而嚮。"《史记·曹相国世家》说："如齐故诸儒以百数，言人人殊。"其《汉书·曹参传》则说："而齐故诸儒以百数，言人人殊。"引之作"而"。《春秋·左隐七年传》说"及郑伯盟，歃如忘"，《说文·欠部》作："歠，歠也，从欠，㪁声。"《春秋传》曰："歃而忘。"段玉裁注："《隐七年左传》：'歃如忘'，服虔曰：'如，而也。'临歃而忘其盟载之辞，言不精也。"许作"而"者，古"如""而"通用。《经传释词》卷七亦说："如，犹而也。"《诗·柏舟》曰'耿耿不寐，如有隐忧'，如有，而有也。《车攻》曰："不失其驰，舍失如破。"如破，而破也。《大戴礼·王言》曰："使有司月省，如时考之。"《夏小正》曰："记鸿雁之遰也，如不记其乡何也？"《保傅》曰："则亲疏有序，如恩相及矣。""如"字并与"而"同义。《礼记·檀弓》曰："天下岂有无父之国哉，吾何行如之。"如，而也。之，至也。何行而至，言无可至其国也……《庄七年传》曰"星陨如雨，与雨偕也"，刘歆曰"如，而也，星陨而且雨，故曰与雨偕也"等等皆是。

（四）日晡所

《金匮要略·痓（原误为"痉"，今改）湿暍病篇》说："病者，一身尽痛，发热，日晡所剧者，名风湿。此病伤于汗出当风，或久伤取冷所致也，可与麻黄杏仁薏苡甘草汤主之。"

按：《汉书·五行志第七下之下》说："元光九年……七月……日中时食（蚀）从东北，过半，晡时復。"《广韵·上平声·十一模》说："晡，申时。"《玉篇·日部》说："晡，布胡切，申时也。"《集韵·平声二·十一模》说："晡，日加申时。"《类篇·日部》说："晡，奔模切。日加申时。"是"晡"乃"一日夜"之"下午三点至五点"时刻无疑。《淮南子·天文训》说："日……至于悲谷，是谓餔时。"《说文·食部》说"餔，申时食也，从食，甫声"，段玉裁注："《淮南书》云'日至于悲谷，是谓餔时'，博狐切。"而《艺文类聚·日》和《太平御览·天部三·日上》并引《淮南子》此文则说"日……至于悲谷，是谓晡时"则作"晡"。是"晡"与"餔"通，一为"申时"，一为"申时食也"，其义相同也。至于，"日晡所"之"所"者。读如本书《妇人杂病篇》"温经汤证"之"妇人年五十所"之"所"，犹"许"也。日晡所者，日晡时之许也。然在仲景著作里，无论"伤寒论"或"风湿病"都提出了"日晡所增剧"之病况，除此条所述外，余如《伤寒论·辨阳明病篇》说"伤寒，十三日不解，胸胁满而呕，日晡所发潮热……"，又如《伤寒论·辨阳明病篇》说"伤寒，若吐若下后不解，不大便五六日，上至十余日，日晡所发潮热……"，成无己注："阳明王于申酉戌，日晡所发潮热，热者阳明热甚也。"而"阳明病，欲解时"，亦是"从申至戌上"。从而表明此二病之"增剧"或"欲解"，有时或与日晡所之时相关也。其实，在《黄帝内经》里，首先论述了五藏病各与"日夜五时"之"慧""甚""静"病情变化。今将其中"晡"时变化摘出，以资参考。《素问·藏气法时论篇第二十二》说"肝病者，平旦慧，下晡甚，夜半静"；"脾病者，日昳慧，平旦（旧作'日出'，今改）甚，下晡静"；"肺病者，下晡慧，日中甚，夜半静"；"肾病者，夜半慧，四季甚，下晡静"。

（五）风湿相搏

《金匮要略·痉湿暍病篇》说："风湿相搏，骨节烦疼，掣痛不得屈伸，近之则痛剧，汗出短气，小便不利，恶风不欲去衣，或身微肿者，甘草附子汤主之。"

按：此文"风湿相搏"之"搏"，非错字，搏读"補各切"，薄读"傍各，补各二切"，二字同音，古可假借以用，是"搏"乃"薄"字之借用也。如《素问·阴阳别论篇第七》说："阴搏阳别，谓之有子。"然《素问·平人气象论篇第十八》王冰注引《阴阳别论篇第七》（原误为《经脉别论》，今改）说"阴薄阳别，谓之有子"，则作"薄"；《灵枢·本神第八》说"两精相搏谓之神"，而《素问·宣明五气篇第二十三》王冰注引《灵枢经》此文作"两精相薄谓之神"，亦作薄；《灵枢·决气第三十》说"两神相搏，合而成形，常先身生，是谓精"，而《素问·调经论篇第六十二》王冰注引《针经》此文，则作"两神相薄，合而成形，常先身生，是谓精"，亦作"薄"，《黄帝内经太素·六气》载此文亦然。《灵枢·胀论第三十五》说"真邪相攻，两气相搏，乃合为胀"，而《太素·胀论》说"血气内乱，两气相薄"则为"薄"；《灵枢·玉版第六十》说"阴阳不通，两热相搏，乃化为脓"，而《太素·疽痈逆顺刺》说"阴阳气不通，两热相薄，乃化为脓"则为"薄"；《灵枢·九宫八风第七十七》说"三虚相搏，则为暴病卒死"，而《太素·九宫八风》说"三虚相薄，则为暴病卒死"，而作"薄"；《灵枢·岁露论第七十九》《针灸甲乙经》卷六第一说"两邪相搏，经气结代者矣"，而《太素·八正风候》说"此两邪相薄，经气结代"则作"薄"，是故此文首句"风湿相搏"，在《备急千金要方》卷七第七第二载之故方名为"四物附子汤"之"甘草附子汤"为主治证，首句即作"风湿相搏"也。还有《诗·小雅·彤弓之仲·车攻》说"建旐设旄，搏兽于敖"，而《后汉书·安帝纪》说"又调滨水县谷输敖仓"，李善注"《诗》'薄狩于敖'，即此地也"则作"薄"；《山海经·西山经·西次三经》说"西望帝之搏兽之丘"，郭璞注"搏，或作薄（原误为簿，据《古字通假会典·鱼部十九下·甫字声系》改）"。

是"薄"为正字，搏为借字，二字可通无疑也，故《太素·调食》说："搏，滂各反，聚也。"

《广雅·释诂》卷三下说：薄者"《释草》云：'草藂生曰薄。藂与丛同。'《楚辞·九章》说'露申辛夷，死林薄兮'，王逸注云：'丛木曰林，草木交错曰薄。'《淮南子·原道训》说'隐于榛薄之中'，高诱注云：'丛木曰榛，深草曰薄。'皆聚之义也。"故《广雅·释诂》诘之曰："丛、薄、榛、林、聚也。"又：《文选·左太冲吴都赋》说"倾薮薄"，刘渊林注："薄，不入之薮。"段玉裁《说文》注曰："林木相追不可入曰薄，引申凡相追皆曰薄。"此文谓风湿相聚，正气不能入也，须药物以助之。

（六）一物瓜蒂汤（二）

《金匮要略·痓（原作'痉'，今改）湿暍病篇》说："太阳中暍，身热疼重，而脉微弱，此以夏月伤冷水，水行皮中所致也，一物瓜蒂汤主之。一物瓜蒂汤方：瓜蒂二十个，右剉，以水一升，煮取五合，去滓顿服。"

瓜蒂，《说文》作"瓜当"，《声类》作"果鼻"，《说文·艸部》说："蒂，瓜当也，从艸，带声"，段玉裁注："《声类》曰：蒂，果鼻也。"瓜当，果鼻，正同类，都计切。蒂、蒂，字同。《神农本草经》孙星衍按："陶弘景云：甜瓜蒂也。"

按：《本草纲目·卷三十三·果部·瓜蒂》在其"发明"项下说："张机曰：'太阳中暍，身热头痛而脉微弱，此夏月伤冷水，水行皮中也，宜吐之。'"此李时珍擅改"一物瓜蒂汤主之"之"为吐法"为误也。试问"吐法"何以能治愈"水行皮中"？这种一见瓜蒂就是"吐"的成见误人不浅，不知给药方式不同而药物作用有异，煎服则能"下水"而利小便也。《灵枢·本藏第四十七》说："三焦膀胱者，腠理毫毛其应。"《金匮要略·藏府经络先后病篇》说："腠者，是三焦通会元真之处，为血气所注；理者，是皮肤藏府之纹理也。"《素问·灵兰秘典论篇第八》说："三焦者，决渎之官，水道出焉。"

《神农本草经》治病有"下水"一法，其卷一说："瓜蒂，味苦寒，主大水身面四肢浮肿，下水。"其次，再论杀蛊毒降咳逆"及食诸果病在胸腹中而吐下之"。其录诸药"下水"一法以考见之，"赤小豆，主下水"；"茅根苗，主下水"；"水萍，下水气"；"知母，除邪气，肢体浮肿，下水"；"蠡鱼，主湿痹，面目浮肿，下大水"；"秦艽，主下水，利小便"；"蓼实，下水气，面目浮肿"；"苦瓠，主大水，面目四肢浮肿，下水"；"莞花，主下十二水，利水道"；"海藻，主腹中上下鸣，下十二水肿"；"郁李仁，主大腹水肿，面目四肢浮肿，利小便水道"；"防葵，主膀胱热结，溺不下"。可见《神农本草经》"下水"一法为"利小便"也。《素问·灵兰秘典论篇第八》说："膀胱者，州都之官，津液藏焉，气化则能出矣。"

（七）蚀于上部则声喝

《金匮要略·百合狐惑阴阳毒病篇》说："狐惑之为病，状如伤寒，默默欲眠，目不得闭，卧起不安，蚀于喉为惑，蚀于阴为狐，不欲饮食，恶闻食臭，其面目乍赤乍黑乍白。蚀于上部声喝（一作嘎），甘草泻心汤主之。"

按：此文"蚀于喉为惑"之"惑"字，当声转读"蜮"。《诗·小雅·何人斯》说："为鬼为蜮。""蚀于上部则声喝（一作嘎）"者，《龙龛手镜·口部·去声》说："喝，厄芥反，喝，嘶声也。"《玉篇·口部》说："喝，乙芥切，嘶声也。"《广韵·去声·十七夬》说："喝，嘶声，于犗切。"《方言》卷六引钱绎《笺疏》说"嘶，散也。东齐声散曰瘯，秦晋声变曰瘯"，《玉篇》"嘶，噎也"，《周官·内饔》云"鸟皫色而沙鸣"，郭注云"沙，嘶也"，《内则》注作"嘶"，《正义》作"斯"，云"斯谓酸嘶"。《汉书·王莽传》："莽为人大声而嘶。"颜师古注云："嘶，声破也。"《说文》："嘶，悲声也。""瘯""瘯""嘶""斯""嘶"，声同义并相近。……《庄子·庚桑楚》云"儿子终日嗥而不嗄"，通作喝。《说文》"喝，激也"，音于介切。《文选·宋孝武室贵妃诔》李善注引《广雅》"喝，嘶也"，《玉篇》"喝，声嘶也"……司马相如《子虚赋》"榜人歌声流喝"，郭注云："言悲嘶也。"《论衡·气寿篇》云："儿生號咷之声鸿朗高畅者寿，嘶喝湿下者夭。"《后汉书·张酺传》云"王青破天贯咽，音声流喝"，李贤注云"流或作嘶"，又引《广苍》云"喝，声之幽也"。其小字所谓"一作嗄"者，《庄子·庚桑楚》说"儿子终日嗥而嗌不嗄"，成玄英疏"嗄，声破"，《龙龛手镜·口部·去声》说"嗄，於芥，所嫁二切，声败变也"，《类篇·口部》说"《老子》'终日嗥而不嗄'；一曰'楚人谓啼极无声为嗄'，义所嫁切，声变也"。《素问·宝命全形论篇第二十五》说"夫盐之味咸者，其气令器津泄，弦绝者，其音嘶败"，王冰注："阴囊津泄而脉弦绝者，诊当言音嘶嗄，败易旧声尔。何者？肝气伤也。肝气伤则金本缺，金本缺则肺气不全。肺主音声，故言音嘶嗄。"是故"嗄""喝"二字同居于《广韵·去声·十七夬》也。

（八）蜮

《金匮要略·百合狐惑阴阳毒病篇》说："狐惑之为病，状如伤寒，默默欲眠，目不得闭，卧起不安，蚀于喉为惑，蚀于阴为狐，不欲饮食，恶闻食臭，其面目乍赤乍黑乍白，蚀于上部则声喝（一作"嗄"），甘草泻心汤主之，蚀于下部则咽干，苦参汤洗之，蚀于肛者，雄黄熏之。"

按：《广雅·释诂》卷四下"域，国也"，王念孙疏正："域者，《说文》'惑，邦也，或作域'，又云'国，邦也'，或、域、国三字古声义并同。"是"惑"之为字，可读"惑"音，亦可读"蜮"音也。《说文·虫部》说："蜮，短弧也，似鳖三足，以气躲害人，从虫，或声，蜮蜮又从国。"段玉裁注："……《小雅》'为鬼为蜮'，传曰：'蜮，短弧也。'《传》释文曰'短弧'又作'狐'。按此因其以气躲害人，故谓之短弧。作狐，非也。其气为矢，则其体为弧。陆疏云'人在岸上，影见水中，投人影则杀之'，师古曰'短弧即射工也，亦呼水弩'。陆氏佃、罗氏愿皆曰：'口中有横物如角弩，闻人声以气为矢，用水势以射人，随所着发创，中影亦病也。'……"许慎："谓蜮即蜮字之异者，《蜮氏》去蜮，即短弧也。盖《周礼》故书作蜮，亦或作蜮。先郑从或本，许则谓蜮与蜮无二义也。于道切。"《广韵·入声·二十五德》说："蜮，虫名，短弧状如龟鳖，含沙射人，久则为害，生南方。《说文》云'有三足，以气射害人'，《玄中记》云'蜮长三四寸，蟾蜍、鸳鹭、鸳鸯悉食之'。"《备急千金要方》卷二十五第二说："论曰：江南有射工毒虫，一名狐，一名蜮，其虫形如甲虫，有一长角在口前如弩，临其角端，曲如上弩，以气为矢，因水势以射人，人或闻其在水中蝺蝺作声，要须得水没其口便射人。此虫畏鹅，鹅能食之。其初始证候，先恶寒噤瘆，寒热筋急，仍似伤寒，亦如中尸，便不能语，朝旦小苏，晡夕辄剧，寒热闷乱死是其证，始得三四日当急治之。"

又按：自《春秋·庄公经十八年》论述"秋，有蜮"，杜预注"蜮，短弧也，盖以含沙射人为蜮"，陆德明释文"蜮，本义作蟈，音或，《本草》谓之射工"。《汉书·五行志卷七下之上》说："刘歆以为蜮，盛暑所生。"长期以来，流传蜮曰短弧，又曰射工，为水中小虫，能含沙射影为人灾害，言之凿凿，而近代忽然不见其病之踪影也。而今《金匮要略》所载"孤惑"之病，病名虽同，而其发病则与水蠱含沙射影之不相涉也。记此，则有待于博识君子有以教焉，有为幸！

（九）面赤斑斑如锦文

《金匮要略·百合孤惑阴阳毒病篇》说："阳毒之为病，面赤斑斑如锦文，咽喉痛，唾脓血，五日可治，七日不可治，升麻鳖甲汤主之。"

按：此文"锦文"作何释之？曾有学生问：是否像"锦纹黄样"？然张仲景之世，尚无"锦纹黄"之药名，故不得将"锦文"解释成"锦纹黄"。考《玉篇·帛部》说："锦，几饮切，锦绮也。"《说文·帛部》说："锦，襄邑织文也，从帛，金声。"段玉裁注："《汉地理志·郡国志·陈留郡》属县有'襄邑'，今河南归德府睢州治即故县地。"《地理志》云"县有服官"，李善引《陈留记》云："襄邑涣水出其南，睢水经其北。"《传》云："睢、涣之间出文章，故其黼黻絺绤绣，日月华虫，以奉宗庙御服焉。"司马彪《舆服志》云："襄邑岁献织成虎文。"按许以汉法释古，谓若今之襄邑织文即经典之锦文也。毛传："贝，锦文也。"《禹贡》"厥匪织贝"，郑注云："贝，锦名也。"凡为织者，先染其丝，乃织之，则成文矣。《礼记》云："士不衣织。"《急就篇》卷二"绵（锦）绣缦纯离云爵"，颜师古注："绵（锦），织綵为文也。"王应麟补注："《说文》'锦，襄邑织文也'，《左传》'重锦三十两'，《释名》'锦，金也，作之用功重，其价如金'，《魏都赋》'锦绣襄邑'，《释名·释采帛》说：锦，金也，作之用功重，其价如金，故其制字'從帛'与'金'也。"

（十）则热而少气烦宛 外舍分肉之间（一）

《金匮要略·疟病篇》说："师曰：阴气孤绝，阳气独发，则热而少气烦宛，手足热而欲呕，名曰瘅疟，若此热不寒者，邪气内藏于心，外舍分肉之间，令人消铄脱肉。"

按："瘅疟"之病，首见于《素问·疟论篇第三十五》，此是仲景将《素问·疟论篇第三十五》所述之两段内容综合而成。王冰注《素问·热论篇第三十一》说："瘅，热也。"所说"则热而少气烦宛"之"宛"字，是一个形声字，当"从宀"而"免声"，读"闷"，为"声训"字。《说文解字》虽漏收"宛"字，然他书多有用之者，《素问》一书即屡见之，如《阴阳应象大论篇第五》说"齿干以烦宛"；《玉机真藏论篇第十九》说"少腹宛热而痛"；《疟论篇第三十五》说"则少气烦宛"；《气交变大论篇第六十九》说"岁木太过……体重烦宛"，"岁土太过……体重烦宛"，"岁金太过……体重烦宛"，"岁水不及……烦宛足痿清"，"肝虚，肾虚，脾虚，皆令人体重烦宛"，"咳嗽烦宛者，是肾气之逆也"，等等皆是也。然而建国后各出版社据我所见到的除"影印本"外，凡是排印本就被误置一"、"成为"冤枉"之"冤"字，殊不知"冤"是一个"会意字"，"从冖，从兔"，二者不可混淆（可参看拙著《考"宛"》一文）。

其"外舍分肉之间"者，《灵枢·胀论第三十五》说："卫气之在身也，常然并脉，循分肉行有逆顺，阴阳相随、乃得天和。"《灵枢·本藏第四十七》说："卫气者，所以温分肉、充皮肤，肥腠理，司开阖者也。"是故"卫气和则分肉解利，皮肤调柔，腠理致密矣"，卫气"不能入于脉也"，故出能"循皮肤之中，分肉之间"。一般说来，皮肤之下为肌肉，肌肉之中有分间，故肌肉又称"分肉"，分间依肌肉，则称分间曰"肉分"。分间，又可以叫"肉分"，《素问·气穴论篇第五十八》所谓"肉分之间"之"肉分"是也。又可分单称为"分"，《黄帝内经太素·经输所疗》所谓"随（此下原有'外'字，衍，今删）分痛"，杨上善注"随分痛者，随分肉间痛也"是也。事实上，许多分肉疾病之邪气即在"肉分"之间，《素问·调经论篇第六十二》说"肌肉蠕动，命曰微风……取分肉间，无中其经，无伤其络，卫气得复，邪气乃索"，王冰注"肉蠕动，即取分肉间，但开肉分以出其邪……"是《黄帝内经》中之治"肌肉蠕动"，至以"取分肉间"，王冰则指明"开肉分以出其邪"也，而瘅疟之邪亦是"外舍于分肉之间"也。

（十一）则热而少气烦冤（二）

《金匮要略·疟病篇》说："师曰：阴气孤绝，阳气独发，则热而少气烦冤，手足热而欲呕，名曰瘅疟。若但热不寒者，邪气内藏于心，外舍分肉之间，令人铄消脱肉。"

按：此乃仲景根据《素问·疟论篇第三十五》之两段文字，综合精简而成为一文。然此文之"则热而少气烦冤"一句，人民卫生出版社在 2008 年 3 月排印《金匮要略讲稿》出版时，擅自妄改其"冤"字，而多给出其末尾一"、"，成为错字，成为不规则的"冤枉"之"冤"的俗体字，以其下半"从兔"也。吾人 2010 年曾经写过《考"冤"》一文，对"冤"字进行过仔细考证，指出冤是一个形声字，"从宀"而"免声"，《礼记·檀弓上》说"檀弓免焉"。陆德明释文"免，音问"；《礼记·檀弓下》说"袒免哭踊"，郑玄注"免，音问"。《吕氏春秋·孟春纪·重巳》说"味众珍则味充，胃充则中大鞔，中大鞔则气不达"，高诱注："鞔读曰懑，不胜食气，为懑病也。"鞔，"从革，免声"。而"冤"亦"从宀，免声"，二字俱谐"免声"，例得通假。是"冤"亦可训为"懑"，可见，"冤""鞔"都是"声训"字。如果"冤"字末笔投一"、"写成"冤"，下半"不从免"而是"兔"，则是一个"会意字"。《说文·兔部》所谓"冤，屈也，从兔，从宀，兔在宀下不得走，盖屈折也"。读於袁切，成为"冤枉"之"冤"的俗体字，故其必不于"冤"字末尾点一"、"也。

上文提到过，《金匮要略》此文，是将《素问·疟论篇第三十五》

两段文字浓缩而成。然 1956 年 3 月人民卫生出版社影印之《黄帝内经素问·疟论篇第三十五》此文正是作"则少气烦冤",无末笔一"、"而其下半从"兔"不从"兔"。可在 1963 年 1 月人民卫生出版社排印的横排本《黄帝内经素问·疟论篇第三十五》则改此文为"则少气烦冤",多加末笔一"、"而下半改从"兔"是不得再为"兔"声也。《金匮要略方论》一书亦如是,在 1953 年 3 月影印之《疟病》作"则热而少气烦冤",到 1963 年根据商务印书馆在 1955 年出版的《新编金匮要略方论》排印,依旧多了末笔,作"则热而少气烦冤",是以读书必先选好版本也。

(十二) 锻灶下灰

《金匮要略·疟病篇》说:"鳖甲煎丸方……右二十三味,为末,取锻灶下灰一斗,清酒一斛五斗,浸灰,候酒尽一半,着鳖甲于中,煮令泛烂如胶漆,绞取汗,内诸药,煎为丸,如梧子大,空心服七丸,日三服。"

按:《急就篇》卷三说"锻铸铅锡镫锭镟",颜师古注:"凡金铁之属,锤打而成器者,谓之锻,销治(当作'冶')而成者,谓之铸。"王应麟补注:"《仓颉篇》曰:'锻,椎也。'《说文》:'锻,小治(当作"冶")也。'《通释》曰:'椎之而已,不消。'"《玉篇·金部》说:"锻,多乱切,椎也。"《广韵·去声·二十九换》说"锻,打铁,丁贯切",《一切经音义》卷六十一说"锻,端乱反,孔注《尚书》云'锻,锤打金铁也',《说文》'小冶也'",又卷六十八说"锻,端乱反,孔注《尚书》云'锻,錬也',《仓颉篇》云'锻,鎚打也',《说文》'從金,段声'"。《广雅·释诂》卷二下说:"鍛,椎也。"王念孙疏证:"锻者,《说文》'锻,小冶也',《徐谐传》云:'椎之而已,不销,故曰小冶。'李善注《长笛赋》引《仓颉篇》云'锻,椎也',《柴誓》云:'锻乃戈矛。'《考工记》'攻金之工'有'段氏'。段,与锻通。《说文》'段,椎物也'……。"孙治让《周礼正义》说:"凡铸金为器,必椎击之,故工谓段氏,锻,则所用椎段之具也。"《说文·金部》说"锻,小冶也。从金,段声",段玉裁注:"小冶,谓小作鑪輔以冶金，如嵇康之锻竈是也。冶之，则必椎之。故曰锻铁。《殳部》曰：'段，椎物也。'锻从段。金，会意兼形声。《考工记》：'段氏为镈器。'段即锻也。《诗》之'碫石'，则'锻质'也。丁贯切。"《晋书·嵇康列传》载"嵇康字叔夜……性绝巧而好锻。宅中有一柳树甚茂，乃激水圜之，每夏月，居其下以锻"，且"尝与向秀共锻于大树之下，以自赡给"。故有"嵇康锻竈"之流传。昔有史医"临锻竈而不迴，登广武而长叹，则嵇琴绝响，阮气徒存"之哀，继有北周庾信之《庾子山集》《小园赋》"嵇康锻灶，既煖而堪眠"之怀念。所谓"锻灶"者，即"冶铁炉"也。锻灶下灰，就是取"锻灶中土"也。取出锻灶中土以后，按方后所述如法制成药丸与服。

（十三）肌肤不仁

《金匮要略·中风历节病篇》说："……邪在于络，肌肤不仁，邪在于经，即重不胜；邪在于府，即不识人；邪在于藏，舌即难言，口吐涎。"

按：此文"不仁"一词，非《灵枢·玉版第六十》所谓"余闻之，则为不仁"之"不仁"属于道德范畴者。其是一个疾病之临床证候，故此文"不仁"，先师蒋笠庵先生注说："邪在络而正气不达，则肌肉皮肤不知痛痒。"《伤寒论·辨脉法》说"体形不仁"，成无己注："不仁，谓痛痒俱不知也。"《针经》曰："荣卫不行，故为不仁。"《伤寒论·平脉法》说"……宗气反聚，血结心下，阳气退下，热归阴股，令身不仁"，成无己注："不仁者……为寒热痛痒俱不觉知者也。"《金匮要略·血痹虚劳病篇》："血痹……外证身体不仁。"在我国医学典籍里，《黄帝内经》中已经较普遍地采用了"不仁"之词，如《素问·风论篇第四十二》说"……卫气有所凝而不行，故其肉有不仁也"，王冰注"若卫气被风吹之，不得流转，所在偏并，凝而不行，则肉有不仁之处也。不仁，谓痹而不知寒热痛痒"；《素问·痹论篇第四十三》说"痹，或痛，或不痛，或不仁……其不痛不仁者，痛久入深，荣卫之行濇，经络时疏，故不通"，新校正云"按《甲乙经》'不通'作'不痛'。详《甲乙经》此条论'不痛与不仁'两事，后言'不痛'，是再明'不痛'之为重也"。《痹论篇第四十三》又说"皮肤不营，故为不仁"，王冰注："不仁者，皮顽不知有无也。"《痹论》最后论及"五体痹"不痛之临床特点是"在于肉则不仁"，杨上善注此文说"仁者，亲也，觉也，营卫及经络之气疏涩，不营皮肤，神不至于皮肤之中，故皮肤不觉痛痒，名曰不仁"。其"在于肉则不仁"句，《太素》作"在肉则不知"，杨上善注："不知者，不觉、不仁也。"《素问·诊要经终论》说"其上下盛经不仁"，王冰注："不仁，谓不知善恶。"《灵枢·刺节真邪第七十五》说"有一脉生数十病者，或痛，或伤，或热，或寒，或痹，或不仁……"又说"卫气不行，则为不仁"，杨上善注《太素·三气》此文说："邪气在于皮肤，卫气不营，遂不知人，故为不仁。"

按：杨氏此注"不知人"，当为身体不仁，非谓不知识人也。

（十四）历节病

《金匮要略·中风历节病篇》说："寸口脉沉而弱，沉即主骨，弱即主筋，沉即为肾，弱即为肝。汗出入水中，如水伤心，历节黄汗出，故曰历节。"

按：《金匮要略·中风历节病篇》谓"历节病"的"发病原因"，乃"肝肾先虚"而又"饮酒汗出当风"或"汗出入水中，如水伤心"所致。其"病历节疼痛不可屈伸"而为寒盛者，治以乌头汤；其"诸肢节疼痛，身体魁羸，脚肿如脱，头眩，短气，温温欲吐"而为关节肿热黄汗者，治以桂枝芍药知母汤，用知母，正以清热消肿也。此《金匮要略》赵开美本"身体魁羸"一句，元刊本及《脉经》卷八第五作"身体魁羸"。身体指上"诸肢节疼痛"的"诸肢节"，即肢体疼痛的大小关节。魁羸，叠韵字，谓高大不平。身体魁羸：则谓人体发病时肢体各关节肿大高起而不与其上下部位相平也。魁瘰、魁羸，字异而义同。徐镕本作"身体尪羸"，尪乃"魁"之读文。俞桥本作"身体尪羸"，旺，义训，"瘦弱"，不体现历节病的临床证候特征，当为浅人妄证，不足为据。

在隋代，历节病的成因，《诸病源候论》补充了"血气虚而受风邪""风历关节与血气相搏交攻"说。《备急千金要方》卷八第三说：

"夫历节风着人，久不治者，令人骨节蹉跌，变成癫病，不可不知，古今已来，无问贵贱，往往苦之。此是风之毒害者也。"提出了历节发病的"风毒说"。骨节蹉跌，谓骨节参差不齐，高低不平，今之所谓"骨节变形"也。

《备急千金要方》卷七第一说："夫风毒之气，皆起于地。地之寒暑风湿皆作蒸气，足当履之，所以风毒之中人也，必先中脚，久而不差，遍及四肢、腹、背、头、项也，微时不觉，痼滞乃知。"又说："风毒中人，或先中手足十指……"进一步论述了历节病是由外邪风毒先中于脚或先中手足十指而延及身体"诸肢节疼痛肿大"而成的。故治疗历节病，古人创立了多个解毒药方，例如：

（1）《备急千金要方》卷八第三载："犀角汤，治热毒流入四肢，历节肿痛方：犀角二两，羚羊角一两，前胡、栀子仁、黄芩、射干各三两，大黄、升麻各四两，豉一升。上九味，㕮咀，以水九升，煮取三升，去滓，分三服。"

（2）《备急千金要方》卷八第三载："排风汤，主诸毒风邪中所中，口噤，闷绝不识人，及身体疼烦，面目暴肿，手足肿者。方：犀角、羚羊角、贝子、升麻各一两。上四味，治，下筛为粗散，以水二升半，内四方寸匕，煮取一升，去滓，服五合。杀药者，以意增之。若肿，和鸡子傅上，日三。老小以意加减之，神良。亦可多合用之。"

（3）《外台秘要·历节风方一十首》载："延年……又疗历节风流人腰脚，方：独活六两，玄参四两，犀角屑、升麻各三两，生地黄切三升暴干，豉三合煎，鼠粘根切三升。上七味，捣筛为散，服方寸匕，饮汁下，日二服，加至二三匕。忌生姜、蒜、面。"

《备急千金要方》卷七第五中，还载有"卫侯青膏"一方，亦治"历节疼肿，关节尽痛"。方中有"莽草""野葛""巴豆""藜芦"等大毒之品，还有"乌头与半夏""藜芦与细辛、人参"相反之药同用，正取其"以毒攻毒"也。

历节病与痹证相似而有异。痹证之病于关者，多在肢体之大关节，而历节病则痛在肢体诸小关节。人们多谓此"历节病"，为今之"类风湿性关节炎"也。

（十五）脚肿如脱

《金匮要略·中风历节病篇》："诸肢节疼痛，身体魁羸，脚肿如脱，头眩短气，温温欲吐，桂枝芍药知母汤主之。"

按：其"脚肿如脱"者，谓其"脚肿如锤"也。脱，借字，本字当作"锤"。《广雅·释器》卷八上说"锤谓之权"，是"称锤"亦可呼之为"权"也。《汉书·律历志》说"权之制"云："圜而环之，令之肉倍好者，周旋无端，终而复始，无穷已也。"孟康注"谓为锤之形如环也"；如淳注"体为肉，孔谓好"；颜师古注"锤者，称之权也，音直垂反"。王念孙《广雅·释诂》卷三下疏证："锤之言垂也。"《千金翼方》卷十六第一说："茵芋酒主新久身体不仁，或垂曳。"金芽酒主积年八风五注，举身䏻曳，前者茵芋酒方下作"垂曳"，后者金芽酒方下则作"䏻曳"，是"垂""䏻"二字可通也，音读为"妥"。《急就篇》卷三说"铁锤椹杖桄秘杸"，颜师古注"铁锤，以铁为锤，若今之称锤，亦可以击人"，王应麟补注"《广韵》'鎚……又权也'，《文字音义》从垂亦通"。《辞源·石部》说："砣，《集韵》'從禾切'。"释锤俗称"砣"。又《金部》说：权，即"称砣"。同"锤"见《广韵》。

（十六）如风痹状

《金匮要略·血痹虚劳病篇》说："血痹，阴阳俱微，寸口关上微，尺中小紧，外证身体不仁，如风痹状，黄芪桂枝五物汤主之。"

按：《素问·五藏生成篇第十》说："卧出而风吹之，血凝于肤者，为痹。"王冰注："谓痛痹也。"《诸病源候论·风病诸候上·风痹手足不随候》说："风寒湿三气合而为痹，风多者为风痹。"《灵枢·论疾诊尺第七十四》说："尺肤涩者，风痹也。"

（十七）目瞑（二）

《金匮要略·血痹虚劳病篇》："男子脉虚沉弦，无寒热，短气里急，小便不利，面色白，时目瞑。兼衄，少腹满，此为劳使之然。"

按：条文中的"目瞑"，注家对此有不同的解释。或解释为"眼目合闭"，如周杨俊《金匮玉函经补注》说："阳气盛则目瞑"；或解释为"目视昏暗"，如尤在泾《金匮要略心典》说："目瞑，目不明也。"还有的注家对此则根本不做解释，随文敷衍，一带而过，如陆渊雷的《金匮要略全释》。观"目瞑"一证，它的含义究竟是什么？根据本篇的前后内容对照，我认为虚劳病之"目瞑"，应为"目视昏暗"，即尤在泾的"目瞑，目不明也"之义，因为这才符合虚劳病之病情。

　　诚然，"目瞑"有"眼目合闭"之义，如《说文·目部》说："瞑，翕目也。""翕目"就是"合目"。但是，"目瞑"也还有"目视昏暗"之义，如《素问·气厥论篇第三十七》："传为衄衊瞑目。"王冰注："瞑，暗也。"本条"目瞑"即是"目视昏暗"，亦即本篇后文第八条"夫失精家，少腹弦急，阴头寒，目眩，发落，脉极虚芤迟；为清谷，亡血，失精"中的"目眩"一证。在古代，"瞑""眩"二字可通用，如《方言》卷三"凡饮药傅药而毒……东齐海岱之间谓之瞑，或谓之眩"就说明了这一点。"目眩"，也是"目视昏暗"。如《仓颉篇》卷中："眩，视不明也。"视不明即"目视昏暗"。以其"瞑""眩"二字之义相通，故古代常二字连用，构成所谓同义叠词。如《尚书·说命上》"若药弗瞑眩，厥疾弗瘳"，《广韵·去声·三十二霰》"瞑，瞑眩"等等，皆是其例。

　　说虚劳病之"目瞑"，就是"目视昏暗"，上面已从文字上做了考证。那么，虚劳病为什么可以引起"目视昏暗"一证呢？这是因为虚劳病是一种精气不足之慢性疾患。《灵枢·口问第二十八》："精不灌，则目无所见矣。"由于病程日久，精气虚损而不足，不能荣于上窍以明目，所以视物昏暗而不清，这在临床上是符合于虚劳病情的。而周杨俊以"眼目合闭"义在这里作解，显然是不妥当的。因为这是慢性虚劳疾病，病程久长，病人不可能长期合目闭眼。

（十八）肌肤甲错

　　《金匮要略·血痹虚劳病篇》说："虚劳，虚极羸瘦，腹满不欲饮食……内有干血，肌肤甲错，面目黯黑，缓中补虚，大黄䗪虫丸主之。"

按：此是虚劳病"肌肤甲错"，黄汗之病亦"久久其身必甲错"。甲错，谓人之病态。树木之皮亦有甲错者，如《广雅·释木》说"楷皵"，郭璞注"谓木皮甲错"，郝懿行义疏"楷之声转为麤，言皮甲凑麤也。又转为错，言皮甲麤错也"。《广雅·入声·十八药》说"皵，皮皴"，《尔雅》"楷皵，谓木皮甲错"。《玉篇·皮部》说："皵，思亦切，又七亦切，皴皵也，木皮甲错也，今作楷。"《广雅·释诂》卷五上说"皵，呿也"，王念孙疏注："皵，曾宪音昔，皵之言错也。"《尔雅·释木》"楷，皵"，郭璞注："谓木皮甲错。"《西山经》"羬羊，其脂可以已腊"，郭注云："治体皴腊。"腊与皵通。《集韵》："皵又音错。"《考工记·弓人》"老人之角紾而昔"，郑注云"昔，读为交错之错"，谓牛角觕理错也。《北山经》"带山有兽焉，其状如马，一角，有错"，注云："言角有甲错。"义并与呿同，呿之言麤也，《玉篇》《广韵》并音麤，呿，呿一声之转，《释名》云"齐人谓草履曰搏腊"，搏腊，犹"把鲊"麤貌也。荆州人曰麤，腊与呿，麤与呿，并同义。所谓"甲错"者，就人体病形来说，如鳞甲之错出也。然据我所见之一例，患者两下肢皮肤上呈豆大块状如鳞甲错出，中间与好肉相连，不自脱落，强撕之痛，撕之处中间见血点而不流血。此乃瘀血凝滞，血气不养于肌肤之所致也。

（十九）獭肝散　鬼疰

《金匮要略·血痹虚劳病篇》"附方"说："《肘后》獭肝散，治冷劳，又主鬼疰，一门相染，獭肝一具，炙干，末之，水服方寸匕，日三服。"

按：《千金要方》卷十七第八说："尸疰鬼疰者，即五尸之中尸疰又扶诸鬼邪为害者也。其变动乃有三十六种至九十九种，大略令人寒热淋沥，沈沈默默，不的知其所苦而无处不恶，累年积月，渐就顿滞，以至于死。死后复注易傍人，乃至灭门。觉如此候者，宜急疗之，方：獭肝一具，阴干，治下筛，水服一方寸匕，日三。如一具不差，更作。"《广韵·入声·十三锗》说："獭，兽名，他锗切，又他达切。"《广雅·释兽》说："猵，獭也。"王念孙疏证：《说文》：猵，獭属也，或从賨从猵。又云：獭如小狗，水居食鱼。李善《羽獵赋》注引郭璞《三倉解诂》云“猵似狐，青色，居水中食鱼”，《孟子·离娄篇》“为渊殴鱼者獭也”，赵岐注云：“獭，猵也。”《吕氏春秋·孟春纪》“獭祭鱼”，高诱注云：“獭，猵水禽也，取鲤鱼置水边，四面陈之，世谓之祭鱼。”《淮南·兵略训》：“蓄池者，必去猵獭，为其害鱼也。”故《盐铁论·轻重篇》云：“水有猵獭而池鱼劳。”《御览》引《博物志》云“猵头如马头，腰以下似蝙蝠，毛似獭，大可五六十斤”，《名医别录》陶注亦云“獭有两种，猵獭形大，头如马，身似蝙蝠，则猵乃獭之大者”，而颜师古注《汉书扬雄传》以猵为小獭，非也。

（二十）熬

《金匮要略·肺痿肺痈咳嗽上气病篇》说：“葶苈大枣泻肺汤方：葶苈熬令黄色。捣丸如弹子大，大者十二枚。先以水三升，煮枣，取二升，去枣，内葶苈，煮取一升，顿服。”

按：此文“十二枚”下脱“擘”字，而此文“熬”字绝对不是今天所说“熬药”“熬汤”等“熬”字概念，否则，葶苈是不能“熬令黄色”的，必待火煎，始能变黄。故《说文·火部》说“熬，乾煎也，从火，敖声”，段玉裁注：“熬，火干也。凡以火而乾五谷之类，自山而东、齐楚以往，谓之熬。五牢切。”《玉篇》：“熬，五高切，煎也。”《广韵·下平声·六豪》亦说：“熬，煎也。”然则“煎”者，《说文·火部》：“煎，熬也，从火，前声。”段玉裁注：“凡有汁而乾谓之煎。”《玉篇·火部》说：“煎，子连切，火干也，火去汁也。”《方言》卷七：“熬、聚、煎、僰、鞏，火乾也。凡以火而乾五谷之类，自山而东，齐楚以往谓之熬，关西陇冀以往谓之僰，秦晋之间或谓之聚。凡有汁而乾谓之煎，东齐谓之鞏。”《音义》：“聚，创眇反。僰，皮力反。鞏，拱手（反）。”钱绎笺疏：“《说文》‘熬，乾煎也’，或从麦作𪌭，《雅》：‘𪌭，乾也。’《内则》：‘煎醢加于陆稻上沃以膏曰淳熬。’《淮南子·本经训》：‘煎熬焚炙，调齐和之道，以窮荆吴酸甘之变。’《楚辞·九思》云‘我心兮煎熬’，一本作‘煎鬻。’《说文》‘鬻，熬也’，《广雅》：‘炙，干也。’郭注《释草》云‘豨首可以燭蚕蛹’，释文引《三苍》云'爝，熬也'，《众经音义》卷一、卷十四并云：炒，古文'爔''烹''熬''爩'四形，今作'鸘'，《崔寔四民月令》作'炒'，古文奇字作'櫄'。爩、爩、爝、炒、烹、鸘、櫄字，并与熬同。……"古之所谓熬者，实即今之炒也。

仲景书中，葶苈大枣泻肺汤方中之葶苈要"熬"外，还有大陷胸丸方中之"葶苈"、十枣汤方中之"芫花"、鳖甲煎丸方中之"鼠妇""葶苈""蜣螂""蜣蜋"，抵当汤方中、抵当丸方中之"水蛭""虻虫"，下瘀血汤方中之"蛰虫"，三物备急丸方中、《外台》桔梗白散方中，《外台》走马汤方中之"巴豆"，都要"熬"。土瓜根散方中之"蛰虫"，因熬字脱落，其实也要"熬"。

（二十一）《外台》桔梗白散

《金匮要略·肺痿肺痈咳嗽上气病篇》："《外台》桔梗白散：治咳而胸满，振寒，脉数，咽干不渴，时出浊唾腥臭，久久吐脓如米粥者，为肺痈。桔梗、贝母各三分，巴豆一分（去皮，熬研去脂）。右三味为散，强人饮服半钱匕，羸者减之，病在膈上者吐脓血，隔下者泻出。若下多不止，饮冷水一杯则定。"

按：《外台》桔梗白散在《伤寒论》文字校正后，叫"三物小白散"，本治"寒实结胸，无热证者"，是一个温下或温吐峻剂。然从唐朝至今已有一千余年总有人主张"桔梗白散"用以主治"咳而胸满，振寒，脉数，咽干不渴，时出浊唾腥臭，久久吐脓如米粥者"之"肺痈病"，余近年读之甚有疑焉。其一，《金匮要略·肺痿肺痈咳嗽上气病篇》说"问曰：病咳逆，脉之何以知此为肺痈，当有脓血，吐之则死，其脉何类？师曰：寸口脉微而数，微则为风，数则为热，微则汗出，热伤血脉，风舍于肺，其人则咳，口干喘满，咽燥不渴，多唾浊沫，时时振寒，热之所过，血为之凝滞，蓄结痈脓，吐如米粥，始萌可救，脓成则死"（《备急千金要方》卷十七第七末句作"脓已成则难治"）。是肺痈病之病机，为"风热蕴积，蓄结痈脓"，而《伤寒论》中之所谓"三物小白散"主治病机，则是"寒实结胸，无热证者"。二者一为风热，一为寒实，病机不同；其二，根据"六淫皆可化火"之说，寒邪是可能转化为热的，然必须是寒邪阻碍了阳气运行，阳气壅遏则郁而化热，寒不胜热则寒转化为热矣。其病寒实结于胸中而无阳热之化，必不能转化为热而终为寒实之结胸也；其三，肺痈病"咳而胸满……久久吐脓如米粥者"，其为日久，肺痈完全化脓，正气受伤，气血溃败，止宜解毒排脓，何用《外台》桔梗白散之峻攻方？其四，如果说采用"急则治其标"之法，且不论病之寒热性质，用桔梗白散对风热蕴积将作肺痈者，以峻攻除其"结"。然必于病之初起，体质壮实者始可一试。否则，必促其危殆也，安可在"久久吐脓如米粥者"以后用之哉？

余疑"桔梗汤"之治肺痈主治证，被误衍于此。

（二十二）中恶　飞尸　鬼击病（一）

《金匮要略·腹满寒疝宿食病篇》"附方"说："《外台》走马汤，治中恶，心痛腹胀，大便不通：杏仁二枚，巴豆二枚（去皮心熬）。右二味，以绵缠槌令碎，热汤二合，捻取二汁，饮之，当下。老小量之，通治飞尸鬼击病。"

按：中恶，《外台秘要》在此上论述其主要证候及治法，《诸病源候论·中恶候》有其发病全过程，它说："中恶者，是人精神衰弱，为鬼神之气卒中之也。夫人阴阳顺理，营卫调平，神守则强，邪不干正。若将摄失宜，精神衰弱，便中鬼毒之气，其状卒然心腹刺痛，闷乱欲死。凡卒中恶腹大而满者，诊其脉紧大而浮者死，紧细而微者生。又中恶吐血数升，脉沉数细者死，净数如疾者生。中恶者差后，余势停滞，发作则变成注。"注，与疰同。

（二十三）飞尸　鬼击病（二）

《外台》走马汤，亦可用于通治"飞尸、鬼击病。"所谓"飞尸者，发无有渐，忽然而至，若飞走之急疾，故谓之飞尸。其状心腹刺痛，气息喘急胀满，上冲心胸者是也"。所谓"鬼击者，谓鬼厉之气出着于人也。得之无渐，卒若如人以刀矛刺状，胸胁腹内绞急切痛，不可抑按，或吐血，或鼻中出血，或下血，一名为鬼排，言鬼排触于人也。人有气血虚弱，精魂衰微，忽遇鬼神，遇相触突，致为其所排击，轻者因而获免，重者多死"。

《神农本草经》卷三说："白及，味苦平，主……贼风鬼击。"

（二十四）自目曰涕，自鼻曰洟

《金匮要略·五藏风寒积聚病篇》说："肺中寒，吐浊涕。"

按：此文"涕"字，本为"目之液"，《经典释文·毛诗晋义上·卿风·燕燕》说："泣涕，他札反，后又音弟。"《广韵·去声·十二霁》说："涕，涕泪。"《广雅·释诂》卷五上："涕，泪也。"《玉篇·水部》说："涕，耻礼切，目汁出曰涕。"《说文·水部》说"涕，泣也，从水，弟声"，段玉裁注："按'泣也'二字，当作'目液也'三字，转写之误也。《毛传》皆云：'自目出曰涕。'《篇》《韵》皆云'目汁'，泣非其义，他礼切。"从"潸"之义，亦可见"涕从目出"，《诗·小雅·大东》说："潸焉出涕。"《毛传》"潸，涕下貌"，释文："潸，所姦切。"皆说明"涕"从"目出"。《周易·萃卦·上六》说："赍咨涕洟。"李鼎祚集注引虞翻曰"自目曰涕，自鼻称洟"。《礼记·檀弓上（文稿为"下"，经查疑应为"上"）》说："主人深衣练冠，待于庙，垂涕洟。"释文："涕音他计反（似应为'切'），洟音夷，自目曰涕，自鼻曰洟。"《诗·国风·陈风·泽陂》说："寤寐无为，涕泗滂沱。"《毛传》："自目曰涕，自鼻曰泗。"孔颖达疏："《经》《传》言'陨涕''出涕'皆谓泪出于目，泗，既非涕，亦涕之类，明其泗出于鼻也。"段玉裁谓："泗即洟之假借字也。"《尔雅·释诂下》说："夷，弟，易也。"郝懿行义疏："夷，音弟，亦通作弟。《易》'匪夷所思'，释文：'夷，荀作弟。'又'夷于在股'，释文：'夷，子夏本作睇。'亦其例也。"黄侃《尔雅音训·释诂》亦谓："夷，第固字。"是"水"可配"夷"作"洟"，亦可配"弟"作"涕"，二字义同。《玉篇·水部》说："洟，他计切，鼻液也，古作躰。"故"涕"又转作"洟"同。且制"泪"字作"目之液"。《素问·解精微论篇第八十一》说"脑渗为涕"，王冰注："鼻窍通脑，故脑渗为涕，流于鼻中矣。"是故杨上善注《津液之篇》说"鼻为涕道"也。王冰注《素问·宣明五气篇第二十三》"肺为涕"亦说："润于鼻窍也。"鼻干不润则不舒，鼻中多涕亦为病，《广韵·去声·一逸》说："齈，多涕，鼻液，奴冻切。"

甚或如《素问·气厥论篇第三十七》说："胆移热于脑，则辛頞鼻渊。鼻渊者，浊涕下不止也，传为衄蔑瞑目。"王冰注："脑液下渗，则为浊涕。涕下不止，故曰鼻渊也。"《释名·释疾病》称之曰"历𪖁"。所谓"历𪖁，（此下原衍'耳'字，此病止从鼻中出，与耳无涉，故删）鼻中出历历然也"。然此文"吐浊涕"之"浊涕"不是一回事，一是从口出，一是从鼻出。然亦有"入房汗出中风"之"内风"亦曰"劳风"之为病，"浊在肺下，其为病也，使人强上冥视，唾出若涕，恶风而振寒，此为劳风之病。……唾出青黄涕，其状如脓，大如弹丸，从口中若鼻中出，不出则伤肺，伤肺则死也"。此是涕之伸引义，因咳而唾出青黄色涕，或从口中，或从鼻中而唾出为善。否则，不是佳兆也。

段玉裁《说文·水部》"涕，鼻液也"注说："《王褒童约》：'目涕下落，鼻涕长一尺。'《曾娥碑》：'泣泪掩涕，惊动国都。'汉人所用已如此。"是泪为目液之义行，而涕之转为洟之用多，而洟字之用则不多见矣。

（二十五）譬如蛊注

《金匮要略·五藏风寒积聚病篇》说："心中寒者，其人苦病心如噉蒜状，剧者心痛彻背，背痛彻心，譬如蛊注，其脉浮者，自吐乃愈。"

按：此文用"蛊注"状"心如噉蒜"，未明言其证。《神农本草经》卷二说"豬苓，味甘平，主蛊注"，"白马茎，味咸平，主……辟恶气鬼毒蛊注"，亦未言其详。止有《诸病源候论·注病诸候·蛊注候》才详论之："注者住也，言其病连滞停住。死又注易傍人也。蛊是聚蛇虫之类，以器皿盛之，令其自噉食，馀有一个存者，为蛊也，而能变化。人有造作敬事之者，以毒害于佗，多于饮食内而行用之。人中之者，心闷腹痛，其食五藏尽则死，有缓有急，急者仓卒十数日之间便死，缓者延引岁月，游走腹内，常气力羸惫，骨节沉重，发则心腹烦懊而痛，令人所食之物亦变化为蛊，渐侵食府藏尽而死，则病流注染著傍人，故谓之蛊注。"因此文是论"譬如蛊注"，非论"蛊注"治法，故不列方。

（二十六）皮目瞤瞤而短气

《金匮要略·五藏风寒积聚病篇》说："脾中风者，翕翕发热，形如醉人，腹中烦重，皮目瞤瞤而气短。"

按：上文"脾中风者，皮目瞤"，《说文·目部》说："瞤，目动也，从目，闰声。"《玉篇·目部》说："瞤，如伦切，目动也。"《龙龛手镜·目部·平声》说："瞤，如匀反，目自动也。"风伤于肝，肝开窍于目，故止瞤动在目。《素问·至真大要论篇第七十四》作"目乃瞤瘛"，彼说"少阳之复……目乃瞤瘛"，王冰注："火炎于上，火热将至……厥气上行，面如浮埃，目乃瞤瘛。"王冰注："火炎於上则庶物失色，故如尘埃浮于面，而目瞤动也。"此文风伤在脾，脾主肌肉，其文"皮目瞤瞤"之"目"乃古"肉"字形近之误，当改正之，作"皮肉瞤瞤"。皮肉瞤瞤者，则非"目之瞤动"所能概，则必用"目瞤"之"引申义"。由"目之瞤动"引申至"身之皮肉瞤动"，故此云"皮肉瞤瞤而短气"也。《伤寒论·辨太阳病篇》误服"大青龙汤"后之变证筋伤肉瞤，此为逆也，亦是引申义。《素问·调经论篇第六十二》所谓"肌肉蠕动，命曰微风"，亦是风在脾所主于肌肉也。

至于《素问·气交变大论篇第六十九》说"岁水不及……复则大风暴发，草偃木零……筋骨併辟，肉瞤瘛"，《素问·五常政大论篇第七十》说"升明之纪……其类火……其令热……其病瞤瘛"，《素问·六元正纪大论篇第七十一》说"少阳所至为……瞤瘛"，"热至则……瞤瘛"，以及上文所引之"少阳之复……目乃瞤瘛"等之病机，则是大风或火热也，以《灵枢·经脉第十》说"厥阴者，肝脉也"，《素问·六微旨大论篇第六十八》说"厥阴之上，风气治之，中见少阳……所谓本也。本之下，中之见也，见之下，气之标也。本标不同，气应异象"。

（二十七）鹜溏

《金匮要略·五藏风寒积聚病篇》说："大肠有寒者，多鹜溏，有热者，便肠垢。"《金匮要略·水气》又说："趺阳脉伏，水谷不化，脾气衰则鹜溏，胃气衰则身肿。"

按：此文一则说"大肠有寒者，多鹜溏"，再则说"脾气衰则鹜溏"，两说"鹜溏"，而且在《黄帝内经》中"鹜溏"一词早已出现，如《素问·气交变大论篇第六十九》说"复则埃郁，大雨且至，黑气乃辱，病鹜溏腹满"，《素问·至真要大论篇第七十四》说"阳明司天，燥淫所胜……腹中鸣，注泄鹜溏"，同篇又说"阳明在泉……主胜则腰重腹痛，少腹生寒，下为鹜溏"等都是其例。考：《说文·鸟部》说："鹜，舒凫也，从鸟，敄声。"段玉裁注："《几部》曰'舒凫，鹜也'与《释鸟》同。舍人·李巡云：'凫，野鸭名。鹜，家鸭名。'许于'凫'下当云'凫，水鸟也''舒凫，鹜也'，文乃备。《左传》疏云：谓之舒凫者，家养驯不畏人，故飞行迟，别野名耳。……词章家凫亦呼鹜，此如今野人雁亦呼雁鹅也。《春秋繁露》：'张汤问祠宗庙，或以鹜当凫，可用否？'仲舒曰：'鹜非凫，凫非鹜也。以鹜当凫，名实不相应大庙不可。'此舒凫与凫之判。《广雅》云：'凫，鹜，鹘也。'此统言而未析之也。"统言则凫亦可称鹜，析言则凫为野鸭，鹜为家鸭，故《玉篇·鸟部》说："鹜，亡附切，鸭属，又音目，鸭，鸟甲切，水鸟，亦作鹜。鹜，同上。"《广韵·入声·三十二狎》说："鸭，水鸟，或作鸦，鹜，鹘，鸟甲切。是鹜又叫鸭，作"鸦"，作"鹜"，作"鹜"，作"鹘"，是故《金匮要略》音释说："鹜溏，鹜音牧，即后鸭溏也。"王冰《素问·气交变大论篇第六十九》注说"鹜，鸭也"，注《素问·至真要大论篇第七十四》说"鹜，鸭也，言如鸭之后也"。《金匮要略·水气病篇》之"肺水者，其身肿，小便难，时时鸭溏"，亦作"鸭溏"矣。所谓"鸭溏"者，亦犹鸭子拉大便样"水粪杂下"也。

（二十八）状如周痹

《金匮要略·水气病篇》说："身肿而冷，状如周痹，胸中窒，不能食，反聚痛，暮躁不得眠，此为黄汗，痛在骨节。"

按：周痹，《灵枢经》一书有专篇论述，并与众痹做了区别。"帝曰：善，愿闻周痹何如？岐伯对曰：周痹者，在于血脉之中，随脉以上，随脉以下，不能左右，各当其所。黄帝曰：刺之奈何？岐伯对曰：痛从上下者，先刺其下以遏（原误为'过'，今据《太素·痹论篇》文改）之，后刺其上以脱之，黄帝曰：善，此痛安生？何因而有名？岐伯对曰：风寒湿气，客于外分肉之间，迫切而为沫，沫得寒则聚，聚则排分肉而分裂也，分裂则痛，痛则神归之，神归之则热，热则痛解，痛解则厥，厥则他痹发，发则如是。帝曰：善，余已得实意矣。此内不在藏，而外未发于皮，独居分肉之间，真气不能周，故命曰周痹"。杨上善此文注说："刺周痹之法，观痹从上而下；当先刺向下之前，使其不得进而下也，然后刺其痹后，使气洩脱也。有痹从下上者，准前可知也。"

（二十九）小便自利（一）

《金匮要略·黄疸病篇》说："额上黑，微汗出，手足中热，薄暮即发，膀胱急，小便自利，名曰女劳疸。"

按：仲景《伤寒论》之《辨阳明病篇》及《辨太阴病篇》两言"若小便自利者，不能发黄"，《说文·疒部》说："疸，黄病也。"此既谓是女劳之疸，然何"小便自利"之有？其有"小便自利"之证，恐非"女劳疸"也。考：《素问·平人气象论篇第十八》说"溺黄赤安卧者，黄疸"，王冰注："疸，劳也，肾劳胞热，故溺黄赤也，《正理论》曰：'谓之劳瘅，以女劳得之也。'"新校正云："详王注以疸为劳义非。若谓女劳得疸则可，若以疸为劳非矣。"新校正是，王冰"瘅""疸"二字相淆。然谓女劳疸"溺黄赤"而"安卧"。"卧"乃"臀"之借字也。《玉篇·卧部》说"楚人谓小嬾曰臀"也。《灵枢·论疾诊尺第七十四》亦说："面色微黄，齿垢黄，爪甲上黄，黄疸也，安卧，小便黄赤。脉小而涩者，不嗜食。"亦有嬾怠之证而小便黄赤也。是则《黄帝内经》已有"女劳疸"之证，尚无"女劳疸"之名也。仲景《金匮要略》为"女劳疸"立名后，《脉经》《肘后备急方》《诸病源候论》《备急千金要方》《千金翼方》《外台秘要》等皆以"女劳疸"立论。所有这些论述"女劳疸"之病者，皆未提及其有"小便自利"一证，相反，有些古代医家还明确提出其有"小便难"，仲景"硝石矾石散证"之"膀胱急，小腹满"已示其"小便不利"，况且服药后明谓"病从大小便去，小便正黄……是候也"，可见"女劳疸"是不会有"小便自利"

一证。殆无疑义。至于《金匮要略》和《脉经》等书中所载有关"额上黑，微汗出，手足中热，薄暮即发，膀胱急，小便自利，名曰女劳疸"一节，同《诸病源候论·黄病诸候·劳黄候》"额上黑，微汗出，手足中热，薄暮发，膀胱急，四支烦，小便自利，名曰劳黄"，文字几乎一致，止多"四支烦"三字。然"疸"亦"黄疸"也，浅人于"劳"上妄加一"女"字，遂使"劳黄"成为"女劳疸"也。或者本为"小便不利"，因涉下文"小建中汤证"之"小便自利"而误也。二者必居其一。如为后者，则"女劳疸"与"劳黄"辨，止在于"小便"之"不利"与"自利"耳。

（三十）小便自利（二）

《金匮要略·黄疸病篇》说："额上黑，微汗出，手足中热，薄暮即发，膀胱急，小便自利，名曰女劳疸。腹如水状，不治。"

按：此文"小便自利"之"自"，乃"不"字之误，以"小便自利，不能发黄"也。《素问·平人气象论篇第十八》说"溺黄赤，安卧者，黄疸"，王冰注："疸，劳也，肾劳胞热，故溺黄赤。《正理论》曰：'谓之劳瘅，以女劳得之也。'"此疸字王冰注有"黄""劳"双重含义。《灵枢·论疾诊尺第七十四》亦有类似叙述："面（原误为'而'，今改）色微黄，齿垢黄，爪甲上黄，黄疸也，安卧，小便黄赤，脉小而涩者，不嗜食。"补充了脉象。《诸病源候论·黄病诸候·女劳疸候》说："女劳疸之状，身目皆黄，发热恶寒，小腹满急，小便难，由大劳大热而交接，交接竟入水所致也。"《备急千金要方》卷十第五说："女劳疸者，身目皆黄，发热恶寒，小腹满急，小便难，由大劳大热而交接竟入水所致。"从女劳疸的治疗上看，还没有小便自利之文，且每有利小便之药，如本书所载硝石矾石散方说："以大麦粥汁和服方寸匕，日三服，病随大小便去，小便正黄，大便正黑，是候也。"又如《肘后备急方》卷四第三十一说："女劳疸者，身目皆黄，发热恶寒，小腹满急，小便难，由大劳大热后入水所致，治之方：硝石，矾石，等分，末，以大麦粥饮服方寸匕，日三，令小汗出，小便当去黄汁也。"再如《千金翼方》卷十八第三说："黄疸之为病，日晡所发热恶寒，少腹急，体黄，额黑，大便黑溏浊，足下热，此为女劳也，腹满者难疗，方：滑石研，石膏研，各五两，右二味为散，麦粥冲服方寸匕，日三，小便极利，差。"是女劳疸必无小便自利而为小便难也。

其证"安卧"者，"卧"乃"鬡"之借字，《说文·卧部》说"鬡，楚谓小儿嬾鬡，从卧食"，段玉裁注："《玉篇》作'楚人谓小嬾曰鬡'，此有'兒'，衍字也。会意，尼厄切。"《广雅·释诂》卷二下说"儽，疲，劳，鬡，嬾也"，王念孙疏证：考《说文》《玉篇》《广韵》并云"儽，嬾懈也"。《集韵》云："或作儽。"又《唐释湛然正观辅行传宏决卷二之一》引《仓颉篇》云："疲，嬾也。"《周官·大司寇》"以圜土聚教罢民"，郑注云："民不愍作劳，有似于罢。"《广韵》："罢，倦也。""劳，倦也。"倦与嬾同义，嬾，劳，儽又一声之转。是儽、疲、劳三字皆与嬾同义。可见"安卧"是与"劳倦"或"疲倦"同，此即女劳疸的一个主要特征。

（三十一）皮肤爪之不仁

《金匮要略·黄疸病篇》说："酒疸，下之久久为黑疸，目青面黑，心中如啖蒜齑状，大便正黑，皮肤爪之不仁，其脉浮弱，虽黑微黄，故知之。"

按：此文"爪"，古作"叉"，故段玉裁《说文·又部》云"叉，手足甲也"，下注曰"叉、爪古今字，古作叉，今用爪"。爪者，筋之余也，故《释名·释形体》说："爪，络也，筋极为爪，络续指端也。"

《说文·爪部》说"爪，乳也，覆手曰爪，象形"，段玉裁注："仰手曰掌，覆手曰爪，侧狡切。"读《老子》第五十章"虎无所措其爪"之"爪"，动词，犹"抓"也，《玉篇·手部》说："抓，侧交切，抓痒也。"抓痒，又作"搔痒"，《集韵·上声·三十六养》说"痒，瘁，肤欲搔也"，或作瘁。《广雅·释诂》卷二下说"抓，搔也"，王念孙疏证："抓者，《玉篇》'抓，抓痒也'，《文选·枚乘谏吴王书》'夫十图之木，始生如蘖，足可搔而绝'，李善注引《庄子逸篇》云：'豫章初生，可抓而绝。'抓，亦搔也。"抓、搔义同也。《类篇·爪部》说："爬，蒲巴切，搔也。"是"爬"亦可训"搔"也。此文"皮肤爪之不仁"者，为皮肤搔之寒热痛痒俱不觉知者也。

（三十二）目睛晕黄　目睛慧了

《金匮要略·惊悸吐衄下血胸满瘀血病篇》说："师曰：夫脉浮，目睛晕黄，衄未止；晕黄去，目睛慧了，知衄今止。"

按：此乃以看目睛之"晕黄"与"慧了"而测知其鼻衄将止与否之望诊。《灵枢·邪客第七十一》说："天有日月，人有两目。"根据《灵枢·经脉第十》论述之经脉走向，膀胱足太阳经脉，起于目内眦之睛明穴，上额，交巅，下项，循身之背抵腰，至足，终於足小指之至阴穴；大肠手阳明经脉，起於鼻旁迎香穴，上鼻，交頞中，旁纳太阳之脉，上行至额颅，循面，下乳，至腹，抵大指次指之历兑穴。经脉有热，则目睛晕黄，何谓"晕"？《说文·日部》说"晕，光也，从日，军声"，段玉裁注："按'光也'二字，当作'日光气也'四字。篆体'暉'当作'晕'，《周礼》'晕'作'辉'古文叚借字。眂祲，掌十辉之法，以观妖祥，辨吉凶。……郑司农云：'辉，谓日光炁也。'"

按：日光气，谓日光捲结之气，《释名》曰："'晕，捲也，气在外捲结之也。'日月皆然。孟康曰：'晕，日旁气也。'"《广韵·去声·二十三问》说："晕，日月旁气。"《玉篇·目部》说："晕，有愠切，日月旁气也。"高诱《吕氏春秋·季夏纪·明理》注说："倍繘晕珥，皆日旁之危气也，在两旁反出为倍，在上反出为繘，在上内向为冠，两旁内向为珥，晕读为'君国子民'之君，气围绕日周币，有似军营相围守，故曰晕也。"如晕黄已去，则表明太阳、阳明经脉之热邪歇止，则目睛必慧了矣。何谓"慧了"？《说文·心部》说"慧，儇也，从心，彗声"，段玉裁注："《人部》曰'儇，慧也'，二字为转注。慧，古多改惠为之。故桂切。"《素问·藏气法时论篇第二十二》说"脾病者，平旦慧"，"心病者，日中慧"，"肝病者，日昳慧"，"肺病者，下晡慧"，"肾病者，夜半慧"，王冰注本气"王之时，故爽慧也"，《灵枢·顺气一日分为四时第四十四》说："以一日分为四时，朝则为春，日中为夏，日入为秋，夜半为冬。朝则人气始生，病气衰，故旦慧……"《广雅·释诂》卷一下说"憭，慧也"，王念孙疏证："憭者，《说文》：

'憭，慧也。'《方言》注云：'慧、憭，皆意精明也。'《后汉书·孔融传》：'小而聪了，大未必奇。'了，与憭通。"《玉篇·心部》："憭，力绕力彫二切，慧也。意睛明也。"《广韵·去声·二十九篠》："了，慧也。"《方言》卷三："差、间、知、愈也。……或谓之慧，或谓之憭。"郭璞注："慧，憭，皆意精明。"钱绎笺疏："憭之言了也；卷二云：'了，快也，秦曰了。'《说文》：'憭，慧也。'《众经音义》卷二十引《广雅》'憭，快也'，卷一云'虔，儇、慧也'，注云：'谓慧了。'是了与憭同，皆精明快意之义也。"是"慧了"亦作"慧憭"，谓神智精明亦目睛精明也。故云"目睛慧了，知衄今止"。

（三十三）必额上陷，脉紧急（二）

《金匮要略·惊悸吐衄下血胸满瘀血病篇》说："衄家不可汗，汗出必额上陷，脉紧急，直视不能眴，不得眠。"

按：此条亦见《伤寒论·辨太阳病篇》，唯彼文多一"发"字，作"不可发汗"，义同。上世纪50年代晚期，给学生讲授《金匮要略》课时，我对此条"断句"，在读法上提出一项质疑，是谁在临床上见过"衄家，一经发汗就会额骨塌陷"？《素问·生气通天论篇第三》说"陷脉为瘘"，《素问·骨空论篇第六十》说"臑下陷脉灸之"，所谓"陷脉"即"陷中之脉"，或曰"陷者中"之脉也。此乃衄家误汗之变证，经文明说"额上陷脉紧急"。《素问·三部九候论篇第二十》说："上部天，两额之动脉。"王冰注："在额两旁，动应于手，足少阳脉气所行也。"太阳穴不与焉。考太阳穴即童子髎穴，属面部穴位，《针灸甲乙经》卷三第十说："童子髎在目外去眦五分，手太阳、手足少阳之会。"太阳穴属面部之穴位也。

（三十四）必郁冒汗出而解（二）

《金匮要略·呕吐哕下利病篇》说："下利，脉沉而迟，其人面少赤，身有微热。下利清谷者，必郁冒汗出而解，病人必微厥（原误为'热'，据《伤寒论》改）。所以然者，其面戴阳，下虚故也。"

按：引条亦见于《伤寒论·辨厥阴病篇》，其"必郁冒汗出而解"

之"郁冒"一词，成无己在《伤寒论·平脉法》"郁冒不仁"句下注说："郁冒，为昏冒不知人也。"《释音》亦说："冒，音帽，昏冒也。"郁冒一证产生之病机，成无己据《伤寒论·辨太阳病篇》"其人因致冒"句下注说"冒者郁也"，引《金匮要略·妇人产后病篇》之文说："亡血复汗寒多，故令郁冒。"亡阴血虚而寒束肌表，阳气不能伸展，心待汗出而可已，故曰"必郁冒汗出而解"也。《素问·气交变大论篇第六十九》亦有"郁冒朦胧"，《素问·至真要大论篇第七十四》有"郁冒不知人"之语，冒，字亦作"瞀"，倒言之则为"瞀郁"，见《素问·六元正纪大论篇第七十一》。然则此句"必郁冒汗出而解"之文，与上下文之义不合，实乃他条之文被误衍至此者，以"发汗法"不适用于"下利清谷"之证也。此文之上，仲景设有明文之戒，"下利清谷，不可攻表，汗出必胀满"。患者下利清水完谷者，中阳已虚，如误发其汗，则如《素问·异法方宜论篇第十二》之所谓"藏寒生满病"矣。如再添上"其人面少赤，身有微热"之阴阳不相交通而格阳於外，出现"里阳虚"而"面戴阳"，发汗则阳亦随之而亡矣，是发汗不得用於阴盛阳虚之证而犯"虚虚"之戒给病人造成危害。止有亡阴血虚，阳气偏盛，发汗以损阳和阴，如《金匮要略·妇人产后病篇》所述："亡血复汗寒多，故令郁冒……产妇郁冒，其脉微弱，不能食，大便反坚，但头汗出，所以然者，血虚而厥，厥而必冒，冒家欲解，必大汗出，以血虚下厥，孤阳上出，故头汗出。所以产妇喜汗出者，亡阴血虚，阳气独盛，故当汗出，阴阳乃复。"

（三十五）浸淫疮

《金匮要略·疮痈肠痈浸淫病篇》说："浸淫疮，从口流向四肢者，可治；从四肢流来入口者，不可治。浸淫疮，黄连粉主之。"（方未见）

按：本书《藏府经络先后病篇》例举"譬如浸淫疮，从口起流向四肢者，可治；从四肢流来入口者，不可治"，以说明病之逆顺。然则何谓"浸淫"？《释名·释疾病》说"目主肤入眸子曰浸，浸，侵也，言侵明也，亦言浸淫转大也"，苏舆注引《列子·汤问篇》释文"浸，一本作侵。浸、侵字古通"，《尚书·无逸篇》说"则见无淫于观于逸于游于田"，《正义》引郑玄云"淫者，浸淫不止"。《汉书·司马相如传》说"浸淫衍溢"，颜师古注："浸淫，犹渐渍也。"《说文·水部》说："淫，浸淫随理也，从水，㸒声。"段玉裁注："浸淫者，以渐而入也。"《汉书·食货志下》说"浸淫日广"，颜师古注："浸淫，犹渐染也。"《墨子·大取篇》说："故浸淫之辞，其类在鼓栗。"《楚辞·七谏·沈江》说："贤俊慕而自附兮，日浸淫而合同。"是所谓"浸淫"者，曰"渐渍"，曰"渐染"，曰"渐入"，曰"转大"，曰"渐多"，曰"随理发展"，曰"过而不止"。一句话，犹在滋长也。其浸淫疮者，《素问·玉机真藏论篇第十九》说"夏脉……太过则令人身热而肤痛为浸淫"，王冰注"故心太过则身热肤痛而浸淫流布于形分"，杨上善《太素·四时脉形篇》据此文说："浸淫者，滋长也。"《素问·气交变大论篇第六十九》说"岁火太过……身热骨痛，而为浸淫"，新校正云："按《玉机真藏论》云：'心脉太过，则令人身热而肤痛为浸淫。'此云'骨痛者，误也'当据改。"《诸病源候论·疮病诸候·浸淫疮候》说："浸淫疮，是心家有风热，发于肌肤，初生甚小，先痒后痛而成疮，汁出浸渍肌肉，浸淫渐阔乃遍体。其疮若从口出，流散四肢则轻；若从四肢生，然后入口者则重。以其渐渐增长，因名浸淫也。"补述了此前医学论述浸淫疮的发病发展过程。《金匮要略》治以"黄连粉"之方，注说其"方未见"，余意可用"黄连粉一味"清洁凉水调敷。《千金翼方》卷十九第八说："胡麻生嚼，涂小儿及浸淫恶疮，大效。"

蠮螉尿、瘑疮，亦能在肌肤"浸淫疮为广"或"浸淫生长"，其皆不属于"浸淫疮"。然"浸淫疮"者，当是有"口""肢"流传为标帜也。

（三十六）跌蹶（一）

《金匮要略·趺蹶手指臂肿转筋阴狐疝蛔虫病篇》说："师曰，病趺蹶，其人但能前，不能却，刺腨入二寸，此太阳经伤也。"

按：此文"病趺蹶"之"趺"字，乃"跌"之坏文，当改正之。跌蹶，叠韵字。《说文·足部》说"跌，踢也，从足，失声"，踢亦跌也。《方言》卷十三郭璞注"跌"字说"偃地也"，《说文·足部》：

"麋，僵也，从足，厥声。"《广韵·入声·十月》说"蹶，失脚"，"失脚"则"蹶"也，合言之则曰"跌蹶"。"跌""麋"二字，其义则同，叠词同义也，故《方言》卷十三说"跌，麋也"，《广雅·释诂》卷五上说"跌，蹶也"，蹶、麋字同，皆以"蹶"释"跌"也。

人之失足倒地，有前仆、后偃之不同，故《尔雅·释言》说"弊（毙），踣也，偾，僵也"，郭璞注前者说"前覆"，注后者说"郤偃"也。《太素·经脉厥篇》说："足太阳经脉厥逆，僵仆呕血喜衄。"杨上善注："后倒曰僵，前倒曰仆。"郝懿行义疏《尔雅·释言》说"细分之，仆是前覆，僵为郤偃"，王念孙《广雅·释诂》疏证说"对文则偃训为僵，仆训为毙"，是"仆""踣""弊""毙"义为"前覆"即"前倒"也，而"僵""偾"义为"郤偃"即"后倒"也。今失足跌蹶，其人被伤而未知伤在何条经脉。考《灵枢·经脉第十》说"膀胱是太阳之脉……过髀枢，循髀外，从后廉下合腘中，以下贯踹（当作"腨"）内，出外踝之后，循京骨，至小指外侧"，《针灸甲乙经》卷三第三十五说"承筋，一名腨肠，一名直肠，在腨中央陷者中，是太阳脉气所发，禁不可刺……"是其人失足后倒，误被尖状物刺伤禁止针刺的"承筋穴"，以致其人走路时，只能向前行走，而不能向后倒退，这是太阳经脉受伤所致的，故经文说"此太阳经伤也"。

（三十七）病跌蹶，其人但能前，不能却（二）

《金匮要略·跌蹶手指臂肿转筋阴狐疝蛔虫病篇》第一条："师曰：病跌蹶，其人但能前，不能却，刺腨入二寸，此太阳经伤也。"

按：对于本段条文的解释，一般有两种：一种解释是，由于某些原因，使人身之太阳经脉受伤，而发生行动只能向前、不能退后的跌蹶病，治疗用针刺腨部的方法，以利太阳之经脉，另一种解释是，由于针治误刺太阳经之腨部后，使太阳经脉受伤，而病人产生行动只能向前，不能退后的跌厥病。

其实，这两种解释均与情理不太相符合，因为太阳经损伤的疾病很多，临床上还未见到有出现两腿行走"但能前，不能却"之证候。而且腨部为承筋穴位，针灸上明谓此穴禁用针刺法，医者自然不会针刺此穴以治病，更不会盲目刺入二寸之深处，导致病人出现两腿行走"但能前，不能却"之行动障碍证。

考《玉篇·足部》记载"趺"字同"跗"，解释其义为"足上"，即"足背"。而《说文·足部》说："蹶，僵也。"据此，如果"趺""蹶"二字连用，则文不成义，所以疑此"趺"字为"跌"字的坏文。《方言》："跌，躃也。"《玉篇·足部》说："跌，仆也。"而上面所引的《说文》"蹶"训"僵"，说明"跌蹶"的意思就是"僵仆"，也就是"跌仆倒地"，即俗说的"摔跤子"。由于病人经常跌仆倒地，容易被竹、木、金、石等物误刺腨部，如深入到二寸处，就会损伤太阳经脉．太阳经脉受伤，不能与阳明经协调对应，故出现两腿行走只能向前，不能退后的异常证候，这就是本条"但能前，不能却"一症发生的原因和机理。

（三十八）癥痼害　后断三月不血也

《金匮要略·妇人妊娠病篇》说："妇人宿有癥病，经断未及三月，而得漏下不止，胎动在脐上者，为癥痼害。妊娠六月动者，前三月经水利时，胎也。下血者，后断三月不血也，所以血不止者，以癥不去故也。"

按：《黄帝内经》无癥病，其《素问·脉要精微论篇第十七》说"徵其脉小色不夺者，新病也；徵其脉不夺，其色夺者，此久病也；徵其脉与五色俱夺者，此久病也；徵其脉与五色俱不夺者，新病也"等诸"徵"字，似乎是"诊察"之"诊"的借用，不得谓之"癥病"之"癥"也。《史记·扁鹊仓公列传》首先提出了"尽见五藏癥结"的病机，诸癥病乃腹内气血结聚之病。《金匮要略·妊娠病篇》则列出来"癥痼害"一病及其证治。所谓"癥痼害"乃"癥痼害胎"者也。然癥结病，非妊娠亦有前阴下血者，《玉篇·疒部》说："痲，北腾切，妇人癥血不止也。"痲，今通作崩。

《急救篇》卷四说"疝瘕癫疾狂失響"，颜师古注"瘕，癥也"，是"瘕"即为"癥"，《黄帝内经》言"瘕"，仲景或言"癥"，或言"瘕"，或言"癥瘕"也。《金匮要略·疟病篇》"此结为癥瘕，名曰疟母"是也。上言"癥痼"，倒言之亦可说"痼癥"即"固瘕"。《伤寒论·辨太阳病篇》"此欲作固瘕"是也。

《古代疾病名候疏证·说文解字病疏（中）》："又按许书有瘕无癥，《急就篇》亦然，盖以汉人不分为两疾也。"此说不确，司马迁、张仲景亦是汉人也。

《诸病源候论·癥瘕病诸候·癥候》说："癥者，由寒温失节，致藏府之气虚弱，而饮食不消，聚结在内，染渐生长，块段盘牢不移动者，是癥也。言其形状可微验也。"又《癥瘕候》说"癥瘕者，皆由寒温不调，饮食不化，与藏气相搏结所生也。其病不动者，其名为癥，若病虽有结瘕而可推移者，名为癥瘕。瘕者假也，言虚假可动也。……肾脉小急，肝脉小急，心脉小急，不鼓，皆为瘕"（原作"心脉结鼓"四字，误，《素问·大苛论篇第四十八》作"心脉小急，不鼓"六字，今据改）。是"瘕""癥"二字皆以推之"动与不动"为准，而无本质的区别。

至於"后断三月不血也"之"不血"二字，实乃"衃"之一字，而误被"一拆为二"之坏文。衃者，《玉篇·血部》说："衃，匹尤、匹才二切，凝血也。"《龙龛手镜·血》说："衃，芳杯反，血凝也。《玉篇》又音孚。"《素问·五藏生成论篇第十》说"赤如衃血者死"，王冰注："衃血，谓败恶凝聚之血，色赤黑也。"

（三十九）腹中疠痛（一）

《金匮要略·妇人妊娠病篇》："妇人怀娠，腹中疠痛，当归芍药散主之。"

考：从"疠"字上看，疠，字同"疝"。《说文解字·疒部》："疝，腹中急也，从疒，丩声。"是"疠"训为腹中急。急者，缓之对，即不舒缓的意思，如《素问·六元正纪大论篇第七十一》厥阴之至的"里急"、《伤寒论·太阳病篇》第20条的"微急"、第29条"挛急"、《金匮要略·血痹虚劳病篇》第92条的"拘急"、《胸痹心痛短气病篇》第120条的"缓急"等均是。《说文》于"疠"字只训为"腹中急"而不训痛，是"疠"字不得作为痛字理解甚为明了，唯于痛字连读，始可训为腹中急痛。《广韵》《集韵》于"疛"之一字即训为"腹中急痛"或者"小痛"均是不大恰当的，而任应秋同志仍而引之，并以急痛为"痛而剧"更属不当之至。

《尔雅·释诂》"咎……病也"，郝懿行《尔雅义疏》说："咎通作皋，皋陶古作咎繇。皋有缓义……亦人之病"，段玉裁《说文解字》译"疛"字条下说"咎盖疛之古文叚借字"，疛同疛，是皋、咎、疛、疛四字互通。皋有缓义，本条疛与痛字连用，其自当是腹中缓痛。所谓腹中缓痛，缓，乃如上所引《胸痹心痛短气病篇》第120条"缓急"之"缓"，殆即腹中缓急而痛也。

从"腹中疛痛"句上看，腹中疛痛这句话，在《金匮要略》书中凡两见：一见于本条，另一则见于《妇人产后病篇》第371条。《妇人产后病篇》第371条说："产后腹中疛痛，当归生姜羊肉汤主之，并治腹中寒疝虚劳不足。"当归生姜羊肉汤是一个温补方剂，又"并治……虚劳不足"，按照中医学的观点，虚证的腹痛，一般都不剧烈，都是痛势悠悠、绵绵不断的隐痛，且其方"并治腹中寒疝"，而寒疝一病的腹中痛，虽有大乌头煎证的剧烈疼痛，但当归生姜羊肉汤证的寒疝腹痛并不见得剧烈，《金匮要略·腹满寒疝宿食病篇》第144条说"寒疝腹中痛及胁痛里急者，当归生姜羊肉汤主之"，《外台秘要》卷七寒疝腹痛方引此条作"仲景伤寒论……疗寒疝腹中痛引胁痛及腹里急者，当归生姜羊肉汤主之"。由此，也可以见本条的腹中疛痛，训为腹中急痛是不错的。"腹中急痛"之句，在张仲景的著作里，见于《伤寒论·辨太阳病篇》第100条："伤寒，阳脉涩，阴脉弦，法当腹中急痛，先与小建中汤；不瘥者，与小柴胡汤主之。"其腹中急痛之证，并不是腹中急剧绞痛，这可以从小建中汤方的主治病证中看出。《金匮要略·血痹虚劳病篇》第90条："虚劳、里急，悸，衄，腹中痛，梦失精，四肢酸痛，手足烦热，咽干口燥，小建中汤主之。"说明其腹中急痛，就是说的腹里拘急而微痛。至于小柴胡汤，原方并不主治腹中痛，唯《伤寒论·辨太阳病篇》第96条载小柴胡汤方有"若腹中痛者，去黄芩加芍药三两"一法，是小柴胡汤之治腹中痛，唯赖于"加芍药三两"。然芍药为物，在医疗作用上，并不能治疗腹中的急剧疼痛，这在下面还将谈到。

从"当归芍药散"方药上看，本条腹中疗痛之证，治以当归芍药散之方。其当归芍药散方，为当归、芍药、川芎、茯苓、泽泻、白术六味药物组成。当归、川芎、茯苓、泽泻、白术五药，《神农本草经》俱不云主治腹痛，唯载"芍药味苦平，主邪气腹痛，除血痹"，在张仲景的著作里，于腹痛则每加芍药，如《伤寒论·辨太阳病篇》第96条小柴胡汤证、第279条桂枝加芍药汤证、《辨少阴病篇》第317条通脉四逆汤证、《金匮要略·水气病篇》第245条防己黄芪汤证等，且本方芍药的分量重用到一斤，较他药多数倍，与小建中汤之用芍药同趣，显示其为治疗本条腹中疗痛的首要药物。然芍药是否能够治疗腹中急剧绞痛呢？我认为它不可能。《伤寒论·辨太阴病篇》第279条："本太阳病，医反下之，因而腹满时痛者，属太阴也，桂枝加芍药汤主之；大实痛者，桂枝加大黄汤主之。"太阴病的"大实痛"，是较剧烈的一种腹中疼痛，芍药只能愈"腹满时痛"的不太剧烈的腹中疼痛而对太阴"大实痛"的腹中剧痛则无能为力，所以必加入"大黄"才能奏功。如果芍药有治疗腹中剧痛的作用的话，那么，何必偏要来一个"大实痛者，桂枝加大黄汤主之"而加入"大黄"不加"芍药"了呢？

再根据本条当归芍药散，以当归、芍药名方，治疗其腹中疗痛，自当是当归、芍药二味为主要药物。芍药治疗腹中痛的作用已如上述，而当归为主治疗腹中痛，在《金匮要略》一书里，除本条不算、当归生姜羊肉汤证已见前述外，再证之产后病篇附方"《千金》内补当归建中汤，治妇人产后虚羸不足，腹中刺痛不止，呼吸少气，或若少腹中急摩痛引腰背……"在《备急千金要方》卷三妇人方中心腹痛第四原文作"内补当归建中汤，治产后虚羸不足，腹中疗痛不止，吸吸少气，或若小腹拘急，痛引腰背……"，说明当归只治腹中拘急疼痛。再说，当归建中汤方中还有"重至六两的芍药"在起着作用。至于其他药物，正如徐彬所说"……苓、术扶脾，泽泻泻其有余之旧水，芎劳畅其欲遂之血气"，以佐芍药、当归之止腹中疗痛而收更大更快之效用，并不是它们自己能够直接治疗腹中疗痛之病证。

综合以上所述，本条腹中疗痛绝不是腹中剧烈绞痛。仲景对较剧烈的腹中疼痛，于桂枝加大黄汤证则曰"大实痛"，于大建中汤证则曰

"痛而不可触近"，于大乌头煎证则曰"寒疝绕脐痛苦，发则白汗出"，均不曰腹中疗痛。因此，本条的腹中疗痛之证，我认为是一种腹中拘急性的缓缓而痛，说得更具体一点，就是其证在性质上是拘急而痛，在情势上是缓缓而痛。

（四十）腹中疗痛（二）

《金匮要略·妇人妊娠病篇》说："妇人怀娠，腹中疗痛，当归芍药散主之。"

按：此文"腹中疗痛"之"疗"，《广韵》《集韵·上声·四十四有》说"疗，病也"，《龙龛手镜·疒部·上声》说"疗，音朽，病也"，《类篇·疒部·上声》说"疗，许久切，病也"，《字汇·疒部》说"疗，许久切，音朽，病也"。是诸字书读《上声·四十四有》"音朽"者，皆未明指其为何种病证也。惟《集韵·上声三十一巧》云"疞，腹中急痛，俗作疗"，称"疗"为"疞"之俗字，训为"腹中急痛"。所谓"腹中急痛"者，乃谓"腹中拘急而痛"也，与《伤寒论·辨太阳病篇》"伤寒，阳脉涩，阴脉弦，法当腹中急痛者"之"腹中急痛"同义，非谓腹中痛势紧急也。《金匮要略·妇人产后病篇》说"产后，腹中疗痛，当归生姜羊肉汤主之，并治寒疝，虚劳不足"，同书《腹满寒疝宿食病篇》说"寒疝腹中痛，及胁痛里急者，当归生姜羊肉汤主之"。《康熙字典·疒部》引《集韵》说"疗"字曰"小痛"，朽、小二字声转可通，《说文·小部》说"小，物之微也"，而微则可以训"隐"也，是患者腹中隐隐拘急而痛也。《金匮要略·妇人杂病篇》说："妇人腹中诸疾痛，当归芍药散主之。"此"疾"字，疑是"疗"字之误。

余于2006年10月，用胶艾汤治一"早孕漏血"而"腹中疗痛"者，于原方中再加白芍5克（共15克）服之，三剂而病愈。

（四十一）更以醋浆水服之

《金匮要略·妇人妊娠病篇》说："妊娠养胎，血术散主之……心烦吐痛不能食饮，加细辛一两，半夏大者二十枚，服之后，更以醋浆水服之，若呕以醋漿水服之后復不解者，小麦汁服之。"

　　按：段玉裁《说文解字·酉部》"醋"下注："诸经多以酢为醋，惟《礼经》尚仍其旧，后人醋、酢互易。"而此《金匮要略》一书，未改易其字，仍称"醋漿水"。醋漿水者，即是酢漿水也。根据《辞源·酉部》"醋"下说："用酒或酒糟发酵制成的一种酸味之调料，古字作'酢'。"北魏贾思勰《齐民要术》八作酢法，谓"酢，今醋也"。然吾乡每年冬收第一场干净大雪盛缸内，加盖，使雪化水，置木瓜、山楂类酸味果实入雪水内长期浸泡，雪水变成酸味即成醋。醋漿水或酢漿水亦可只称"漿水"，如《备急千金要方》卷八第六治尸厥方："灶突墨弹丸大，漿水和饮之。"《千金翼方》卷五第五急面皮方："夜涂面，晓以漿水洗，令面皮急矣。"《礼记·内则》说"……漿水、醷、滥"，陈澔注"漿，醋水也"，皆是其例。又称"戴"，《说文·水部》说："漿，酢漿也，从水，将省声。㖪，古文漿。"《说文·酉部》又说："戴，酢漿也，从酉，戋声。"段玉裁注："《水部》'漿'下曰'酢漿也'。酢漿谓'戴'也。"以"漿""将"字同也。《玉篇·酉部》说："戴，昨载、祖代二切，酢漿也。"《急就篇》卷三"酸醎酢淡辨浊清"，王应麟补注："酸，酢也，以酢漿烹之为羹也。"前《急就篇》卷二说"蕪荑盐豉醷酢酱"，颜师古注："醷、酢亦一物二名也。"王应麟补注："《内则》'和用醷'，注：'漿，酢戴。'《说文》'酢，醶也，倉互反'，徐锴曰：'今人以为醋字。'"是故亦可称"醷"，《论语·公冶长》说："或乞醷焉，乞诸其邻而与之。"朱熹注："醷，醋也。"亦名"苦酒"，《释名·释饮食》说："淳毒甚者酢苦也。"《御览》卷八百六十六引《魏名臣奏》曰："今官贩苦酒，与百姓争锥刀之末。"苦酒即醷也。故《吴录地理志》曰："吴王筑城以贮醷，今俗呼苦酒城。"《伤寒论·辨少阴病篇》有"苦酒汤"一方，治"咽中伤生疮，不能（读'耐'）语言，声不出者"，《金匮要略·水气病篇》有"耆芍桂酒汤"一方，用治"汗沾衣色正黄如蘗汁"之所谓"黄汗证"。总之，醋漿水、漿水、酢漿、漿戴、苦酒、醷、醋，名虽有七，然其为物则一也。

（四十二）郁冒（三）

《金匮要略·妇人产后病篇》说："问曰：新产妇人有三病，一者病痉（原误为'痓'，'痉'字首见于《广雅》，张仲景时代尚无'痉'字，故改），二者病郁冒，三者大便难，何谓也？"

按：此文"郁冒"，仲景自释乃由于"亡血，复汗，寒多，故令郁冒"也。产妇郁冒，其脉微弱，乃血虚也，血虚而厥，厥而必冒，外复寒多，孤阳上出，但有头汗而周身无汗，故郁冒不解。产妇"亡阴血虚，阳气独盛"，故必周身汗出，"阴阳乃复"。是故以"损阳和阴法"之"小柴胡汤"和解发汗以治之，不得拘于"冒家欲解，必大汗出"之句而妄用"麻黄""桂枝""大、小青龙"等汤也。

"郁冒"一词，首见于仲景著作，《伤寒论》《金匮要略》皆有之，其为病昏迷不省人事，如此文所述，以《素问·气交变大论篇第六十九》说"岁火不及，寒乃大行……郁冒蒙昧，心痛暴瘖"，《素问·至真要大论篇第七十四》说"少阴之复，燠热内作……暴瘖心痛，郁冒不知人"，《素问·六元正纪大论篇第七十一》说"热至则……瞀郁……之病生矣"，瞀郁，倒言之则曰"郁瞀"，亦即"郁冒"也。《伤寒论·平脉法》又说"诸乘寒者，郁冒不仁，以胃无谷气，脾涩不通，口急不能言，战而栗也"，《释音》"冒，音帽，昏冒也"，成无己注"郁冒，为昏冒不知人也"。其病机则有寒，有热，有虚，有实，治疗时必须辨证对待之。

（四十三）奄忽眩冒状如厥颠　三十六病

《金匮要略·妇人杂病篇》说："奄忽眩冒，状如厥颠，或有忧惨、悲伤多嗔，此皆带下，非有鬼神，久则羸瘦，脉虚多寒，三十六病，千变万端……"

按：《文选·马季长长笛赋》说"奄忽灭没"，《备急千金要方》卷十四第四说"今年将哀暮，恐奄忽不追，故显明证论，以贻于后云尔"。是"奄忽"乃"迅疾""倏忽""突然"的意思。眩冒者，《素问·玉机真藏论篇第十九》说"忽忽眩冒而巅疾"，王冰注："忽忽，不爽也。眩，谓目眩视如转也。冒，谓冒闷也。"《伤寒论》卷一释音

"冒，音帽，昏冒也"，即昏冒不识人也，字亦作"瞀"。《素问·五常政大论篇第七十》说"其动铿禁瞀厥"，王冰注："瞀，谓闷也。"《释音》："瞀，音冒。"《国语·吴语》说："有眩瞀之疾者，以告。"《后汉书·韦彪传附韦著》说"且眩瞀滞疾，不堪久待"，皆是其例。《庄子·徐无鬼》说"予适有瞀病"，陆德明音义："瞀，莫豆切，郭音务。"李云"风眩貌"，司马云"瞀读曰眊，谓眩眊也"。成玄英疏："瞀病，谓风眩冒乱也。"是眊、瞀、冒三字可通也。奄忽眩冒者，谓突然发生病倒"视眩眠而无见兮，听惝恍而无闻"，故《素问·六元正纪大论篇第七十一》说"木郁之发……甚则耳鸣眩转，目不识人，善暴僵仆"，《素问·至真要大论篇第七十四》说"心痛否满，头痛善悲，时眩仆"，而倒地如"厥颠之状"，然实非"厥颠之疾"也。《脉经》第九第五说："眩冒状如厥，气冲髀里热，粗医名为癫，灸之因大剧。"因而，眩仆之疾，绝不可误认为"厥颠"以施治。所谓"厥颠"者，《素问·脉要精微论篇第十七》说"厥成为颠疾"，王冰注："厥，谓气逆也。"《素问·厥论篇第四十五》说："厥之寒热者何也？"王冰注："厥，谓气逆上也。"《素问·大奇论篇第四十八》说："脉至如喘，名曰暴厥。暴厥者，不知与人言。"此言厥。《素问·脉要精微论篇第十七》说："（脉）来疾去徐，上实下虚，谓厥巅疾"，杨上善《太素·五藏脉诊篇》注此文说："上实下虚，所以发癫疾也。"《太素·杂病·癫疾篇》说："黄帝问岐伯曰：人生而有病癫疾者，病名为何？安得之？答曰：病名曰胎疾，此得之在（母）腹中时，其母有所大惊，气上而不下，精气并居，故令人发为癫疾。"杨上善注："人之生也，四月为胎，母为人物所惊，神气并上惊胎，故生已发为癫疾也。""颠""巅""癫"三字通。

至于妇人"三十六病"者，前《藏府经络先后病篇》中载有"妇人三十六病，不在其中"句，此《妇人杂病篇》重申其古代妇科的专有疾病，即《诸病源候论·妇人杂病诸候二·带下三十六疾候》说："诸方说三十六疾者，是十二癥，九痛，七害，五伤，三固，谓之三十六疾也。"当时，此妇人三十六病是广泛论述的，今本《金匮要略》阙如，抑或是唐末宋间词人删节为"三卷本"时删去也。

注：《备急千金要方·妇人方下》载"妇人三十六疾"之"三固"作"三痼"，云"何谓三痼？一曰羸瘦，不生肌肤，二曰绝产乳，三曰经水闭塞"。

（四十四）土瓜根

《金匮要略·妇人杂病篇》说："带下经水不利，少腹满痛，经一月再见者，土瓜根散主之。"

按：此文"带下"，泛指妇女月经病。《史记·扁鹊列传》说："扁鹊名闻天下，过邯郸，闻贵妇人，即为带下医。"是"带下"则泛指妇女一切月经疾病也。其"经水"非谓"天有宿度，地有经水"之"经水"，而是指女子之月事也。王冰注《素问·上古天真论篇第一》说："所以谓之月事者，平和之气常以三旬而一见也。"经有瘀滞，则流行不利，少腹满痛，遂致经行时断，旋又再潮而呈经水一月再见者，用"土瓜根"为主，组成"土瓜根散"通经活瘀为方而治之。土瓜，一名王瓜，其根，《神农本草经》卷二说："味苦寒，主消渴内痹，瘀血月闭，寒热，酸疼，益气，俞聋。"《名医》曰："生鲁地田野及人家垣墙间，三月采根，阴干。"孙星衍等案："《说文》云'菳，王菳也'，《广雅》云'藈菇，瓜瓟，王瓜也'，《夏小正》云'四月王菳秀'，《尔雅》云'鉤，藈菇'，郭璞注'鉤，瓟也，一名王瓜，实如瓝瓜，正赤，味苦'，《月令》'王瓜生'，郑玄云'月令云：王菳生'。孔颖达云：'疑王菳，则王瓜也'，《管子·地员篇》：'剽土之次，曰五沙，其种大菳小菳，白茎青秀以蔓'，《本草图经》云'大菳，即王菳也'。芍，亦谓之土瓜，自别是一物。"

根据唐代以前医学典籍的初步统计，土瓜根可以辨证治疗如下病证：月经不利，闭经，下乳汁，五瘿，瘰疬，诸漏，消渴，阴肿，黑疸，小儿黄，痔湿下虫，天行大小便不通，津液内渴便秘，小便数多不禁，青盲，耳聋，面部皱黡黑皯，腰背拘急，妇人小腹痛，等等。总之，土瓜根具有明显的通经、化浊、消壅、止渴之功效，药源丰富，极易采得，使用方便，给药方式，有煎剂口服者，有散剂口服者，有蜜丸酒下者，有皮肤薄之者，有耳中给药者，有鼻孔给药者，有肛门给药者，有面部敷药者，还有面部夜晚敷药，早上洗去者。

（四十五） 如敦状

《金匮要略·妇人杂病篇》说："妇人少腹满，如敦状，小便微难而不渴，生后者，此为水与血俱结在血室也。大黄甘遂汤主之。"

按：此文"如敦状"之"敦"，《广雅·释器》作"盩"，通作"敦"。《仪礼·士昏礼》说："黍稷四敦，皆盖。"《仪礼·明堂位》说"有虞氏之两敦"，陈澔注："敦之为器，有盖有首也。四者皆盛黍稷之器，礼之有器，时王各有制作，故历代宝而用之。"《周礼·天官·玉府》说："若合诸侯，则俱珠槃玉敦"，郑玄注："敦，槃类……古者以槃盛血，以敦盛食。"孙诒让《周礼正义》说："依郑、孙诸说，则敦之形制，盖与簠相近，亦有首，有盖，有足。又有无九足者。"《士丧礼》说谓之废敦，注云"废敦无足者"是也。"……然簠簋为天子诸侯之器，而敦则士大夫用之"。《集韵·去声·十八队》"敦，瓺，器名，《周礼》'珠槃玉敦'，一曰似瓺无缘，盟以歃血者。或作甋"，是敦乃盛黍稷之器，有首，有盖，有足，无缘也。

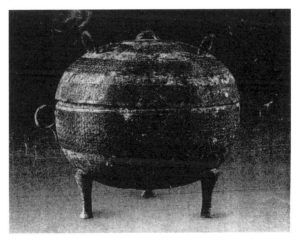

图 铜敦

（四十六） 以胞系了戾

《金匮要略·妇人杂病篇》说："问曰：妇人病，饮食如故，烦热不得卧，而反倚息者，何也？师曰：此名转胞，不得溺也。以胞系了戾，故致此病，但利小便则愈，宜肾气丸主之。"

按：文曰"此名转胞，不得溺也"之"胞"足证此"胞"字，非"女子胞"之"胞"而为"脬"之借字，为《灵枢·五味论第六十三》"膀胱之胞，胞（原脱，今补）薄以懦，得酸则缩绻"之"胞"。胞系者，脬之系也。《仓颉篇》卷中说："脬，盛屎者也。"屎，与"溺"同，又省作"尿"。然则何谓"了戾"？《方言》卷三"轸，戾也"，郭璞注"相了戾也"，钱绎笺疏："《说文》'戾，曲也'，'蟼，弼也'，读若戾。蟼与戾通。……《汉书·张耳陈馀传赞》云'何乡者，慕用之诚后相背之蟼也'，颜师古注'蟼，古戾字'。……注'相了戾也'者，了戾双声字。《说文》：'蟼，了戾之也。'读若戾。《淮南子·原道训》云'扶摇抱羊角而上'，高诱注云：'捴抱了戾也，扶摇如羊角转曲萦行而上。《荀子·脩身篇》'行而俯仰，非击戾也'，杨倞注：'击戾，犹言了戾也。'《刘向九叹》云'龙邛脟圈缭戾宛转阻相薄兮'，洪兴祖补注：'缭音了，戾，力吉反，曲也。'《众经音义》卷一云：'缭，力鸟反，缭戾，不正也，谓相纠缭也。'又卷六云：'缭戾，谓相缠绕了。'缭戾，与了戾同。"《广韵·上声·二十九条》亦谓"缭，缭绕，缠也"。是其病肾气不化、脬系曲僻而尿不出也，故宜肾气丸温化肾气而治疗之。

（四十七）客忤

《金匮要略·杂疗方篇》说："救卒死客忤死，还魂汤主之，方：麻黄三两去节，杏仁七十个去皮尖，甘草一两炙。右三味，以水八升，煮取三升，去滓，分令咽之。通治诸感忤。"小注："《千金方》云：主卒忤、鬼击、飞尸，诸奄忽气绝，无复觉，或已无脉，口噤拗不开，去齿下汤。汤下口，不下者，分病人髮左右，捉撂肩引之。药下复增取一升，须臾立甦。"

按：《灵枢·小针解第三》说："客者，邪气也。"《诸病源候论·卒忤候》说："卒忤者，亦名客忤，诸邪客之气，卒犯忤人精神也。此是鬼厉之毒气，中恶之类。人有魂魄衰弱者，则为鬼气所犯忤，喜于道间门外得之。其状心腹绞痛胀满，气冲心胸，或即闷绝，不复识人，肉色变异，府藏虚竭者，不即治，乃至于死。然其毒气有轻有重，轻者微治而瘥，重者侵克府藏，虽当时救疗，余气停滞，久后犹发，乃变成注。""小儿中客忤者，是小儿神气软弱，忽有非常之物，或未经识见之人触之，与鬼神相忤而发病，谓之客忤也。亦名中客，又名中人。其状吐下青黄白色，水谷解离，腹痛反倒夭矫，面变易五色，其状似痫，但眼不上摇耳，其脉弦急数者是也。"

（四十八）三物备急丸　还魂汤

《金匮要略·杂疗方篇》说："三物备急丸方：大黄一两，干姜一两，巴豆一两去皮心，熬，外研如脂。右药，各须精新，先捣大黄、干姜为末，研巴豆内中，合治一千杵，用为散，蜜和丸亦佳，密器中贮之，莫令歇。主心腹诸卒暴百病，若中恶客忤，心腹胀满，卒痛如锥刺，气急口噤，停尸卒死者，以煖水若酒，服大豆许三、四丸，或不下，捧头起灌令下咽，须臾当差。如未差，更与三丸，当腹中鸣即吐下，便差。若口噤，亦须折齿灌之。"

按：此方三物备急丸与还魂汤，一下一汗，用以治疗中恶、客忤等病之"腹中胀满绞急刺痛，上冲心胸，或当即闷绝，甚至口噤而折齿灌药，药下咽则甦者"。此是病情危急，邪入闭塞。止是开通闭塞，邪有出路，无论汗下，皆可愈疾。所谓殊途同归也，因为其主要病机一致也。

《神农本草经》考义十二则

（一）死肌

《神农本草经》孙星衍、孙冯翼辑本，卷一载"云母，味甘平，主身皮死肌"，"鞠华，味苦平，主……皮肤死肌，恶风湿痹"，"术，味苦温，主风寒湿痹，死肌"，"络石，味苦温，主风热死肌"，"细辛，味辛温，主……风湿痹痛，死肌"，"雄黄，味苦平寒，主疽痔死肌"，"枲耳实，主风湿周痹，四肢拘挛，恶肉死肌"，"白鲜，味苦寒，主湿痹死肌"，"厚朴，味苦温，主血痹死肌"，"鮀魚甲，味辛微温，主创疥死肌"，"乌梅，味酸平，主偏枯不仁死肌"，"石灰，味辛温，主癞疾死肌"，"矾石，味辛大热。主蚀创死肌风痹"，"青琅玕，味辛平，主疥搔死肌"，"藜芦，味辛寒……去死肌"，"白及，味苦平，主伤阴死肌"，"闾茹，味辛寒，主蚀恶肉，败创死肌"，"蜀椒，味辛温。主皮肤死肌，寒湿痹痛"，"皂荚，味辛咸温，主风痹死肌"，"麋脂，味辛温，主死肌，寒风湿痹"，"班苗，味辛寒，主疝蚀，死肌"，"地胆，味辛寒，主恶创，死肌"，等等，出现了大量的"死肌"一词。然而何谓"死肌"？《说文·死部》说："死，澌也，人所离也。从歺从人，凡死之属皆从死。"段玉裁注："《水部》曰'澌，水索也'，《方言》'澌，索也，尽也'。是澌为凡尽之称，人尽曰死。死、澌异部叠韵，形体与魂魄相离，故其字从歺从人。息姊切。"《释名·释丧制》："人始气绝曰死，死，澌也，就消澌也。"《礼记·曲礼下》说"庶人曰死"，郑玄注"死之言澌也，精气澌尽也"，《释音》"澌，本又作澌，同，音赐"。《白虎通·崩薨》说"庶人曰死，魂魄去亡。死之为言澌，精气穷也"，《曲礼》注"死之为言澌也，精神澌尽"……《檀弓》云

"小人曰渐"，注"死之言渐也"，《说题词》"庶人曰死，魂魄去心。死之为言精爽穷也"，《广雅·释诂》卷五上"死，渐也"，王念孙疏证"《太平御览》引《春秋说解辞》云：死之为言渐，精爽穷也"，《广雅·释诂》卷四上"死，穷也"，王念孙疏证"《大戴礼·本命篇》云'化穷数尽谓之死'"，《玉篇·歹部》说"嘶，思次切，死也，尽也，亦作渐"，又说"死，息姊切，神尽也，穷也"，《龙龛手镜·歹部·去声》说"㰚，音赐，尽也，死之言㰚也"。是人之随着气绝，人之整体化穷数尽而精神魂魄消渐也。人在其生命活动中，精神魂魄是伴随营卫气血在经脉系统内循环周身而维持正常功能的。邪气伤害某部，则人体局部或大或小就发生死肌，如《庄子·齐物论》说"民湿寝则腰疾偏死"，陈鼓应注"偏死，半身不遂"，马叙伦说"'偏'，借为'㾈'。《说文》曰'㾈，半枯也'"。《素问·生气通天论篇第三》说"汗出偏沮，使人偏枯"，枯，亦"死"也。《素问·病能论篇第四十六》说"夫痈气之息者"，王冰注"息，瘜也，死肉也"，肌，肉也。死肉，死肌也。而《辞源·歹部》引《唐杜甫杜工部草堂诗笺十七·乾元中寓居同谷县作歌》之一"中原无书归不得，寻脚冻皴皮肉死"，谓其"失去感觉"。失去感觉者，《素问·痹论篇第四十二》说"皮肤不营，故为不仁"，王冰注"不仁者，皮顽不知有无也"；《素问·风论篇第四十二》说"卫气有所凝而不行，故其肉有不仁也"，王冰注"不仁，谓帮而不知寒热痛痒"也。是《素问》之叫"不仁"，《神农本草经》叫"死肌"，其义一也。

（二）石锺乳

《神农本草经》卷一说：石锺乳，味甘温，主咳逆上气，明目益精，安五藏，通百节，利九窍，下乳汁，生山谷。

按： 此文"石锺乳"之"锺"字，借为"湩"。湩为乳汁，《说文·水部》说"湩，乳汁也，从水，重声"，《玉篇·水部》说"湩，都贡切，江南人呼乳为湩"，《穆天子传》卷四说"因其牛羊之湩以洗天子之足"，郭璞注"湩，乳也。今江南人亦呼乳为湩，音寒冻反"，《列子·周穆王篇》说"具牛马之湩以洗天子之足"，杨伯峻集释"湩，乳也"，《龙龛手镜·去声·水部》说"湩，都弄反，乳汁也"，《广韵·去声·一送》说"湩，乳汁，巨鬼氏取牛马之湩以洗穆天子之足"。字亦借"重"为"湩"，《史记·匈奴列传》说"得汉食物皆去之，以示不如湩酪之便美也"，裴骃集解："湩，乳汁也，音都举反。"司马贞索隐："重酪，音湩酪二音。按《三仓》云'湩，乳汁也'。《字林》云'竹用反'。"《汉书·匈奴传》说："得汉食物皆去之，以视不如重酪之便美也。"颜师古注："重，乳汁也。重音竹用反。字本作湩，其音则同。"是"锺""湩""重"在此形虽有三，而其义为"乳汁"则一也。

《太平御览·药部四·石钟乳》说："《列仙传》曰：'邛疏煮石髓而服之，谓之石锺乳。'是石钟乳乃矿物天然聚溜汁所成，如乳汁，黄白色。"妇人产后，乳汁缺乏者，服之能"下乳汁"以育儿也。故名之曰"石钟乳"。

《太平御览·药部四·石钟乳》又说："《水经》曰：'大洪山巖峰皆数百许仞，入石门得久，穴上素崖壁立，非人迹所及，穴中产钟乳，凝膏下垂，望若水雪，微津细液滴沥不断，幽穴潜远，行者不极。'《盛宏之荆州记》曰：'天门郡出石锺乳。'"可见我（湖北）省古代亦产"石钟乳"，未卜现代还有否？

（三）血瘕

《神农本草经》卷一说："天名精，味甘寒，主瘀血，血瘕欲死，下血止血，利小便，久服轻身耐老。一名麦句姜，一名虾蟆蓝，一名豕首，生川泽。"

按：此文"血瘕"之"瘕"，当读"蛊"。《尔雅·释诂下》说："蛊，疑也。"郝懿行义疏："……通作假。《诗》'烈假不瑕'，《唐公房碑》作'瘋蛊不瑕'。蛊，假音同，古读假如蛊也。"《说文·疒部》说"瘕，女（"女"字衍。《玉篇·疒部》说"瘕，公遐，公诈二切，久病也，腹中病也"，无"女"字，可证）。病也，从疒，叚声"，段玉载注"瘕蓋腹中病"，亦引《钱氏大昕》曰"《唐公房碑》疬蛊不遐"，即郑笺之"疬瘕不瑕"也。足证此文之"瘕"读"蛊"无疑，是"血痕"即"血蛊"也。

《神农本草经》卷三所载之"附子""水蛭""桃毛",亦治"血痕"即"血蛊"也。其实，"血痕"这一病证名词，在《黄帝内经》一书里已经出现，如《素问·阴阳类论篇第七十九》说："二阳三阴，至阴皆在，阴不过阳，阳气不能止阴，阴阳并绝，浮为血痕，沉为脓胕。"王冰注："脉浮为阳气薄阴，故为血痕。"阐明了此"血痕"的形成，为"阳气薄阴"然也。《金匮要略·果食菜谷禁忌并治》亦有"醋和酪食之，令人血痕"的记载。

（四）淋闭

《神农本草经》卷一说：石龙刍，味苦微寒，主心腹邪气，小便不利，淋闭，风湿，鬼注，恶毒。久服补虚羸，轻身，耳目聪明，延年。一名龙须，一名草续断，一名龙珠，生山谷。

按：此文"淋闭"一词，分为"淋""闭"二者以释，不妥。《素问·宣明五气篇第二十三》说"膀胱不利为癃"，《素问·苛病论篇第四十七》说"有癃者，一日数十溲"，这概诸小便不利，小便涩痛在内也。其与"闭"字连用作"闭癃"，则为"小便点滴不通"也。癃，瘙同。汉殇帝名"隆"，张仲景生在东汉，因避殇帝讳，故其著作中，只用"淋"而不用"癃"也。迨至三国时，不避殇帝刘隆讳，故《神农本草经》及《素问》"七篇大论"皆"淋""癃"同用。《灵枢·经脉第十》说"足少阴之别，名曰大钟，当踝后绕跟，别走太阳；其别者，并经上走于心包，下外贯腰脊。其病气逆则烦闷，实则闭癃"，《灵枢·本输第二》说"三焦者，足太阳太阴之所将，太阳之别也。上踝五寸，别入贯腨肠，出于委阳，并太阳之正，入络膀胱，约下焦，实则闭癃，虚则遗溺，遗溺则补之，闭癃则泻之"，《难经·十六难》作"闭淋"说"假令得肝脉……其外证善结，面青，善怒；其内证脐左有动气，按之牢若痛；其病四肢满，闭淋，溲便难"是也。闭淋，倒言之则曰"淋闭"，《金匮要略·五藏风寒积聚病篇》说"热在下焦者，则尿血，亦令淋秘不通"，《素问·六元正纪大论篇第七十一》说"热至……淋闷之病生矣"，《素问·五常政大论篇第七十一》说"涸流之纪"，《备急千金要方》卷二十一第二说："淋闭第二，论一首、方四十九首、证一首、灸法十五首。"秘、閟、闭三字通。而"淋""癃"二字声转通用，"癃闭"就是"淋闭"，"淋闭"也就是"癃闭"。余于1954年防汛救灾期间，在石首县农村，曾以"通关丸方而改丸为汤"，治愈一"癃闭"病人，应手取效："黄蘗一两，知母一两，肉桂一钱，以水煎服。"

（五）疝瘕

《神农本草经》卷一说："防葵，味辛寒，主疝瘕，肠泄，膀胱热结，溺不下，咳逆，温疟，癫痫，惊邪，狂走。久服坚骨髓，益气，轻身。一名梨盖，生川谷。"

按：《素问·大奇论篇第四十八》说："肾脉小急，肝脉小急，心脉小急，不鼓，皆为瘕。"王冰注："小急为寒甚，不鼓则血不流，血不流，故血内凝而为瘕也。"是"瘕"为腹内病而无痛也。《说文·疒部》说："疝，腹痛也，从疒，山声。"《急就篇》卷四说："疝瘕癫疾狂失響。"颜师古注："疝，腹中气疾上下引也。"《释名·释疾病》说："心痛曰疝，疝，诜也，气诜诜然上而痛也。"又曰："疝，亦言诜也，诜诜引小腹急痛也。"瘕必有痛，始称"疝瘕"，如《神农本草经》卷一之防葵主"疝瘕"，独活主"女子疝瘕"，桑螵蛸主"疝瘕"，卷二之芍药主"疝瘕"，贝母主"疝瘕"，藁本主"妇人疝瘕"，卷三之甘遂主"大腹疝瘕"，商陆主"疝瘕"，芫华主"疝瘕"，莽草主"疝瘕"，衣鱼主"妇人疝瘕"。由于"瘕"必连"痛"，是以"疝瘕"每缀以"腹痛"，如《素问·平人气象论篇第十八》说"脉急者，曰疝瘕少腹痛"，《素问·玉机真藏论篇第十九》说"脾传之肾，病名曰疝瘕，少腹宽热而痛，出白，一名曰蛊"，《金匮要略·水气病篇》说"趺阳脉当伏，今反紧，本自有寒，疝瘕腹中痛"，《诸病源候论·疝病诸候·疝瘕候》说"疝者，痛也，瘕者，假也。其病虽有结假而虚假可推移，故谓之疝瘕也。由寒邪与藏府相搏所成，其病腹内急痛，腰背相引痛，亦引小腹痛，脉沉细而滑者曰疝瘕，紧急而滑者曰疝瘕"，《诸病源候论·妇人杂病诸候二·疝瘕候》说"疝瘕之病，由饮食不节，寒温不调，气血劳伤，藏府虚弱，受於风冷，令人腹内与气血相结所生。疝者痛也，瘕者假也，其结聚浮假而痛，推移而动，妇人病之，有异于丈夫者，或因产后藏虚受寒，或因经水往来取冷过度，非独关饮食失节，多挟有血气所成也。诊妇人疝瘕，其脉弦急者生，虚弱小者死"。

（六）姑活

《神农本草经》卷一说："姑活，味甘温，主大风邪气，湿痹寒痛，久服轻身益寿耐老。一名冬葵子。"

按：小注："旧在《唐本》逻中，无毒，今增。"《名医》曰："生河东。"孙星衍等案："《水经注·解县》引《神农本草》云：地有固活、女疏、铜芸、紫苑之族也。"陶弘景云："方药亦无用此者，乃有固活丸，即是野葛一名。此又名冬葵子，非葵菜之冬葵子，疗体乖异。"今本《神农本草经》"姑活"列之"上品"，文中亦无"无毒"二字。然"姑活"不可写作"固活"。是"姑活""固活"一也。"姑活"声转为"钩吻"，一名"野葛"。有大毒。据《广雅·释草》王念孙疏证说："钩吻有蔓生直生二种。"《炮炙方》所云："钩吻叶似黄精。陶注钩吻所云，叶似黄精而茎紫，当心抽花黄色，初生既极类黄精，故以为杀生之对，此其直生者也。"《稽含南方草木状》云："冶葛蔓生，叶如罗勒，光而厚。一名胡蔓草，真毒者多乘以生蔬进之，悟者速以药解，不尔，半日辄死。山羊食其苗，即肥而大，此其蔓生者也。'钩葛'即为'野葛'。《唐本草》专以蔓生者为钩吻，《开宝本草》专以直生者为钩吻。皆一偏之说，未足善也。"误食钩吻中毒，皆以荠苨解之。荠苨八两，上一味，水六升，煮取二升，温分二服。

（七）狗脊

《神农本草经》卷二说："狗脊，味苦平，主腰背强，关机缓急，周痹，寒湿膝痛。颇利老人。一名百枝，生山川。"

按：孙星衍等在此"狗脊"条下注说："《广雅》云：'菝葜，狗脊也。'《玉篇》云：'菝葜，狗脊根也。'"遂据之而谓"《名医》别出'菝葜条'，非"。从而"以是为非"把"菝葜"混为"狗脊"，实属不妥。殊不知狗脊是狗脊，菝葜是菝葜，二者不可混同也。考唐慎微《证类备用本草》说："菝葜，味甘平温，无毒，主腰背寒痛，风痹，益血气，止小便利，生山野，二月，八月采根，暴干。"并引《唐本草》注："萆薢有刺者，叶粗相类，根不相类，萆薢细长而白，菝葜根作块结，黄赤色，殊非狗脊之流也。"又引《日华子》："治时疾瘟瘴，叶治风肿，止痛，扑损，恶疮，以盐涂傅，佳。又名金刚根，又名王瓜草。"又引《图经》曰："菝葜旧不载所出州土，但云'生山野'，今近京及江浙州郡多有之。苗茎成蔓，长二三尺，有刺。其叶如冬青，乌药叶，又似菱叶差大，秋生黄花，结黑子樱桃许大，其根作块，赤黄色，二月，八月采根，暴干用。江浙间人呼为金刚根，浸赤汁以煮粉食，云啖之可以辟瘴；其叶以盐敷捣风肿，恶疮等，俗用有效。田舍贫家亦取以酿酒，治风毒脚弱痹满上气殊佳。"陶隐居谓"人用作饮"。今人用之，以水煮服治疗妇女白带之病，效果极佳。

（八）瘤瘈

《神农本草经》卷一说："鸡子，味甘微温，主除热，火疮，瘤瘈，可作虎魄神物。"

按：此文"瘤瘈"之"瘈"，疑误，当作"痓"，以其二字形近而误为"瘈"也。"痓"尚未见于《说文解字》，而首见于张辑《广雅》之书也。《广雅·释诂》卷三下说"痓，恶也"，《玉篇·疒部》说"痓，充至切，恶也"，"痓"从"疒"而训"恶"，乃是"恶病"也。《备急千金要方》卷五上第三说"夫痓，小儿之恶病也"，虽然《说文·疒部》说"疬，恶疾也"，《玉篇·疒部》说"瘶，力代切，恶疾也"，亦引《说文》"本力大切，恶疾也"，然"痓"从不与"疬"或"瘶"连用，是知"痓"与"疬"或"瘶"之义无关也。而"痓"字每与"瘤"字连用以作"瘤痓"，《针灸甲乙经》卷四第一下说"心脉满大，瘤痓筋挛，肝脉小急，瘤痓筋挛"，痓，《素问·大苛论篇第四十八》《太素·五藏脉诊篇》作"瘛"，说："心脉满大，瘤瘛筋挛，肝脉小急，亦瘤瘛筋挛。"《脉经》卷五第五作"瘹"，说："心脉满大，瘤瘹筋挛，肝脉小急，瘤瘹筋挛"。《诸病源候论·小儿杂病诸候一·

风痫候》作"瘛",说:"诊得心脉满大,痫瘛筋挛,肝脉小急,亦痫瘛筋挛。"《灵枢·经筋脉第十三》说"病在此者主痫瘛及痓",《针灸甲乙经》卷二第六说"病在此者主痫瘛及痓"(原误为"痉",今改),《太素·筋经》说:"病在此者主痫瘛及痓"(原误为"痉",今改),《针灸甲乙经》卷十二第十一下说"小儿痫瘛,手足扰,目昏,口禁,溺黄,商丘主之",《备急千金要方》卷三十第四说"昆仑主痫瘛,口闭不得开"。是"瘛""瘈""瘛""痓"等字同也。

《神农本草经》我见到五个辑本,其中"痓""痉"之有错误,兹改正之,"石胆",孙星衍辑本、黄奭辑本、曹元宇辑本皆误为"痉",今改。"独活",日人森立之辑本误为"痉",今改;"麝香",日人森立之辑本误为"痉",今改;"鸡子",孙星衍辑本、顾视光辑本、日人森立之辑本、黄奭辑本皆误为"痉",今改;"石蜜",日人森立之辑本、曹元宇辑本皆误为"痉",今改;"竹叶",孙星衍辑本、黄奭辑本皆误为"痉",今改;"钩吻",孙星衍辑本、顾视光辑本、黄奭辑本、曹元宇辑本皆误为"痉",今改;"六畜毛蹄甲",日人森立之辑本误为"痉",今改;"鼠妇",日人森立之辑本误为"痉",今改。是否有当,就正于海内同道。

(九)色青翳 热利下重

《神农本草经》卷二说:"秦皮,味苦微寒,主风寒湿痹,洗洗寒气,除热,目中青翳,白膜,久服头不白,轻身,生川谷。"

按:吴普谓"岑皮,一名秦皮",《名医别录》则曰"一名岑皮,一名石檀"。《说文·木部》于"岑"字加"木旁"作"梣",训为"青皮木",或作"檩"。段玉裁注:"《淮南书》曰:'夫梣木色青而赢蜗瘉睆,此皆治目之药也。'高曰:'梣木,苦历木名也,生于山。剥其皮以水浸之,正青,用洗眼,瘉人目中膚翳。'正文各本为误,今考定如是。按《本草经》谓之秦皮,以'一名岑皮'而声误为'秦'耳。其木一名石檀,陶隐居云是'樊槻木'。槻音规,《集韵》云:'江南樊雞木,其皮入水绿色,可解胶益墨。''樊鷄'即'樊槻'也。子林切。"其"色青翳"之"色"，当为《素问·腹中论篇第四十》"一剂知，二剂已"之"已"字而误也。《淮南鸿烈集解》引王引之云："'色青翳'当作'已青翳'（注内'色青翳'同）。已与瘉相对为文，已亦瘉也，言梣木可以瘉青翳也。瘉今作愈。《吕氏春秋·至忠篇》'王之疾必可已也'，高注曰：'已，犹愈也。'故此注云'用洗眼，瘉人目中肤翳，故曰已青翳也'。今正文及注皆作'色青翳'者，涉注内'青色'而误耳。"

仲景书中，每以秦皮、黄芩、黄连合白头翁组成"白头翁汤"，以治下利（痢疾）口渴欲饮水者，收到极佳的治疗效果。《金匮要略·呕吐哕下利病篇》所谓"热利下重（'下''重'二字误倒，今据《伤寒论·辨厥阴病篇》文乙转）者，白头翁汤主之"是也。《金匮要略·妇人产后病篇》还有"产后下利虚极，白头翁加甘草阿胶汤主之"，治疗产后或疲惫不堪之下利（痢疾）欲饮水者，亦效如桴鼓，仲景经验创立于东汉，疑《神农本草经》卷二"秦皮"条之"目中青翳白膜"下，脱去"热利下重"四字。

（十）商陆

《神农本草经》卷三说："商陆，味辛平，主水张，疝瘕痹，熨除痈肿，杀鬼精物，一名葛根，一名夜呼，生川谷。"

按：此文"商陆"之"商"，《肘后方》作"章"，称曰"章陆"。《尔雅·释乐》说："章者，商也。"《晏子春秋·内篇谏上》说："景公饮酒，七日七夜不止，弦章谏曰……"孙星衍云：弦章，《韩非子外储说》有"弦商"。"章""商"声相近，一人也……《韩非·外储说左下》作"弦商"，当即"弦章"。苏舆云："孙、蘆说是。'章''商'古字通。《尚书·费誓篇》的'我商赉汝'，《释文》曰：'商，徐邈音章。'《荀子·王制篇》'审诗商'，王引之读'商'为'章'，并其证。"商，既作"章"，商陆即是"章陆"，《肘后方》卷三第二十四说"章陆根一斤，刮去皮，薄切之，煮令烂去滓，内羊肉一斤，下葱、豉、盐如食法，随意食之。肿差后，亦宜作此，亦可常捣章陆与米中半蒸作饼子，食之"，又方"切章陆一升，以酒三升，渍三宿，服五合至一升，日三服之"。又作"当陆"，《肘后方》卷四第二十六说"多取当陆根，捣蒸之，以新布借腹上药，披著布上，勿腹上，冷覆之，昼夜勿息"，《备急千金方》卷二十一第四说："羊肉一斤，当陆切一升，右二味，以水二升，煮令当陆烂，去滓，下肉，为臛，葱、豉，酢事事如臛法。"小注云："治卒肿满，身面洪大。"

《尔雅·释草》说"蓫薚，马尾"，郭璞注："《广雅》曰：马尾，商陆。本云'别名薚'，今关西亦呼为'薚'，江东呼为'当陆'。"郝懿行义疏："薚，《说文》作'易'。云：'艸枝枝相值，叶叶相当。'释文：'蓫，他六反。薚，吕、郭，他羊反。'然则蓫、薚合声为'当'，以其枝叶相当，因为之当陆矣。《易》之'苋陆夬夬'，陆即当陆，《广雅》作'蔏陆'，云：'常蓼，马尾，蔏陆也。'《说文》'葟，艸也'，《玉篇》'葟柳，当陆别名'，"又云："蓟，葟陆也。"葟、蔏、当、蓟、柳、陆，音俱相近，商与常，蓼与陆，古字音又同也。《本草》商陆一名葟根，一名夜呼，如人形者有神。《蜀图经》云："叶大如牛舌而厚脆，有赤华者根赤，白华者根白。"《苏颂图经》云："商陆俗名章柳，多生人家园圃中，春生苗高三四尺，叶青如牛舌而长茎青赤，至柔脆，夏秋开红紫花作朵，根如萝菔而长。"蔏与商同，葟与章同，薚与葟同。据《本草品汇精要》记载，药用白者，红者不可用。

（十一）闾茹

《神农本草经》卷二说："闾（孙星衍辑本原误为'蘭'，今据《太平御览·药部》改）。茹，味辛寒，主蚀恶肉，败创，死肌，杀疥蟲，排脓恶血，除大风热气，善忘不乐，生川谷。"

按：《针灸甲乙经》及《黄帝内经太素》治疗"血枯病"方"四乌贼鱼骨一蘆茹丸"皆为"蔄茹"，王冰注此文则作"蘆茹"。新校正谓"王注（蘆茹）性味乃蔄茹。当改'蘆'作'蔄'"。蔄同闾。考"蔄"读"力居切"，"蘆"亦读"力居切"，二字同声，倒得通假，不烦改字也，蘆是蔄之借字耳。《广雅·释草》说"屈居，蘆茹也"，王念孙疏证："蘆，与蔄同。"《神农本草经》云："蔄茹，味辛寒，生代郡川谷。"陶注云："今第一出高丽，色黄，初断皆汁出，凝黑如漆，故云'漆头'，次出近道，名草蔺茹，色白，皆烧铁烁头令黑以当漆头，非真也。叶似大戟，花黄，二月便生。"《御览》引《吴普本草》云："蔺茹，一名离楼，一名屈居，叶圆黄，高四、五尺，叶四四相当，四月花黄，五月实黑，根黄，有汁亦同黄，黑头者良。"蘆茹，离楼，一声之转也。又引《范子计然》云："蔺茹出武都，黄色者善。"又引《建康纪》云："建康出草蘆茹。"明代张介宾在使《黄帝内经》文字内容以类相从而编撰为《类经》时，未详究《新校正》语，误将"蘆茹"作"茹蘆"。其"茹蘆"则非"蔺茹"而为"茜草"矣。

（十二）乳难

《神农本草经》卷一说"滑石，味甘寒，主……女子乳难"，"泽泻，味甘寒，主……乳难"，"疾黎子，味苦温，主……乳难"，卷二说："贝母，味辛平，主……乳难"，"泽兰，味苦微温，主……乳妇内衄"，"白马……悬蹄，味咸平，主……乳难"。

按：上述六味中药，有五味明言可治"乳难"，一味治"乳妇内衄"也。所谓"乳难"或"乳妇内衄"者，非谓"哺乳困难"或"哺乳妇人内衄"也，实指如"酸酱"之治"产难"，"蝼蛄"之"产难"也。乳，分娩也。《说文·乙部》说："乳，人及鸟生子曰乳，兽曰产，从孚乙。"《吕氏春秋·李夏纪·音初》说"孔甲迷惑，入于民室，主人方乳"，高诱注："乳，产（也）。"《史记·扁鹊仓公列传》说："菑川王美人怀子而不乳，来召臣意，臣意往，饮以莨蘯药一撮，以酒之，旋乳。臣意复诊其脉，而脉躁。躁者有余病，即饮以消石一齐，出血，血如豆比五六枚。"司马贞索隐："乳音人喻反。乳，生也。旋乳者，言迴旋即生也。"《广雅·释诂》卷一下说："乳，生也。"《玉篇·乙部》说："乳，如庾切，以养子也。生也，字也，鸟之生子曰乳。"《仓颉篇》卷下说："乳，字也。"字，亦生也。《尚书·尧典》说"鸟兽孳尾"，孔氏传"乳化曰孳"，《史记·五帝本纪》作"字"。《山海经·中山经》说："苦山……其上有木焉，名曰黄棘，黄华而圆叶，其实如兰，服之不字。"郭璞注："字，生也。"《说文·子部》说"字，乳也。从子在宀下，子亦声"，段玉裁注："人及鸟生子曰乳，兽曰铲。"《广雅·释诂》卷一下说："字，生也。"是乳、产、生、字皆为分娩也。《素问·通评虚实论篇第二十八》说："帝曰：乳子而病热，脉悬小者何如？岐伯曰：手足温则生，寒则死。乳子中风，热，喘鸣肩息者，脉何如？岐伯曰：喘鸣肩息者，脉实大也，缓则生，急则死。"其文所谓"乳子"者，亦即"产妇"也。

《马王堆汉墓帛书》研究

《五十二病方》"苦浸"考义

《五十二病方·牝痔》说："牝痔之有数窍，蛲白从道出者方：……骆阮一名曰白苦、苦浸。"

按："骆阮，药名，据本方一名白苦，苦浸，未详"。是整理者未清楚为何药。考：《说文·艸部》说"薓，人薓，药草，出上党，从艸，浸声"，段玉裁注："《本草经》作'人参'。山林切。"《玉篇·艸部》说"薓，所金切，人薓，药。参，同上。"《广雅·释草》说"薓，地精，人蓡也"，《广韵·下平声·二十一侵》说"蓡、人参、药名，薓，古文"，《集韵·平声四·二十一侵》说："薓，葠，《说文》'人薓，药艸，出上党'。或作蔘，通作蓡、参。"《尔雅·释草》"苨，菧苨"下说："按今荠苨叶似杏叶，根如沙薓，故名杏叶沙浸。"

综上所述，曰"薓"，曰"葠"，曰"蔘"，曰"葠"，曰"浸"，曰"参"，曰"蓡"，字形虽有七，而实字义则一也。浸，与"薓"声近，人薓，今通作"人参"；沙参，今通作"沙薓"，苦浸，即今"苦参"也。苦参《神农本草经》未言其杀虫功效，当属漏收。《本草纲目·草部》引《名医别录》明言苦参甘寒无毒"疗恶疮，下部䘌"，尚志均《名医别录》辑校本乃改"䘌"作"蜃"。《玉篇·蚰部》说"䘌，女乙切，小蟲也"，《广韵·入声·五质》说"䘌，小蟲"。䘌，与"蜃"同。小蟲为病，食人府藏及下部，字又作"䘌"，《广韵·入声·二十四职》说"䘌，蟲食病。蜃，上同"，《字汇·虫部》说"蜃，女六切，音䘌，蟲食病"。《诸病源候论·热病诸候·热病蟲候》说：

"热病攻于肠胃，则谷气长，所以三虫动作，食人五藏及下部，重者肛烂见府藏。"食，同"蚀"，蚀训"败疮"，故以苦参置炭上，以布周盖坐而熏下而治疗之。后汉张仲景用苦参以治疗狐惑病蚀于下部为狐者，移后阴为前阴、变熏法而为洗法也。

我国古代病证及穴位名词考义三则

（一）痹证

痹，字俗作"痹"。其病在我国文献里记述较早，如《管子》《墨子》《庄子》《尸子》《荀子》以及《吕氏春秋》等，都有记载。在《黄帝内经》里则有专篇论述。而《汉书·艺文志·方伎略》中则记载有"《五藏六府痹十二病方》三十卷"，从而表明我国在西汉时期就有一部"痹证专著"流传于世了。今《五藏六府痹十二病方》已亡佚，《黄帝内经》则详论了痹证的病因、病机、证候、分类和治疗。

《说文·疒部》说"痹，湿病也，从疒，畀声"，《仓颉篇》卷中说"痹，手足不仁也"，《广韵·去声·六至》说"痹，脚冷湿病"，《急就篇》卷四说"痈疽瘛疚痿痹痕"，颜师古注"痹，风湿不仁也"，《荀子·解散》说"故伤于湿而击鼓，鼓痹则必有敝鼓丧豚之费矣"，杨倞注"痹，冷疾也，伤于湿则患痹……"《庄子·齐物论》说"民湿寝则腰疾偏死"，陆德明音义"偏死，司马云'偏枯死也'"。《素问·痹论篇第四十三》说："风寒湿三气杂至，合而为痹也。其风气胜者为行痹，寒气胜者为痛痹，湿气胜者为着痹也。"是痹证之发生，虽有因"湿"、因"风湿"、因"风寒湿"之异，然皆谓有"湿"则一也。其为病则证见"体痛"，见"腰疾偏死"，见"手足不仁"。

《墨子·辞过》说"下润湿伤民"，《孟子·滕文公上》说"当尧之时，天下犹未平，洪水横流，泛滥于中国"，故《吕氏春秋·仲夏纪·古乐》中记载，昔在"陶唐氏之始，阴多滞状而湛积，水道壅塞，不行其原，民气郁闷而滞著，筋骨瑟缩不达"。因水患人们不仅饮食难以为继，且遭水湿侵害而多病痹。于是帝尧用鲧治水，而"鲧湮洪水"

"绩用弗成",水患不除,乃"殛鲧於羽山",啟用夏禹为司空以治水患,"禹疏九河,瀹济漯而注诸海,决汝汉、排淮泗而注之江"(见《孟子·滕文公上》),使"水由地中行"(见《孟子·滕文公下》),地上洪水得到治理,中国人民从此"可得而食也"。然禹治水在外,"十年不窥其家",长年累月以水为事,常渐于湿,肌肉久久濡渍,逐患痹证而"一身偏枯"。右半身枯弱痿易,行步失常而两足不能相过,后世有所谓"禹步"者,盖本于此而称之也。另据《晋书·皇甫谧列传》载:《针灸甲乙经》作者,皇甫谧亦曾得痹证而病偏枯。

治疗痹证,主要是"温阳通经,除湿蠲痹"。然亦有用单方"豨莶草"一味煎水内服者,亦有用单方"威灵仙"一味泡酒内服者。其病如有风气胜者,即加祛风药;如有寒气胜者即加散寒药,亦可用药熨法从外以治之(见《灵枢·寿夭刚柔》中)。其有气郁化热而为热痹者,则当燥湿清热以为治。痹久邪入络脉导致血气郁滞而见肌肤麻木不仁者,则于方中加入活血通络之品。惟形似热痹而发则大小关节红、肿、热、痛剧烈者,为"历节病",与痹证有异,不得相混。

治疗痹证,针灸有其独特的效果。在《黄帝内经》一书里对此有着丰富的论述,且贯串了人与天地日月相参应的思想。在临床实践中,以天气晴朗的日中施针治痹为优。对于久痹肢体见有结络色黑者,当先用三棱针刺之出血,再据其病情或针灸或药物辨证而治之。

(二)痓痉

古医书上不少"痓"字之所以成为"痉"字者,乃由于"痓""痉"二字因形近而致误也。下面我们就来认识一下"痓"字并不是"痉"之俗体字。

众所周知,汉字的构成,都是具有"形""音""义"三要素的。因而,俗体字和它的本字,应该只有"形"的差别,而"音读"和"义训"都相同才有可能,否则,必不成其为俗体字也。然考后汉许慎《说文·疒部》说"痉,彊急也,从疒,巠声"而无"痓"字,其"痓"字首见于魏·张揖《广雅·释诂》,说:"痓,恶也。"梁·顾野王《玉篇·疒部》说"痉,渠井切,风强病也","痓,充至切,恶也"。《广韵·上声·四十静》说"痙，风强病也，巨郢切"，同书《去声·六至》说"痙，恶也，充自切"，《集韵·上声·四十静》说"痙，巨井切，《说文》'彊急也'"。又其书《去声·六至》说："痙，充至切，《博雅》'恶也'，一曰风病。"《类篇·疒部》说"痙，巨井切，《说文》'彊急'"，"痙，充至切，《博雅》'恶（也）'，一曰风病。""彊""强"字同，《博雅》即《广雅》。是"痙"训"强急"，而音"巨井切"，据《素问·至真要大论篇第七十四》"诸痉项强，皆属于湿"，则此"强急"为"项背强急"也，"痙"则训"恶"而言"充至切"。"痙""痙"二字的"义训""音读"皆不同，故当各为独立的字，"痙"字必不为"痙"的俗体字无疑，惟"痙"之训"恶"义不甚明，以致有人提出了"至于《广雅》的作者为何将'痙'释为恶义，却不得而知"。然根据文字"六书"规律，此"痙"当为"形声字"，从"疒"而"至"声。《说文·疒部》说："疒，倚也，人有疾病也，象倚箸之形，凡疒之属皆从疒。""痙"字《广雅》训为"恶"，《玉篇》《广韵》《集韵》《类篇》等字书皆随之，字义训"恶"而字形则从"疒"，其"恶"为"疒之属"则为"恶病"矣，《龙龛手镜·疒部·去声》"痙"字下引《玉篇》说"音积，恶病也"，正作"恶病"，可证。何谓"不得而知"？惟"恶病"之称，古有三焉：一者，指疫疠，流行病也，《说文·疒部》说："疠，恶疾也。"段玉裁注"今义……训疠为疠疫，古多借厉为疠，《公平传》作'疠'，何注云'疠者疾疫也'"是；二者，指麻风病，《史记·仲尼弟子列传》说"伯牛有恶疾"是；三者，指小儿痫证，《备急千金要方》卷五上第三说"夫痫，小儿之恶病也"是。此'痙'字所体现的恶病，既非疫疠之恶病，也非麻风之恶病，实乃小儿痫之恶病也。请看《甲乙经》卷四第一下说"心脉满大，痫痙筋挛，肝脉小急，痫痙筋挛"，两"痙"字，《素问·大苛论篇第四十八》皆作"瘛"，说"心脉满大，痫瘛筋挛，肝脉小急，痫瘛筋挛"，而《脉经》卷五第五则皆作"瘌"，说"心脉满大，痫瘌筋挛，肝脉小急，痫瘌筋挛"，《玉篇·疒部》说："瘛，小儿瘛疭病也。瘌，同上。"是"痙""瘛""瘌"，三者形虽异而义则同也。《说文·疒部》说："瘛，小儿瘛疭病也。"段玉裁注："今小儿惊病也。

瘛之言掣也，疭之言纵也。"《急就篇》篇卷四说"痈疽瘛疭痿痹痕"，颜师古注："瘛疭，小儿之疾，即今痫病也。"《伤寒论·辨太阳病篇》亦有"风温之为病……剧则如惊痫，时瘛疭"之文，所谓"时瘛疭"者，今谓之"阵发性抽搐"也。"抽搐"乃痫病的主要证候，为"动象"。《素问·阴阳应象大论篇第五》说："风胜则动"，而"动"为"风"象，故《集韵》有"一曰风病"之说。据此，则"痓"为"瘛"的异体字，而非"痉"的俗体字，殆无疑义矣。痉病是以项背强急，甚至角弓反张为主，时或见有肢体抽搐；痫病则以突然僵仆、口吐泡沫、肢体抽搐为主，时或角弓反张。但二者的证状区别在于，如《诸病源候论·小儿杂病诸候·风痫候》所说："病发时，身软时醒者，谓之痫；身强直反张如尸，不时醒者，谓之痉。"

《说文》为《说文解字》一书的简称，乃后汉许慎著。书中无"痉"字，可能正表明"痉"之为字乃晚出，故早于《说文》的《黄帝内经》中不当有"痉"字，今本有"痉"字者，乃后世传抄而误"痓"为"痉"也。以"痓"字行书作"痉"而与"痉"形近易误所致。如《素问·气厥论篇》说"传为柔痓"，王冰注："痓谓骨痓而不随，气骨皆热，髓不内充，故骨痓强而不举。"王注正是"痓"字之义。可见此"痓"误为"痉"是在王冰之后矣。又如《素问·厥论篇第四十五》说"发喉痹嗌肿，痉"，新校正云："全元起本'痉'作'痓'。"则可见《素问》王次注本此"痓"误为"痉"，在王冰之后、林亿等新校正之前，而全元起本不误仍作"痓"也。还有《黄帝内经太素·经筋》说"病在此者主痫瘛及痓"，杨上善注"痓，擎井反，身强急也"，杨注之音读、义训皆为"痓"字，则此"痓"字误为"痉"是在杨上善之后也。《灵枢·经筋第十三》载此文正作"病在此者主痫瘛及痓"，惟《素问·五运行大论篇第六十七》中"其病痉"的"痉"字当不为误，以其篇著于三国时也。我在以前写《运气七篇成书年代考》时，曾误信新校下谓此"运气七篇"，"乃《阴阳大论》"之说，将其成书下限定在东汉末年，其实应定在三国时为妥，三国时道教人士撰写的《神农本草经》一书则数用"痉"字矣。至于后汉张仲景所著《伤寒论·辨痓湿暍病》篇中的"痓"字亦皆作"痉"者，南宋金人成无己在其第一条"伤寒所致，太阳痓湿暍三病，宜应别论，以为与伤寒相似，故此见之"文下，已指出其误。成注说："痓，当作痉，传写之误也。痉者，恶也，非强也。《内经》曰：肺移热于肾，传为柔痓，柔为筋柔而无力，痓为骨痓而不随，痓者强也，《千金》以强直为痓。《经》曰：颈项强急，口噤，背反张者，痓。即是观之，痓为痓字明矣。"从而可知《伤寒论》该篇之"痓"误为"痓"已在成无己之前矣，而康平本《伤寒论》该篇"篇题"下有小注曰"一本作痓"，是日本康平年间尚有作"痓"而不误的《伤寒论》传本。

（三）窌、扁、脬、髎

《针灸甲乙经》卷三第八说："上窌，在第一空腰髁下一寸，侠脊陷者中，足太阳少阳之络。刺入三分，留七呼，灸三壮。次窌，在第二空侠脊陷者中，刺入三分，留七呼，灸三壮。中窌，在第三空侠脊陷者中，刺入三分（原误为"二寸"，今改），留十呼，灸三壮。下窌，在第四空侠脊陷者中，刺入三分（原误为'二寸'，今改），留十呼，灸三壮。"

按：此文之"窌"，是一个形声字。《说文·穴部》说："窌，窖也，从穴，卯声。"丣，古文"酉"。《说文·酉部》说："酉，就也，八月黍成，可为酎酒。象古文酉之形也，凡酉之属皆从酉。丣，古文酉，从丣，卯为春门，万物已出。丣为秋门，万物已入。一闭门象也。"是"酉"字从"卯"读"丣"，加"穴"字头则为"窌"，故《吕氏春秋·季春纪·季春之月》说"发仓窌"，高诱注"守地曰窌"；《吕氏春秋·仲秋纪·仲秋之月》说"穿窦窌"，高诱注"穿窌所以盛谷也"。是"窌"乃"穿地"所成而用以"盛谷"之处也。有谷则盛谷，无谷而为"深空"，深空正是"盛谷"也。是故《灵枢·淫邪发梦第四十三》有"厥气……客于胫，则梦行走而不能前及居深地窌苑中"之说。史崧《音释》说："窌，力交切。"《广韵·去声·四十九宥》说："窌，地名，《左传》云：'与之石窌之曰。'"《春秋·左成二年传》说"予之石窌"，《杜预集解》说"石窌，邑名，济北卢县东有地名石窌。窌，力救切，一音力到切"。《说文·穴部》"窌"下段玉裁注说："丣

声各本作卯声，今正。窌见《左传》释文'音力救，力到二反'，则从
弝双声可知矣。汉公孙贺南窌矦，《表》作'南奔'字皆以'弝'，音
'力救切'。"《备急千金要方》与《针灸甲乙经》同，作"窌"，其卷
十五上第六"其大小便不利，灸八窌百壮，穴在腰目下三寸，挟脊去四
寸，两边各四穴，计八穴，故名'八窌'，下有小注曰：'音辽。'"窌
乃深空，引申其义以说明《针灸甲乙经》记载人体左右数百名组织结
构之穴位，如颧窌、禾窌、和窌、大窌、看窌、肘窌、瞳子窌、窨窌、
巨窌、上窌、次窌、中窌、下窌、居窌、面窌、足窌等穴位名词上还带
有明显的证据。《太素》萧延平本，《经》《注》作窌与《针灸甲乙
经》同。

《外台秘要·明堂灸法七门》说"肘窎（小注："髎、窌"同），在
肘大骨外廉陷者中""臑会，一名臑髎，在户前廉去肩头三寸""肩窎，
在肩端臑上陷中""禾窎，一名颥，直鼻孔下侠水沟旁五分""丝竹空，
一名目窎，在眉后陷者中""瞳子窎，一名后曲，在目外去眥五分"
"居窎，在长平下八寸三分，监骨上陷者中""承泣，一名谿穴，一名
面窎，在目下七分，直瞳子""迎香，在一名卫阳，在禾窎上，鼻下孔
傍""巨窎，在侠鼻傍八分，直瞳子""素窎，一名面王，在鼻柱端"
"和窎，在耳前兑发下动脉""颧窎，一名兑骨。在面頯骨下廉兑骨端陷
者中""天窎，在肩缺盆中上毖骨之际陷者中"等。是"窎"字"以
户、卯声"，然根据段玉裁氏考证，则"窎"字亦当"从户，弝声"，
以其"肘窎"下句注与"窌同"，段改"窌"为"窌"也。《太素》新
校正本，《经》《注》则作"窎"，同《外台秘要》，惟《骨空篇》说
"腰痛不可以转摇，急引阴卯，刺九窎与痛上，九窎在腰九分间"，杨上
善注："此经'窎'字音聊，空穴也。"《新校正》注"聊，未见于诸字
书，当为'聊'之讹字。萧本作'聊'……"。是"聊"也可以借为
"空穴"之"窎"亦当改作"窎"也。

《素问·刺腰痛篇第四十一》"刺腰尻交者两髁胂上，以月生死为
痏数，发针立已"，王冰注："膂尻交者，谓髁下尻骨两傍四骨空左右
八穴，俗呼此骨为八髎骨也……髁骨，即腰脊两傍起骨也，侠脊两傍腰
髀之下各有胂肉陇起而斜趣于髁骨之后内承其髁，故曰两髁胂也。下承

髁胻肉，左右两胻各有四骨空，故曰上髎、次髎、中髎、下髎。上髎当髁骨下陷者中，余三髎少斜下按之陷中是也。"《素问·骨空论篇第六十》说："尻骨空在髀骨之后相去四寸。"王冰注："是谓尻骨八髎穴也。"又说"腰痛不可以转摇，急引阴卵，刺八髎与痛上，八髎在腰尻分间"，王冰注："八或为九，验真骨及《中诰孔穴经》正有八髎，无九髎也。"考"髎"字，谈"落萧切"，音"辽"，与"窌""扅"字同。《备急千金要方》第二十九第一说"居髎，在长平下八寸三分，监骨上"，而《千金翼方》卷二十六第十则说"居窌，在长平下八寸三分监骨止"，《外台秘要·明堂灸法》则说"居扅，在长平下三寸三分监骨上"。同在一个穴位上，或作"窌"，或作"扅"，是"髎"与"窌""扅"同无疑也。又如《素问·气府论篇第五十九》说"缺盆外骨空各一"，王冰注"谓天髎二穴也，在肩缺盆中上伏骨之澉陷者中"，新校正云"按《甲乙经》'伏骨'作'恝骨'"。而《甲乙经》卷三第十三则说"天窌，在肩缺盆中恝骨之间陷者中"，《外台秘要·明堂灸法》则说"天扅，在肩缺盆中上恝骨之际陷者中"。同在一个穴位上，亦是或作"窌"，或作"扅"，是"髎"与"窌""扅"同，自当亦无疑也。

综上所述，其形虽然有四者之异，而其为义则一也。

聊、窌、扅、髎等穴位名词考证表

书名	玉篇	说文	说文	说文段注	太素新版正本	左成二年传释义		龙龛手镜	素问
汉字	劉	栁	畱	奌	聊	窌		扅	髎
切音	力牛切	力九切	力求切	力救切	洛萧切	力救切	力到切	音	洛萧切
原误	劉	柳	留	奇	聊	㝌		扅	
文字在流传过程中，"丣"字旁误为"丣"旁，又俗变作"卯"旁，约定俗成而积非成是，久之恐其文字演变规律不可寻，《说文》《玉篇》等书之所以保留其文字比较初始形态也。									
劉、栁、畱、奌为左考对象字。									

附：周秦两汉晋和近代典籍中医药资料研究

《楚辞》考义一则

宛

"宛"之为字，"从宀"而"免声"，形声字也。《说文解字》一书漏收，故今人多不识，而误读为"冤枉"之"冤"，绝对误甚！

在中医药文献里，《黄帝内经素问》中，每有用"宛"字者，如《阴阳应象大论篇第五》说"齿干，以烦宛腹满死"，《玉机真藏论篇第十九》说"脾传之肾，病名曰疝瘕，少腹宛热而痛"（民国二十年中原书局石印本《黄帝甲乙经》卷八第一上载此文作"少腹烦宛而痛"），《疟论篇第三十五》说"阴气先绝，阳气独发，则少气烦宛"，《气交变大论篇第六十九》说"岁木太过……飧泄食减，体重烦宛""岁土太过……清厥，意不乐，体重烦宛""岁金太过……肃杀而甚，则体重烦宛""岁水不及……烦宛"，《示从容论篇第七十六》说"肝虚，肾虚，脾虚，皆令人体重烦宛"，又"咳嗽烦宛者，是肾气之逆也"，等等。其后医者亦有用"宛"字者，《金匮要略·疟病篇》说"则热而少气烦宛"（元刊本、俞桥本、赵开美本皆作"宛"），《针灸甲乙经》卷七第五亦说"则热而少气烦宛"。（民国二十年中原书局石印本《黄帝甲乙经》）。《诸病源候论·蛊毒病诸候上·蛊毒候》说"昔有人食新变鲤鱼中毒，病心腹痛，心下硬，发热烦宛，欲得水洗沃"，《外台秘要·毒蛊杂疗方五首》说"《小品》……治有人食新变鱼取饱中毒，病心腹痛，心下坚，发热烦宛，欲得水沃身"，《外台秘要·许仁则疗霍乱方三首》说"干霍大小便不通，烦宛欲死"等文皆是。且在我国古代文史典籍里，用"宛"字也不乏其例，《楚辞·九章·抽思》说"烦宛瞀容，实沛徂兮"，《九章·思美人》说"蹇蹇之烦宛兮，陷滞而不发"，《七谏·谬谏》说"心悇憛而烦宛兮，蹇超摇而无冀"，《哀时命》说"魂眇眇弛骋兮，心烦宛之忡忡"（均见《四部丛刊》本），《文选·宋玉风赋》说"勃郁烦宛，衝孔袭门"，《文选·嵇叔夜琴赋》说"怫㥾烦宛，纡馀婆娑"，《晋书·孝愍帝纪》说"枕戈烦宛，肝心抽裂"，《陈书·本纪·世祖》说"穷酷烦宛，无所迨及"，《战国策·燕策》说"何劳烦大王之廷也"，鲍彪注"烦，宛也"。此以"宛"字释"烦"字也。

《吕氏春秋·孟春纪·重己》说"味众珍则胃充，胃充则中大鞔，中大鞔则气不达，"高诱注："鞔读曰懑。不胜食气，为懑病也。"鞔，"从革，免声"，"宛"，"从宀，免声"，二字俱皆"免声"，例得通假。然"免"者，《礼记·檀弓上》说"檀弓免焉"，陆德明释文"免，音问"，《礼记·檀弓下》说"袒免哭踊"，郑玄注："免，音问。"问，懑声近。《说文·心部》说"懑，烦也，从心满"，上引鲍彪注《战国策》以"宛"字释"烦"，此又以"烦"字释"懑"，是"宛"（"鞔""懑"）"烦"二字义通，叠词同义也。段玉裁注此文说："烦者，热头痛也，引申之，凡心闷皆为烦，《问丧》曰'悲哀老懑气盛'。古亦假满为之。满亦声。《广韵》'莫旱切'，大徐'莫困切'。"其"懑"借作"满"者，《素问·热论篇第三十一》说"厥阴脉循阴器而络于肝，故烦满而囊缩"，《素问·痹论篇第四十三》说"肺痹者，烦满喘而呕"，是其例也。

《灵枢经》全书无"宛"字，皆作"悗"。《灵枢经·寒热病篇》说："舌纵涎下，烦悗，取足少阴。振寒，洒洒鼓颔，不得汗出。腹胀、烦悗，取手太阴。"史崧音释："悗，音闷。"《热病篇第二十三》说"热病身先濇，倚而热，烦悗"，《胀论第三十五》说"脾胀者，善哕，四肢烦悗"，《血络论第三十九》说："发针而面色不变而烦悗者何也？"又："刺之血出多，色不变而烦悗者，刺络而虚经，虚经之属于阴者阴脱，故烦悗。"悗，《黄帝内经太素》又作"烦悗"，又作"烦悆"，如

《太素·营卫气行篇》说"清浊相干，乱于胸中，是谓大悗"，杨上善注："悗音闷。"《太素·脉论篇》说"悗瞀"，杨上善注："悗，音闷也。"《太素·诸风数类篇》说"腠理开则洒然寒闭，闭则热而悗"，杨上善注"腠理闭塞，内壅热闷"，《太素·五藏热病篇》说"心热病者……热争则卒心痛，烦悗善呕"，杨上善注"故热甚心痛，烦悗善呕"是。

上引《素问·阴阳应象大论篇第五》说"齿干，以烦宛腹满死"，而《太素·阴阳大论篇》载此文作"干齿，以烦悗腹满死"，杨上善注"热以乱神，故烦闷"，《针灸甲乙经》卷六第七亦作"齿干，以烦闷腹满死"也。可见《素问》之"宛"、《灵枢》之"悗"、《针灸甲乙经》之"闷"三字可通也。且《灵枢经》"悗"字，史崧《音释》、杨上善《太素》注皆说"音闷"。其'悗'者，即将"悗"之"心旁"移于"免"之"下方"，故杨上善注亦谓"悗，音闷也"。《说文·心部》说"闷，懑也，从心，门声"，门、免声近也。在此，"宛""鞔""悗""悗"等四字是乃"声训"，而俱读"免声"，"懑""闷"亦读"莫困切"，而"满"则为"懑"字之借用。是"宛""鞔""悗""悗""懑""闷""满"形虽有七，而其义则一也。

《说文·兔部》说"冤，屈也，从冖兔，兔在冖下不得走，益屈折也"，读"於袁切"，为"冤枉"之"冤"，是一个会意字，与"宛"字异，二者不可混同也。

附：钱超尘先生的回信

尊敬的李老师：

您的来函，我本月十日收到。暑假期间，我回到我的故乡——河北省玉田县住了一段时间，九号晚回到北京。反复拜读《考宛》，实为一篇精深翔实考据周严之作。文称"宛、鞔、悗、悗、满、懑、闷形虽有七而其义则一也"，确为不刊之论。王念孙称"就古音以求古义，引伸触类不限形体"之训诂大法，先生运用如此精醇，改正医书之误读误解，功莫大焉。数年来，小学之不讲，古音之荒疏，积以成习，先生此作，岂不谓振聋发聩乎？

观来函，先生视力尚好，阅读双行小注，可能觉得疲劳，望多多珍摄！

敬祝 老师

身体安康！

钱超尘 敬奉

二〇一〇年八月十四 北京

《吕氏春秋》"萬堇不杀"考义

《吕氏春秋选注·别类》说："夫草有莘有藟，独食之则杀人，合而食之则益寿，萬堇不杀。"

按：此论"单方"发展到"复方"的客观规律。王范之注：莘——中医药用细莘称辛（见《集韵》）。细莘，一名少辛，或称小辛。《山海经·中山经》："浮戏之山，东有蛇谷，上多少辛。"郭璞注："少辛，细辛也。"《神农本草经》说："细辛味辛温，一名小辛，生华阴。"医家认为，其"味厚性烈，不可过用"。此或指药用细辛，然不可定。藟（lei 垒）——《说文》："藟，草也，从草，畾声。"《诗》曰"莫莫葛藟，一曰秬鬯也"，段玉裁注："陆玑云'藟，一名巨荒，似燕薁，亦延蔓生，叶如艾，白色，其子赤，可食，酢而不美'，幽州谓之椎藟。《开宝本草》及《图经》，皆谓即千岁藟也。"藟似葛，所以古书葛藟并称。本文谓之"独食则杀人"，则不详。和而食之则益寿——高诱注："合药而服，愈人病，故曰'益人寿'也。"按文义，当言莘藟二草合食则益寿。高注似言二草合服为药用，愈人病，非言二草合它药而服。萬堇不杀——谭戒甫先生说："按《说文》：萬，虫也。《埤雅》：蜂，一名萬。盖萬即蠆之本字，《左传·僖二十二年》'蜂蠆有毒'是也。《淮南·说林》篇'蝮蛇螫人，傅以和堇则愈'，高注：'和堇，毒药。'盖堇制虫蛇之毒，故不杀人也。谭说是。按，"堇是草乌头，毒药，能毒杀人。"

按：这里谭先生引《埤雅》"蜂，一名萬"，接着即说"盖萬即蠆之本字"，是谭先生认为蠆就是蜂了，不妥。《春秋·左僖二十二年传》所谓"蜂蠆有毒"，是说蜂、蠆二者皆有毒，其毒皆在尾上，故并称，不是说蜂就是蠆，蠆也即是蜂，二者混淆不分。蠆，即是萬之本字，则"萬，虫也"非虫的泛指，而为"蠆"之专指了。如此，蜂不得一名"萬"。查遍诸书，未见"蜂"字有"一名万"者，唯《埤雅》未见其书，我不敢期必也。

至于此文"萬菫不杀"一句，萬，是一种毒虫。《说文·厹部》说"萬，虫也，从厹，象形"，段玉裁注："谓虫名也。"《广韵·去声·二十五愿》说："萬，《字林》：'萬，虫名也。'"《玉篇·厹部》说："萬，亡愿切，十千也，又虫名。"《类篇·厹部》说："萬，无败切，虫也。"《集韵·去声·二十五愿》说："萬，无败切，《说文》：'虫也。'"前文"萬"是"蠆"之本字，而《说文·虫部》说："蠆，毒虫也，象形。虿或从蚰。"《玉篇·虫部》说："蠆，丑介切，螫虫，或作虿。"《玉篇·蚰部》说："虿，丑介切，毒虫也，或做蠆。"《毛诗草木鸟兽虫鱼疏广要二·卷下之下》说："蠆，一名杜伯……幽州谓之蠍。"今蠍已通称矣。萬训虫，为蠆之本字，乃毒虫，以尾螫，今通称蠍，螫人则毒入体内剧痛难耐，甚者制死，而菫为草药，有大毒。《国语·晋语二》说"寘菫于肉"，韦昭注："菫，乌头也。"《吕氏春秋·孟夏纪·尊师》说"是救病而饮之以菫也"，高诱注："救，治也。菫，毒药也，能毒杀人，何治之有？"《尔雅·释草》说"芨，菫草"，郭璞注"即乌头也，江东呼为菫，音靳"，王念孙疏证"此有二说，郭云'即乌头也'，江东呼菫，盖据时验而言，但检《本草》乌头不名芨……"《晋语》云"置菫于肉"，贾逵注"菫，乌头也"，《淮南子·说林训》篇云"蝮蛇螫人，傅以和菫则愈"，物固有重为害而反为利为反利者，是皆郭所本也。《玉篇·艸部》说："芨，居及切，芨，菫草，即乌头也。"《吕氏春秋·似顺论·别类》说："萬菫不杀。"高诱注："菫，乌头也，毒药能杀人，萬菫则不能杀，未详。"是"菫"即乌头无疑。乌头有大毒，能制蠆螫之毒伤而免于人之病痛，故曰"萬菫不杀"也。

附：周秦两汉晋和近代典籍中医药资料研究

《淮南子》"玄田为畜"考义

1982 年，在山东泰安的《〈素问〉校释》审定稿会议时，黑龙江省年逾八十的老中医高栻国先生对我说"《淮南子》书里所说'玄田为畜'一句，是不是指的'气功'？人的'印堂'部位像'田'字，脑中是'上丹田'，印堂又是督脉经过的部位而至鼻，鼻孔称曰'畜门'，故《淮南子》中'玄田为畜'之义似与'气功'有关"，嘱我对其"给予考证，找出根据，阐明意义"，至今已二十多年，一直放在心上，都未能解决。既有高老先生之所托，又对古文献上的一个疑问未弄清，故心中一直怏怏，二十余年未能释怀。直至今年早些时候，才知道其"畜"字，周时本作"蓄"，李斯做小篆时省去其上部"兹"字之半而成"畜"形，《淮南》误认其为"玄田"而成，遂说"玄田为畜"。据此，《淮南》书中虽有言及气功者，然此"玄田为畜"之文，则与气功无涉也。

《史记》仓公"火齐汤"考义

清代尤怡，字在泾，撰写了一本《医学读书记》，其在《续记》中记述"仓公治病，恒用火齐汤，而其方不传，刘宗厚云即黄连解毒汤是"。尤怡称其"未知何据"？而尤怡自己则说"仓公用治齐郎中令之涌疝中热，不得前溲（《史记》'溲'前有一'后'字），齐王太后之风瘅热（《史记》无'热'字）客脬，难以大小溲，溺赤"，而主张治以"清寒彻热"之剂，这仅仅将一个"处方"换成一个"治则"，同样未足以据。因为除齐郎中令、齐王太后二病外，还有一例用火齐汤治愈者。"齐北宫司空命妇出于於病……臣意诊其脉，曰：'病气疝，客于膀胱，难于前后溲，而溺赤。病见寒气则遗溺，使人腹肿。'出于病得之欲溺不得，因以接内。……臣意即灸其足蹶阴之脉，左右各一所，即不遗溺而溲清，小腹痛止。即更为火齐汤以饮之，三日而疝气散，即愈。"此例"病见寒气则遗溺，使人腹肿"，"溲清，小腹痛止"，"更为火齐汤以饮之，三日而疝气散，即愈"，这绝非黄连解毒汤或"清寒彻热"之剂所能治也。还有"齐淳于司马之病迴风，饮食下嗌辄后之，治用火齐米汁"，"故阳虚候之病痹，根在右胁下，大如覆杯，喘逆不能食，治用火齐粥，气下能食，更服丸药愈"，亦不是黄连解毒汤或"清寒彻热"之剂所能奏效也。其实，仓公火齐汤非一方名，亦不是一个治则。考《礼记·月令》说"火齐必得"，郑玄注"火齐，腥孰之调也"，孔颖达疏"调炊米和酒之时，用火齐生孰必得中也"，陈澔注亦说"必得，适生熟之宜也"，孰与熟同。《淮南子·时则训》说"火齐必得"，高诱注"炊亨必得其适"，亨，读"烹"。《荀子·疆国篇》说"金锡美，工冶巧，火齐得"，杨倞注："火齐得，谓生熟齐和得宜。"《海录碎事·煎和门》说："火剂，言煎熟滋味也。"剂，与"齐"同。《韩非子·喻老篇》说"扁鹊曰：病在腠理，汤熨之所及也；在肌肤，针石之所及也；在肠胃，火齐之所及也"，校勘组注"齐，同剂。火齐，清火去热的汤药"，注谓火齐为"汤药"是，但是谓其汤药为"清火去热"之剂则不必然也，以其未论及相关病证也。

综上所述，火齐乃是指"火候"，而火齐汤则是今日之"煎剂"也。是一种"剂型"，不是"方名"，亦非"治则"也。

《说文》考义三则

（一）屍、尻

《说文·几部》说："屍，处也，从尸几，尸得几而止也。《孝经》曰：'仲尼屍。'屍，谓闲屍如此。"读"九鱼切"。《说文·尸部》说"尻，脽也，从尸，九声"，读"苦刀切"。二字之意判然有别。然二字形近则每有混误，以致"屍""尻"不分。其实，屍是屍，尻是尻，二字不得混同也，兹特考正之。先言屍。《楚辞·天问》说"昆仑县圃，其屍安在"，王逸注"屍，一作居"，洪兴祖补注"屍，与'居'同"。《方言》卷二"慰、廆、度，屍也"，《说文·里部》说"里，屍也，从田，从土"，《广雅·释诂》卷二上说"里，廆，处，丘，屍也"，王念孙疏证"《汉书·食货志》云：在埜曰庐，在邑曰里居。《方言》《说文》《广雅》作'凥'，《经传》皆作'居'，古字假借耳"。《说文·丘部》说："丘，土之高也，非人所为也，从北，从一，一，地也，人居在丘南，故从北，中邦之凥在昆仑东南，一曰四方高中央下为丘，象形。"《说文·宀部》说"家，凥也，从宀，豭省声"，又说"宅，人所讬凥也，从宀，乇声"，又说"宧，养也，室之东北隅，食所居，从宀，臣声"，段玉裁注："居当作凥。"《说文·宀部》又说"宭，群凥也，从宀，君声"，又说"寵，尊凥也，从宀，龍声"，又说"寠，无礼凥也，从宀，婁声"，又说"宋，凥也，从宀木，读若迭"。《说文·尸部》说"眉，凥也，从尸，旨声"，读"诘利切"。《说文·几部》说："几，凥几也，象形。"段玉裁注："凥几者，谓人所凥之几也。几。处也，处，止也。古之凥今悉改为居，乃改云'居几'。"此"里凥"之"凥"。

再言人体之"凥"。"凥"之在人体则为一"骨名"，为司人坐之"骨名"，亦曰"八髎骨"也。《素问·骨空论篇第六十》说"腰痛不可以转摇，急引阴卵，刺八髎与痛，八髎在腰凥分间"，王冰注"分，谓腰凥筋骨分间陷下处"，又说"凥骨空在髀骨之后相去四寸"，王冰注"是谓凥骨八髎穴也"，又说"扁骨有渗理，凑无髓孔，易髓无空"，王冰注"扁骨，谓凥间扁戾骨也"，又说"脊骨下空在凥骨下凥"，新校正云"按《甲乙经》'长强'在脊骶端，正在凥骨下"。《素问·刺腰痛篇第四十一》说"腰痛引少腹控䏚，不可以仰，刺腰凥交者，两髁胂上，以月生死为痏数，发针立已。左取右，右取左"，王冰注"腰凥交者，谓髁下凥骨两傍四骨空左右八穴，俗呼此骨为八髎骨也。此腰痛取腰髁下第四髎即下髎穴也，足太阴、厥阴、少阴三脉左右交结与中，故曰腰凥交者也……痛在左，针取右，痛在右，针取左。所以然者，以其脉左右交结与凥骨之中故也"。《素问·缪刺论篇第六十三》说"刺腰凥之解，两胂之上，是腰俞……"王冰注"腰凥骨间曰解……次腰下侠凥有骨空各四，皆主腰痛"，《素问·藏气法时论篇第二十三》说"汗出凥阴股膝髀腨胻足皆痛"，《素问·痹论篇第四十三》说"肾痹者，善胀，凥以代踵"，《素问·痿论篇第四十四》说"宗筋主束骨而利机关也",王冰注"下贯髋尻"(篇末释音"枯敖切"误,当作"九鱼切")。《素问·气府论篇第五十九》说"侠骨一下至尻(原误为'尻',今改)尾二十一节十五间各一""大椎以下至尻(原误为'尻',今改)尾及傍十五穴",《灵枢·经脉第十》说"腰尻(原误为'尻',今改)腘腨(原误为'踹',今改)脚皆痛",《素问·至真要大论篇第七十四》说"客胜则腰(此下原衍'痛'字,今删)尻股膝髀腨胻足病",又"则腰尻痛,屈伸不利"。《灵枢·本藏第四十七》说"肾下则腰尻(原误为'尻',今改)痛""肾偏倾则若腰尻(原误为'尻',今改)痛也",《灵枢·九针论第七十八》说"腰尻(原误为'尻',今改)下窍应冬至",《通俗文》卷上说"尻(原误为'尻',今改)骨谓之八髎",《埤仓上》说"尻(原误为'尻',今改)骨谓之八髎,一曰夜蹄"。《类篇·骨部》说"髎,憐萧切,髋骨名,一曰马胯上骨为八髎,又离昭切。尻(原误为'尻',今改)骨谓之髎",《集韵·去声下·三十四啸》说"髎,马尻(原误为'尻',今改)骨谓之八髎",《仓颉篇》卷中说"髁,尻(原误为'尻',今改)骨"。《三仓上》说"髁,尻(原误为'尻',今改)骨也"。《埤仓上》说"髋,尻(原误为'尻',今改)也",《三仓上》说"尻(原误为'尻',今改)髋也",《玉篇·肉部》"宽,口丸、孔昆二切,尻也,正从骨"。《龙龛手镜·骨部·平声》说"髋,苦官反,尻(原误为'尻',今改)也,髀上也,尻音九鱼反",《龙龛手镜·骨部·平声》说"䯊,髋骨,髀上尻即为腰骨也",《类篇·骨部》说"髋,枯昆切,《博雅》'髋,尻(原误为'尻',今改)也,又枯官切',《说文》'髀上'"。《集韵·平声二·二十三魂》说"髋,《博雅》'髋,尻也',一曰'髀上'或从骨"。还有"髒䯊"也是"尻骨"之名,《龙龛手镜·骨部·平声》说"髒䯊,上宅江反,下苦江反,髒䯊,尻骨也",《广韵·上平声·四江》说"䯊,髒䯊,尻骨",又说"髒,髒䯊,尻骨"。《类篇·骨部》说"䯊,枯江切,髒䯊,尻骨名。髒,傅江切,髒䯊,尻骨"。尻非骨名,《类篇》切音是,"尻"字乃"尻"字之误。

《备急千金要方》卷五上第一说"凡生后……百八十日尻(原误为

'尻'，今改）骨成，能独坐"，又卷五上第二说"尻（原误为'尻'，今改）骨不成者，能倨而死"，正说明"尻骨"与"人体坐势"有关。以"尻"之为音"居"，而"居"乃今之"坐"也。段玉裁《说文》"尻"字下注曰"尻几者，犹言坐于牀"也，可证，是故西医学上将此骨译为"坐骨"也。

次言"尻"字。"尻"字上为"尸"字，而下作"九"字，"尸"即"人"字。《素问·三部九候论篇第二十》说"天地之至数，始于一，终于九焉"，《说文·九部》说"九，阳之变也，象其屈曲究尽之形，凡九之属皆从九"，《列子·天瑞》说"九（原衍'变'字，今删）者，究也"，《说文·穴部》说"究，穷也"。"穷，极也"，《广雅·释诂》卷四下说"极，高也"，《玉篇·穴部》说"究，居宥切，深也，穷也"，《仪礼·觐礼》说"深四尺"，郑玄注"深，谓高也，从上曰深"，俗语犹言"高深莫测"。从下视上曰高，从上视下曰深，是"九"字具有"高""深"二义也。故《释名·释形体》说"尻，廖也，尻所在廖牢深也"。《一切经音义》卷五十四说"尻，考高反。《考声》云'尻，隐处也'，《仪礼》'两陛属于尻也'，《说文》'从尸，九声'"。《一切经音义》卷九十二说"尻，考高反。《考声》云'穀道也'，《说文》'从尸，九声'"。《说文·肉部》："脽，屁也。"下颜师古注："脽，臀也，本《说文》也，浑言则屁尻为一，《尸部》曰"尻，脽也'，《朔传》曰'尻益高'是也；析言则屁统之，尻乃近秽处，今北方俗云'溝子'是也。连脽尻者，敛足而立之状。《汉武帝纪》'立后土祠于汾阴脽上'，如淳曰'脽者，河之东岸特堆'。《魏土地记》云'河东郡北八十里有汾阴城，北去汾水三里，城西北隅有脽丘'"。又《说文·邑部》说"郪，河东临汾地，从邑，癸声"，段玉裁注："今山西平阳府太平县县南三十五里临汾故称是也。《汉武帝》'元鼎四年，立后土祠于汾阴脽上'，如淳曰'脽者，河之东岸特堆堀，长四五里，广二里余，高十余丈，汾阴县治脽之上，后土祠在县西，汾在脽之北，西流与河合也'。师古曰：'以其形高起如人尻脽，故以名云。'"《广雅·释亲》说"臀为之脽"，王念孙疏证"《释名》云'臀，殿也，高厚有殿鄂也'，《说文》'脽，尻也'，《汉书·东方朔传》'连脽尻'，颜师古注云'脽,臀也'",《素问·脉解篇第四十九》云"肿腰脽痛",脽者,高起之名。《汉书·武帝纪》"立后土祠于汾阴脽上",如淳曰:"脽者,河之东岸特堆崛高十余丈。"《急就篇》卷三说"尻髋脊膂腰背吕",颜师古注"尻,脽也",《太素·经脉连环篇》说"从腰中,下贯屯",杨上善注"臀音屯,尻之厚肉也"。厚亦高也。《国语·周语下》说"其母梦神规其臀以墨",韦昭注"臀,尻(原误为'尻',今改)也"。《素问·水热穴论篇第六十一》说:"尻(原误为'尻',今改)上五行、行五者,此肾俞。"

《一切经音义》卷七十五说"尻,苦高反",《韵诠》云"尻,臀肉(原误为'内',今改)也"。《素问·五常政大论篇第七十》说"反腰脽,动静不便也",王冰注"脽,臀肉也",《素问·至真要大论篇第七十四》说"腰脽重,强内不便",王冰注"脽,谓臀肉也"。

九之数有"高"义,今与鼻连而为"䪼",《太素·经脉连环篇》"大肠手阳明之脉"句下杨上善说"鼻孔引气,故为鼻也,鼻形为䪼也",于"胃足阳明之脉"句下杨上善注说"然鼻以引气也,䪼,鼻形也",《太素·气府篇》"面䪼骨空各一"句下杨上善注说"䪼,渠留反,鼻表也",《太素·经筋篇》"下结于䪼"句杨上善注说"䪼中出气之孔,谓之鼻也,鼻形谓之䪼也"。"鼻高起故鼻谓之䪼也"。《广雅·释亲》卷六下说:《易乾鑿度》"观表出準虎",郑注云"準在鼻上而高显则隆準之準。李斐训为鼻,文颖音准的之準皆是也……"《灵枢经·五变第四十六》云"颧骨者,骨之本也,颧大则骨大,颧小则骨小",字通作權,《中山策》云"眉目準頬權衡"是也。《说文》"頯,權也"。《夬九三》"壮于頄",释文:"頄,翟云面颧頬间骨也。"郑作頯,蜀才作仇,《素问·气府论篇第五十九》作"䪼",并字异而义同。颧頄一声之转。權者,平也,两高相平谓之權,犹双阙谓之观也。頄亦高也。《说文》:"馗,高也,义与頄相近。"《素问·气府论篇第五十九》说"䪼骨下各一",王冰注:"谓颧髎二穴也。䪼,頄也。頄,面颧也,在面頄骨下陷者中。"《素问·金匮真言论篇第四》说"故冬不按跷,春不䪼衄",王冰注"衄,谓鼻中血出",《吕氏春秋·季秋纪·季秋之月》说"季秋行夏令……民多䪼窒",高诱注"火金相干,故民鼽窒，鼻不通也"，《素问·气交变大论篇第六十九》说"咳而鼽"，王冰注"鼽，鼻中水出也"。是鼽、頄、頞字异而义同也。综上所述，尻骨是一骨节名词，而尻则统言屍也，以尻之数九，有高、深二义，比鼻则为鼽，假借则为頞矣。

附记：《灵枢经》《针灸甲乙经》《黄帝内经太素》《黄帝内经素问》商务印书馆本及《一切经音义》等，皆无"尻"字，错成了"尻"。造成尻是尻，尻也是尻。当然，少数尻字亦有错成尻字者，如《国语·周语》韦昭注，读书时须辨别清楚。

附：钱超尘先生的回信

尊敬的今庸老师：

您好。多时未见，时在念中。前接华翰，反复诵读，极受教益！信中所指之误，皆为确凿之论，再致诚挚谢意！！《太素·经脉连环篇》之"循小指次指出其端"句，不当在"小指"后用逗号，所教甚是。"纂组"释义，当遵先生所考。尻、尻、髎、纂、烦悗、鼠瘘等字词考释，极为精彩。先生精版本、训诂、考据、校勘，凡此绝学，信中昭昭展示，敬佩无已！拜读来书，不啻再读三年书也。

先生高龄，仍精勤治学，笔耕不辍，实为后学楷模。

您的来函寄到我校，我来学校次数不多，前4天才收到，奉复稍迟，敬请海涵。

希望经常得到老师的教诲！

谨祝夏安！

后学　钱超尘　敬奉

2010年7月15日

（二）瘕，女病也

《说文·疒部》说："瘕，女病也，从疒，段声。"

按："瘕"之为病，不止限于女子也。女子固可以患"瘕"，《灵枢·水胀第五十七》说："石瘕何如？石瘕生于胞中，寒气客于子门，子门闭塞，气不得通，恶血当泻不泻，衃以流止，日以益大，状如怀子，月事不以时下，皆生于女子，可导而下。"这正是女子瘕疾也，然男子亦可患瘕，《素问·大苛论篇第四十八》说"肾脉小急，肝脉小急，心脉小急，不鼓皆为瘕"，王冰注："小急为寒甚，不鼓则血不流，血不流而寒薄，故血内凝而为瘕也。"《素问·大苛论篇第四十八》又说"三阳急为瘕"，王冰注"太阳受寒，血凝为瘕"，杨上善《太素·寒热相移篇第四十八》此文注"瘕，谓女子宫中病，男子亦有瘕而为病。凡脉急者，多寒。三阳，谓太阳，候得太阳脉急，谓是阴胜多寒，男子为瘕，女子为石瘕之病"，《金匮要略·水气病篇》说"……少阴脉沉而滑，沉则为在里，滑则为实，沉滑相搏，血结胞门，其瘕不泻，经络不通，名曰血分"，《素问·气厥论篇第三十七》说"小肠移热于大肠，为虑瘕，为沉也"。是瘕亦有因热而起者。瘕因瘀血所积而成曰血瘕，瘕而坚硬曰石瘕，瘕而深伏曰虑瘕，瘕而有虫曰蛲瘕，瘕而疼痛曰疝瘕，瘕因食犬狗鱼鸟不熟而致者曰遗积瘕也。

《急就篇》卷四说"疝瘕癫疾狂失响"，颜师古注："瘕，癥也。"然《黄帝内经素问》及《灵枢经》皆无"癥"字，《金匮要略·妇人妊娠病篇》有"癥痼害胎"一病，而《神农本草经》一书则有很多"癥""瘕"二字连用者，如"禹余粮，味甘寒，主……血闭，癥瘕"，"太一禹余，味甘平，主……癥瘕，血闭，漏下""卷柏，味辛温，主……癥瘕，血闭，绝子"，等等是其例。

综上所述，瘕疾，是男女皆可病者，段玉裁注此文说："按女子必是衍文，《诗》'厉假不瑕'，笺云'厉，假，皆病也'，正义引《说文》'瘕疫，病也'，或作'癫瘕，病也'。是唐初本无女字也。"可信。况且，《玉篇·疒部》说"瘕，公遐，公诈二切，久病也，腹中病也，《说文》本音遐"，《龙龛手镜·疒部·平声》"瘕，家、贾、嫁三音，腹内久病"，《广韵·上声·马第三十五》说"瘕，久病腹内，又古牙切"，《广韵·去声·祃第四十》"瘕，腹病"。《集韵·上声·馬第三十五》"瘕，腹中久病"。均没有女字，其女字当删去之，殆无疑义矣。

（三）疝

《说文·疒部》说："疝，腹中急痛也，从疒，屮声。"

按：疝，声转为"急"，"疒""急"字通。"急""痛"则不一样。"急"加"痛"字为"急痛"，如《伤寒论·辨太阳病篇》"伤寒，阳脉涩，阴脉弦，法当腹中急痛"者是也，不加"痛"字则止是"急"耳，不得更有"痛"也。急者，拘急也，挛急也，非痛之谓也。如《素问·六元正纪大论篇第七十一》说"厥阴之至为里急"，《金匮要略·血痹虚劳病篇》说"虚劳里急诸不足"者是。里急者，腹里拘急也。《伤寒论·辨太阳病篇》说"呕不止，心下急，郁郁微烦者，为未解也"，又《辨厥阴病篇》说"大汗出，热不去，内拘急"，又《阴阳易差后劳复病篇》说"伤寒，阴阳易之为病，其人身体重，少气，少腹里急，或引阴中拘挛"，《金匮要略·血痹虚劳病篇》说"夫失精家，少腹弦急"，又说"虚劳腰痛，少腹拘急"，又《妇人杂病篇》说"妇人年五十所，病下利，数十日不止，暮即发热，少腹里急"，《脉经》卷二第四说"苦腹中有气如指上抢心，不复俛仰，拘急"。《神农本草经》卷二说"藁本，味辛温，主妇人疝瘕，阴中寒肿痛，腹中急"，又卷三说"天雄，味辛温，主……拘挛缓急"，等等，说明腹中有"急"而"痛"常见，不必在"疝"字下面依吴俗"绞肠刮肚痛"之说而加"痛"字以改变《说文》之本义。《玉篇·疒部》说"疝，居幽切，腹中急"，《龙龛手镜·疒部·平声》说"疝，居幽反，腹急病也"，《广韵·下平声·二十幽》说"疝，腹急痛病也"，《说雅·释亲》说"疒，腹中急也"。赖诸书未解改增而存其真也。

《广雅》 瘈病考义

《尔雅》《方言》《说文解字》及《释名》等书皆未见"瘈"字，"瘈"字则首见于张揖著作之《广雅》。《广雅·释诂》卷三下说"瘈，恶也"，是"瘈"字"从疒"而"训恶"，是乃"恶病"无疑矣。在中医药学古代文献里，余见到所谓"恶病"者凡有四焉，其一，《急就篇》卷四说："痂疕疥厲癡聋盲。"王应麟补注："癘，疾疫，民皆病曰疫。"段玉裁注《说文·疒部》"癘"下说"古多借厲为癘"，《公羊传》作"痢"，何注云："痢者，民疾疫也。"其二，《广韵·去声·三十三线》："痊，恶病也，连彦切。""痊"与"注"同。《急就篇》卷四说"寒气泄注腹胪胀"，颜师古注"注者，注易之病，一人死，一人复得，气相灌注也"，《辞源·疒部》说"痊，病名，指慢性的传染病"。其三，《素问·脉要精微论篇第十七》说"脉风成为癘"，王冰注："《经·风论》曰'风寒客于脉而不去，名曰癘风'。又曰'癘者，有荣气热胕，其气不清，故使其鼻柱坏而色败，皮肤疡溃'。如此则癞也。夫如是者，皆脉风成结变而为也。"《古代名候疏义·十三经病疏》引《公羊病疏》说："《昭公二十年》'……恶疾也'，解诂云'恶疾，谓痞、聋、盲、癘、秃、跛、伛，不逮人伦之属'。"这里除"癘（癞）"为恶病外，余如痞、聋、盲等废疾，何休亦掺入了恶病中。其四，《备急千金要方》卷五上第三说："夫痫，小儿之恶病也。"三卷中第四说："夫风眩之病，起于心气不定，胸上蓄实，故有高风面热之所为也：痰热相感而动风，风心相乱则闷瞀，故谓之风眩，大人曰癫，小儿则为痫，其实是一。"

《广雅》书中初见之"痊"字，既然是"从疒""至声"，而"训恶"，其为"恶病"，可知，今特寻其与上述四类恶病之连用，就可发现其为何种疾病。然遍查中医古代文献，发现"痊""痓"而字很是相乱，而"痊"并非"恶疾"，不得与"恶疾"相混也。其为"恶疾"之"痢"（癘）"痊""癘"（癞）等病又无文字与"痊"相连，与"痊"相连之"恶病"唯"痫"字耳。《针灸甲乙经》卷四第一下说："心脉满大，痫痊筋挛，肝脉小急，痫痊筋挛。"《神农本草经》卷一说："发髮味苦温。主治五癃关格不通，利小便水道，疗小儿痫，大人痊，仍自还神化。""独活，味苦，平，主痫痊。""石胆，味酸寒。主诸痫痊。""麝香，味辛温，主辟毒，痫痊。""鸡子，除痫痊。""石蜜，味甘平，主治心腹邪气，诸惊痫痊。""六畜毛蹄甲，味咸平，惊痫，瘨痓痊。"综上所述，是"痊"之为"恶疾"，乃"癫痫"也。

本文开头就提到过"痊"字首见于张揖《广雅·释诂》卷三下。

张揖字雅壤，魏太和中博士（227—232），张揖之前无"痓"字，是故《素问》《伤寒论》《金匮要略》等汉代及其以前著作不得有"痓"字也。凡其有"痓"字出现者，皆为"痉"字与"痓"字形近而被误改也。如《素问·气厥论篇第三十七》说："肺移热于肾，传为柔痓。"王冰注："柔谓筋柔而无力，痓谓骨痓而不随，气骨皆热，髓不内充，故骨痓强而不举，筋柔缓而无力也。"王注似乎正是以痉病强急为释，此文改痉为痓则在王冰之后矣。再如《素问·厥论篇第四十五》说："手阳明少阳厥逆，发喉痹、嗌肿、痓，治主病者。"新校正云："按《全元起本》，'痓'作'痉'。"此改痉为痓在王冰之前。然尚有痉字未改者，《全元起本》在也。又如《素问·五常政大论篇第七十》说"赫曦之纪，是谓蕃茂……其病痓"，痓或者亦是痉字被误改。

《伤寒论·辨痉湿暍病篇》："伤寒所致，太阳痓湿暍三种，宜应别论，以为与伤寒相似，故此见之。"成无己注："痓，当作痉，传写之误也。痓者，恶也，非强也。《内经》曰：'肺移热于肾，传为柔痉。'柔为筋柔而无力，痉为骨痓而不随。痉者，强也，《千金》以强直为痉。经曰：颈项强急，口噤，背反张者，痉。即是观之，痓为痉字明矣。"成无己此注所指"痓"为"痉"之误，实概诸今本《伤寒论》《金匮要略》二书。张仲景生活在东汉末季，不得见到"痓"字也。

他如《山海经·大荒南经》说："大荒之中，有山名曰去痓。南极果，北不成，去痓果。"毕沅注："音如'风痓'之'痓'，未详。"考《山海经》一般认为成书于战国，更不得有"痓"字出现，惟不知其"痓"字为何字而误改耳。

《辞源》考义二则

（一）痓

《辞源·疒部》说："痓，充至切，去（声），至（韵），病名。"

按：此释"痓"为病名，欠清晰。考："痓"字首见于张揖《广雅》。《广雅·释诂》卷三下说"痓，恶也"，"痓"字"从疒"而义训

"恶"，是乃"恶病"也。《备急千金要方》卷五上第三说"夫痫，小儿之恶病也"，是其义也。疠、瘷二字，虽亦称"恶病"，然"痓"字从不与其连用，则"疠""瘷"二字与"痓"字无涉也。"痓"与"痫"则常连用，如《针灸甲乙经》卷四第一下说"心脉满大，痫痓筋挛，肝脉小急，痫痓筋挛"，又如《针灸甲乙经》卷十二第七说"暴拘挛，痫痓，足不任身者，取天枢"。再如《神农本草经》卷一说"发髲，味苦温，主……疗小儿痫，大人痓"，而《黄帝内经太素·筋脉病篇》杨上善注"在小儿称痫，在大人称癫"，《备急千金要方》卷十四第四说"大人曰癫，小儿为痫，其实是一"，又说"十岁已上为癫，十岁已下为痫"。这里所谓"癫"，《玉篇·疒部》说："痫，亥间切，小儿风癫病"，段玉裁"痫"下注云："玄应引《声类》云：'今谓小儿瘨风曰痫。'"是"癫"亦"痫"也，今之所谓"癫痫"者也。

今之《辞源·疒部》释此"痓"字误甚。其所引《素问·气厥论篇第三十七》之文为释者，说："肺移热于肾，传为柔痓，注：柔，谓柔筋而无力，痓，谓骨痓而不随。气骨皆热，髓不内充，故骨痓强而不举，筋柔缓而无力也。"殊不知，《素问》时代尚无"痓"字，故王冰之注颇类痓义，是痓字之误则在王冰之后矣。《黄帝内经太素·寒热相移篇》载此文作"肺移热于肾，传为索痓"，杨上善注"索痓，强直不能回转"。素，与索通。其所引明代戴元礼《证治要诀诸伤门》之文为释者，说"痓，有刚痓，有柔痓，又有阴痓，阳痓。痓有汗为柔，无汗为刚"。基本上是摘录《伤寒论·辨痓（当为"痉"）湿暍病篇》之误文重编为释，止多"又有阴痓，阳痓"之句，实乃画蛇添足而已。殊不知我国第一个《伤寒论》注家成无己就对其进行了辨误，指出"痓当作痉，传写之误也。痉者，恶也，非强也，《内经》曰：肺移热于肾，传为柔痓（当作'柔痉'）。柔，为柔筋而无力，痓，谓骨痓而不随。痉者，强也，《千金》以强直为痉，《经》曰：颈项强急，口噤，背反张者，痉。即是观之，痓为痉字明矣"。明人戴元礼及今人《辞源》编者难道皆未读过《伤寒论》成无己之注？

（二）痉挛

《辞源·疒部》说："痉，巨郢切，上（声），静（韵）。风强病，也称痉挛。"

按：编者说此"痉挛"也称"风强病"，即是"痉病"，可商。考：《说文·疒部》说："痉，彊急也，从疒，巠声。"《玉篇·疒部》说"痉，渠井切，风强病也"，彊与强通。《龙龛手镜·疒部·上声》《广韵·上声·四十静》同。段玉裁《说文》"痉"下注引《急就篇》云："'痈疽瘛疭痿痹痕'，痕即痉。颜云：'体彊急，难用屈伸也。'"《灵枢·热病第二十三》主以刺络放血或配以取穴为治，指出"风痉，身反折，先取足太阳及腘中血络出血，中有寒，取三里"。迨至后汉张仲景时，已经创造和积累了药物治疗痉病的丰富经验和理论知识，《金匮要略·痉（原误为'痓'，今改）湿暍病篇》说"病者身热足寒，颈项强急，恶寒，时头热，面赤目赤，独头动摇，卒口噤，背反张者，痉（原误为'痓'，今改）病也""夫痉（原误为'痓'，今改）脉，按之紧如弦，直上下行""太阳病，其证备，几几然，脉反沉迟，此为痉（原误为'痓'，今改），栝蒌桂枝汤主之""太阳病，无汗而小便反少，气上冲胸，口噤不得语，欲作刚痉（原误为'痓'，今改），葛根汤主之""痉（原误为'痓'，今改）为病，胸满，口噤，卧不着席，脚挛急，必齘齿，可与大承气汤"。

晋代张揖著《广雅》记载"痓"字，继之《玉篇》亦述之，有自己的切音和义训，是一个较晚出汉字，不知何时开始与"痉"字相乱，以致《伤寒论》第一位注释家南宋北人成无己对"痓""痉"开始辨识。成无己在其"伤寒所致，太阳痉湿暍三种，宜应别论，以为与伤寒相似，故此见之"文下注曰："痓当作痉，传写之误也。痓者，恶也，非强也。《内经》曰'肺移热于肾，传为柔痉，柔为筋柔而无力，痉为骨痉而不随。痉者，强也'，《千金》以强直为痉，《经》曰'头项强急，口噤，背反张者，痉'。即是观之，痓为痉字明矣。"至若说痉挛也是痉病，就未免太牵强，例如腓肠肌"痉挛"，止是《灵枢》"大气逆上""餉不得息"，亦与痉病不相干，痉挛是不可以乱套的。

《古今事物考》"枲耳"考义

《古今事物考·名义》说："羊负来，《博物志》曰：'洛中有人驱羊入蜀，胡枲子着羊毛，蜀人种之，曰羊负来，故今人亦以名枲尔。'陶弘景《本草注》曰：'昔中国无此。'言从外国逐羊毛中来，因以名也。"

按：《古今事物考》谓"羊负来"为"胡枲子"，亦以名"枲尔"，并引陶弘景谓"昔中国无此"，是"从外国逐羊毛中来"，这值得商榷。其"羊负来"之物，既为"胡枲子"，又名"枲尔"，则中国早已有之，《诗·国风·周南·卷耳》说"采采卷耳，不盈顷筐"，毛苌传"卷耳，苓耳也"；《楚辞·离骚经》说"薋菉葹以盈室兮，判独离而不服"，王逸注"葹，枲耳也"；《仓颉篇》卷中说"枲，葈耳也，一名苍耳"；《淮南子·览冥训》说"位贱尚枲"许慎注"葈者、葈耳，菜名也。幽冀谓之禩菜，雒下谓之胡葈"。枲尔、葈耳，同"枲耳"字。胡葈，同"胡枲"字。其"胡枲""枲耳""卷耳""苓耳""苍耳""葈耳""葹"以及《淮南子》"位贱尚枲"之"枲"，名虽异而实则同，均为"胡枲"一物，今通呼为"苍耳"也。然既云"羊负来"为"胡枲子"，则中国本自有之，何得谓"昔中国无此"而"从外国逐羊毛中来"？其"羊负来"之名当别有义，否则，当另为一物也。

附录：

《黄帝内经》文法

（一）互文

《素问·逆调论篇第三十四》："黄帝问曰：人身非常温也，非常热也，为之热而烦满者何也？岐伯对曰：阴气少而阳气胜，故热而烦满也。帝曰：人身非衣寒也，中非有寒气也，寒从中生者何？岐伯曰：是人多痹气也，阳气少，阴气多，故身寒如从水中出。"

按：《释名·释衣服》："凡服，上曰衣，衣，依也，人所依以芘寒暑也。下曰裳，裳，障也，所以自障蔽也。"《诗·国风·邶风·绿衣》"绿衣黄裳"，毛苌传："上曰衣，下曰裳。"

（二）变文

《灵枢·经别第十一》："手少阳之正，指天，别于巅，入缺盆，下走三焦，散于胸也。"

按：《说文·一部》："天，颠也，至高无上，从一大。"天，颠叠韵字，前天"天"，后言"巅"，变文耳。巅，颠字同。

（三）对文

《素问·针解篇第五十四》："刺实须其虚者，留针，阴气降至，乃去针也。刺虚须其实者，阳气隆至，针下热，乃去针也。"

按：此文阴气隆至下当有"针下寒"三字，而"刺虚须其实者"下，则当有"留针"二字。

《素问·五运行大论篇第六十七》："夫变化之用，天垂象，地成形，七曜纬虚，五行丽地，地者所以载生成之形类也，虚者所以列应天地之精气也。形精之动，犹根本之与枝叶也。仰观其象，虽远可知也。"

按：《周易·系辞下》："见乃谓之象，形乃谓之器。"《管子·内业》："凡人之生也，天出其精，地出其形，合此以为人。"

《素问·上古天真论篇第一》："其次有圣人者，处天地这和，从八风之理，适嗜欲於世俗之间，无恚嗔之心，行不欲离於世（被服章）举不欲观於俗，外不劳形於事，内无思想之患，以恬愉为务，以自得为功，形体不敝，精神不散，亦可以百数。"

（四）修饰对文

《素问·痹论篇第四十三》："痹，或痛，或不痛，或不仁，或寒，或热，或燥，或湿何也？"

按：此"或燥"之文，因其行文所需，非实指，故下无答辞。

《素问·藏气法时论篇第二十二》："辛散，酸收，甘缓，苦坚，鹹耎。……有辛酸甘苦咸，各有所利，或散，或收，或缓，或急，或坚，或耎，四时五藏病，随五味所宜也。"

按：此"或急"之文，乃其行文所需，非实指也。

（五）连锁文

《素问·阴阳应象大论篇第五》："水为阴，火为阳，阳为气，阴为味，味归形，形归气，气归精，精归华。"

《灵枢·口问第二十八》："心者，五藏六府之主地。目者，宗脉之所聚也，上液之道也。口鼻者，气之门户也。故悲哀愁忧则心动，心动则五藏六府皆摇，摇则宗脉感，宗脉感则液道开，液道开故泣涕出焉。液者，所以灌精濡空窍者也。故上液之道开则泣，泣不止则液竭，液竭则精不灌，精不灌则目无所见矣，故命曰夺精。补天柱经侠颈。"

《灵枢·口问第二十八》："忧思则心系急，心系急则气道约，约则不利，故太息以伸出之。"

（六）韵文

《灵枢·天年第五十四》："五藏坚固，血脉和调，肌肉解利，皮肤缜密，营卫之行，不失其常，呼吸微徐，气以度行，六府化谷，津液布扬，各如其常，故能长久。"

按："气以度行"之"行"读"杭"音。"故能长久"之"长久"二字，当乙转作"久长"。

（七）营卫双声语转对用则异散用则通

《灵枢·五味第五十六》："谷始入于胃，其精微者，先出于胃之两焦，以溉五藏，别出两行营卫之道。"

营，《说文·宫部》："营，帀居也。从宫，荧省声。"段玉裁注："帀居，谓围绕而居。余倾切。"

营，与环通。《说文·厶部》："厶，姦衺也。"韩非曰："苍颉作字，自营为厶，凡厶之属皆从厶。"段玉裁注："见《五蠹篇》。今本韩非'营'作'环'。二字双声语转。营训帀居。环训旋绕。其义亦相通。自营为厶。六书之指事也。八厶为公，六书之会意也。息夷切。"

卫，《说文·口部》："口：回也，象回帀之形，凡口之属皆从口。"段玉裁注："回，转也，按围绕，周围字当用此，围行而口废矣。匝，周也，羽非切。"

衞，甲骨文"衛"。

《史记·五帝本纪》"以师兵为营衞"，张守节《正义》"环绕军兵为营以自卫，若辕门即其遗象"。

营出中焦，《灵枢·营卫生会第十八》："中焦亦并胃口，出上焦之后，此所受气者，泌糟粕，蒸津液，化其精微，上注于肺脉，乃化而为血，以奉生身，莫贵于此，故独得行于经隧，命曰营气。"

卫出上焦，《灵枢·决气第三十》："上焦开发，宣五谷味，熏肤充身泽毛，若雾露之溉，是谓气（杨上善注'卫气'）。"《灵枢·营卫生会第十八》："……下足阳明，常与营俱行于阳二十五度，行于阴亦二十五度，一周也，故五十度而复人会于手太阴矣。"

卫出于下焦乃文字之误，为明清伤寒注家未考核其"二"与"二"字形之误随文敷衍而致"积非成是"，从而在学术上遂有"卫出下焦"之说。

营行脉中，卫行脉外——《灵枢·营卫生会第十八》："营周不休。"《素问·举痛论篇第三十九》："经脉流行不止，环周不休。"

《灵枢·经脉第十》"脉为营"，《灵枢·经水第十二》"经脉者，受血而营之"，《灵枢·本藏第四十七》"经脉者，所以行血气而营阴阳，濡筋骨，利关节者也"。《灵枢·经脉第十》："经脉者，所以能决死生、处百病、调虚实，不可不通。肺手太阴之脉……大肠手阳明之脉……胃足阳明之脉……脾足太阴之脉……心手少阴之脉……小肠手太阳之脉……膀胱足太阳之脉……肾足少阴之脉……心主手厥阴心包络之脉……三焦手少阳之脉……胆足少阳之脉……肝足厥阴之脉……。"《灵枢·营气第十六》："……合足厥阴，上行至肝，从肝上注肺，上循喉咙，入颃颡之窍，究于畜门。其支别者，上额，循巅，下项中，循脊，入骶，是督脉也；络阴器，上过毛中，入脐中，上循腹里，入缺盆，下注肺中，复出太阴。此营气之所行也，逆顺之常也。"

此十二经脉一循环，任督二脉一个小循环。

《灵枢·本藏第四十七》："卫气者，所以温分肉，充皮肤，肥腠理，司开阖者也。"卫气也有两种路线循环，一种是循十二经脉外的路线，主要体现在针刺之迎随补泻手法上，另一方面是日行于阳、夜行于阴的规律，即早上睁眼，"是故平旦阴尽，阳气出于目，目张则气上行于头，循项下足太阳，循背下至小趾之端。其散者，别于目锐眦，下手太阳，下至手小指之端外侧。其散者，别于目锐眦，下足少阳，注小趾次趾之间。以上循手少阳之分，侧下至小指之间。别者以上至耳前，合于颔脉，注足阳明以下行，至跗上，入五趾之间。其散者，从耳下下手阳明，入大指之间，入掌中。其至于足也，入足心，山内踝，下行阴分，复合于目，故为一周……其始入于阴，常从足少阴注于肾，肾注于心，心注于肺，肺注于肝，肝注于脾，脾复注于肾为周"。在寒天，人和衣而睡而不加衣被，睡醒则未有不感冒者。

《素问·气穴论篇第五十八》："肉之大会曰谷，肉之小会口谿，肉分之间，谿谷之会，以行荣卫，以会大气。"《素问·五藏生成篇第十》："人有大谷十二分，小谿三百五十四名，少十二俞，此皆卫气之所留止，邪气之所客也，针石缘而去之。"《灵枢·刺节真邪第七十五》："卫气不行，则为不仁。"《素问·痹论篇第四十三》："皮肤不营，故为不仁。"《素问·调经论篇第六十二》："血气未并，五藏安定，肌肉蠕动，命曰微风……刺微奈何？岐伯曰：取分肉间，无中其经，无伤其络，卫气得复，邪气乃索。"王冰注："……故肉蠕动，即取分肉间，但开肉分，以出其邪。"

营卫散文则通，对文则异也。

《素问·六节藏象论篇第九》："脾者，仓廪之本，营之居也。"《灵枢·本神第八》："脾藏营，营舍意。"《灵枢·师传第二十九》："脾者，主为卫，使之迎粮。"《灵枢·五癃津液别第三十六》："肺为之相，肝为之将，脾为之卫，肾为之主外。"（对文）《素问·痹论篇第四十三》："荣者，水谷之精气也，和调于五藏，洒陈于六府，乃能入于脉也。故循脉上下，贯五藏，络六府也。卫者，水谷之悍气也。其气慓疾滑利，不能入于脉也。故循皮肤之中，分肉之间，熏于肓膜，散于胸腹。"《灵枢·营卫生会第十八》："其清者为营，浊者为卫。"

注：《素问·经脉别论篇第二十一》"食气入胃，浊气归心，淫精于脉"，此亦是"浊"。《灵枢·营卫生会第十八》"营卫者，精气也"，此卫又是精气，即"清者"，前者称"浊"是指"食"；后者称"清"是对"血"。具体事物，具有相对真理性，它总是以其"对方作为自己的生存条件"，普列汉洛夫说："真理总是具体的。"无数相对真理的总和，就是绝对的真理。

《金匮要略》文法

（一）省文

1. 证以方略

《金匮要略·痉湿暍病篇》："湿家身烦疼，可与麻黄加术汤，发其汗为宜，慎不可以火攻之。"

《金匮要略·痰饮咳嗽病篇》："夫短气，有微饮，当从小便去之，苓桂术甘汤主之，肾气丸亦主之。""病溢饮者，当发其汗，大青龙汤主之，小青龙汤亦主之。"

2. 方以证略

《金匮要略·水气病篇》："病水，腹大，小便不利，其脉沈绝者，有水，可下之。"

《金匮要略·惊悸吐衄下血胸满瘀血病篇》："病者如热状，烦满，口干燥而（不）渴，其脉反无热，此为阴伏，是瘀血也，当下之。"

《金匮要略·消渴小便利淋病篇》："淋之为病，小便如粟状，小腹弦急，痛引脐中。"

3. 证以效略

《金匮要略·黄疸病篇》："谷疸之为病，寒热不食，食即头眩，心胸不安，久久发黄为谷疸，茵陈汤主之。茵陈汤方：茵陈蒿六两，栀子十四枚，大黄二两。右三味，以水一斗，先煮茵陈，减六升，内二味，煮取三升，去滓，分温三服，小便当利，尿如皂角汁状，色正赤，一宿腹减，黄从小便去也。"

4. 证以证略（前以后略）

《金匮要略·痰饮咳嗽病篇》："病者脉伏，其人欲自利，利反快，虽利，心下续坚满，此为留饮欲去故也，甘遂半夏汤主之。"

（二）注文

1. 自注文

《金匮要略·藏府经络先后病篇》："……若人能养慎，不令邪风干忤经络。适中经络，未流传府藏，即医治之。四肢才觉重滞，即导引吐纳，针灸膏摩，勿令九窍闭塞，更能勿犯王法，禽兽灾伤，房室勿令竭乏，服食节其冷热苦酸辛甘，不遗形体有衰，病则无由入其腠理。腠者，是三焦通会无真之处，为血气所注；理者，是皮肤藏府之文理也。"

《金匮要略·藏府经络先后病篇》："夫肝之病，补用酸，助用焦苦，益用甘味之药调之。酸入肝，焦苦入心，甘入脾，脾能伤肾，肾气微弱，则水不行，水不行则心火气盛，则伤肺，肺被伤则金气不行，金气不行则肝气盛，则肝自愈。此治肝补脾之要妙也。肝虚则用此法，实则不在用之。"

2. 他注文

《金匮要略·呕吐哕下利病篇》："吐后渴欲得水而贪饮者，文蛤汤主之，兼主微风脉紧头痛。文蛤汤方：文蛤五两，麻黄三两，甘草三两，生姜三两，石膏五两，杏仁五十枚，大枣十枚。右七味，以水六升，煮取二升，温服一升，汗出即愈。"

（三）变文

《金匮要略·水气病篇》："寸口脉浮而迟，浮脉则热，迟脉则潜，热潜相搏，名曰沈；趺阳脉浮而数，浮脉即热，数脉即止，热止相搏，名曰伏。沈伏相搏，名曰水。沈则络脉虚，伏则小便难，虚难相搏，水走皮肤，即为水矣。"

（四）对文

《金匮要略·血痹虚劳病篇》："脉弦而大，弦则为减，大则为芤，减则为寒，芤则为虚，虚寒相搏，此名为革，妇人则半产漏下，男子则亡血失精。"

《金匮要略·中风历节病篇》："味酸则伤筋，筋伤则缓，名曰泄；碱则伤骨，骨伤则痿，名曰枯。枯泄相搏，名曰断泄，荣气不通，卫不独行，荣卫俱微，三焦无所御，四属断绝，身体羸瘦，独足肿大，黄汗出，胫冷，假令发热，便为历节也。"

（五）倒装文

《金匮要略·疮痈肠痈浸淫病篇》："肠痈者，少腹肿痞，按之即痛如淋，小便自调，时时发热，自汗出，复恶寒，其脉迟紧者，脓未成，可下之，当有血；脉洪数者，脓已成，不可下也。大黄牡丹汤主之。"

《伤寒论·辨太阳病脉证并治中》："太阳病，脉浮紧，无汗，发热，身疼痛，八九日不解，表证仍在，此当发其汗，服药已，微除，其人发烦，目瞑，剧者必衄，衄乃解，所以然者，阳气重故也。麻黄汤主之。""伤寒，脉浮紧，不发汗，因致衄者，麻黄汤主之。"

（六）连锁文

《金匮要略·水气病篇》："趺阳脉微而迟，微则为气，迟则为寒，寒气不足则手足逆冷，手足逆冷则荣卫不利，荣卫不利则腹满胁鸣相逐，气转膀胱，荣卫俱劳……"

《金匮要略·呕吐哕下利病篇》："寸口脉微而数，微则无气，无气则荣虚，荣虚则血不足，血不足则胸中冷。"

（七）连锁文、对文

《金匮要略·五藏风寒积聚病篇》："邪哭使魂魄不安者，血气少也。血气少者，属于心。心气虚者，其人则畏，合目欲眠，梦远行则精神离散，魂魄妄行。阴气衰者为癫，阳气衰者为狂。"

（八）层层剥释文

《金匮要略·妇人产后病篇》："师曰：新产血虚，多汗出，喜中风，故令病痉，亡血复汗，寒多，故令郁冒；亡津液，胃燥，故大便难。产妇郁冒，其脉微弱，不能食，大便反坚，但头汗出，所以然者，血虚而厥，厥而必冒，冒家欲解，必大汗出，以血虚下厥，孤阳上出，故头汗出。所以产妇喜汗出者，亡阴血虚，阳气独盛，故当汗出，阴阳乃复。大便坚，呕不能食，小柴胡汤主之。"

（九）引文

《金匮要略·疟病篇》："师曰：阴气孤绝，阳气独发，则热而少气烦冤，手足热而欲呕，名曰瘅疟。若但热不寒者，邪气内藏于心，外舍分肉之间，令人消铄脱肉。"

《金匮要略·水气病篇》："视人之目窠上微拥，如蚕新卧起状，其颈脉动，时时咳，按其手足上陷而不起者，风水。"

（十）衍文

《金匮要略·痉湿暍病篇》："太阳病，发热汗出，而不恶寒，名曰柔痉。"

《金匮要略·呕吐哕下利病篇》："下利，脉沈而迟，其人面少赤，身热微热，下利消谷者，必郁冒汗出而解，病人必微厥，所以然者，其面戴阳，下虚故也。"

（十一）避讳文

《金匮要略·五藏风寒积聚病篇》："热在下焦者，则尿血，亦令淋秘不通。"

（十二）坏文

《金匮要略·趺蹶手指臂肿转筋阴狐疝蚘虫病篇》："师曰：病趺蹶，其人但能前，不能却，刺腨入二寸，此太阳经伤也。"

（十三）误文

《金匮要略·痓湿暍病篇》："病热，身热足寒，颈项强急，恶寒，时头热，面赤，目赤，独头动摇，卒口噤，背反张者，痓病也。若发其汗者，寒湿相得，其表益虚，即恶寒盛。发其汗已，其脉如蛇。""暴腹胀大者，为欲解。脉如故，反伏弦者，痓。"

《金匮要略·五藏风寒积聚病篇》："脾中风者，翕翕发热，形如醉人，皮目瞤瞤而短气。""脾死藏，浮之大坚，按之如覆杯洁洁状如摇者死。"

（十四）脱文

《金匮要略·血痹虚劳病篇》："夫失精家，少腹弦急，阴头寒，目眩，发落，脉极虚芤迟，为清谷亡血失精。脉得诸芤动微紧，男子失精，女子梦交，桂枝龙骨牡蛎汤主之。"

《金匮要略·疟病篇》："温疟者，其脉如平，身无寒，但热，骨节疼痛，时呕，白虎加桂枝汤主之。"

《金匮要略·藏府经络先后病篇》："《经》曰：虚虚实实，补不足，损有余，是其义也。"

（十五）改文

《金匮要略·痉湿暍病篇》："防己黄耆汤方：防己一两，甘草半两（炒），白术七钱半，黄耆一两一分（去卢）。右剉麻豆大，每抄五钱匕，生姜四片，大枣一枚，水盏半，煎八分，去滓，温服，良久再服。"

（十六）重文

《金匮要略·腹满寒疝宿食病篇》："寸口脉弦者，即胁下拘急而痛，其人啬啬恶寒也。"

《金匮要略·水气病篇》："皮水为病，四肢肿，水气在皮肤中，四肢聂聂动者，防己茯苓汤主之。"

《金匮要略·藏府经络先后病篇》："师曰：病人语声寂然，喜惊呼者，骨节间病；语声喑喑然不彻者，心膈间病；语声啾啾然细而长者，头中病。""呼吸动摇振振者，不治。"

《金匮要略》校诂补释

辨藏府经络先後病脉证第一

校诂：

①"辨"字原无。《伤寒论》各篇名上皆冠有"辨"字，且《外台秘要》引本书有"辨疟病""辨疟脉"等字，今据补。以下各篇同。

②此下原有"论十三首，脉证三条"，其后各篇名之下亦都标明有"论若干首，脉证若干条，方若千首"等，与各篇实际内容不完全符合，且《伤寒论》《金匮玉函经》《脉经》等书皆无此例，故据删。以下各篇同。

人身藏府经络隐于内而不见于外，然其功能活动则外著之于声息色脉、寒热痛痒、喜怒爱憎、便溺饮食之中，可以用望、闻、问、切之方法以诊知。所载关于藏府经络先后患病之脉象、证状和诊治法则概况，具有全书纲领之意义。凡研习此书者，当先究之。

问曰：上工①治未病②何也？师③曰：上工治未病者，见肝之病，知肝传脾，当先实脾，四季脾王④不受邪，即勿补之。中工①不晓相传，见肝之病，不解⑤实脾，惟治肝也。夫肝之病，补用酸，助用焦苦，益用甘味之药调之。（酸入肝，焦苦入心，甘入脾，脾能伤肾，肾气微弱，则水不行；水不行，则心火气盛，则伤肺；肺被伤，则金气不行；金气不行，则肝气盛，则肝自愈。此治肝补脾之要妙也⑥）。肝虚则用此法，实则不在用之。经曰⑦：无虚虚无实实⑧补不足，损有余，是其义也。除藏准此。

校诂：

①上工、中工：《说文·西部》说"医，治病工也"，《素问·疏五过论篇第七十七》有"医工诊之"文，河北满城出土有"医工铜盆"。工，巧也。古人根据医生之医事技术高低，依次分为"上工""中工"和"下工"，《灵枢·邪气藏府病形第四》说："故善调尺者，不待於寸；善调脉者，不待於色。能参合而行之者，可以为上工，上中十全九；行二者为中工，中工十全七；行一者为下工，下工十全六。"

②治未病：《黄帝内经》所谓"治未病"，是指人体已有疾病预兆但尚未发病，所谓"上工救其萌芽"者也。此云"治未病"，乃指人体已病而防其传变者也。

⑧师：《周礼·天官冢宰·序宫》说"甸师"，郑玄注"师，犹长也"。《周礼·地官地徒·师氏》说"师氏中大夫一人"，郑玄注"师，教人以道者之称也"。

④四季脾王：《素问，太阴阳明论篇第二十九》说"脾者，土也，治中央，常以四时长四藏，各十八日寄治"，王冰注"土气於四时之中，各于季终一岁之日矣，外主四季"，即季春、季夏、季秋、季冬等四季月之末各十八日为气王盛之时。王，俗作旺，《说文》作"瞄"。

⑤不解：《三国志·魏书，贾诩传》说"太祖後与韩遂、马超战于渭南……又问诩计策，诏曰'离之而已'，太祖曰'解'"。解，谓晓悟也。不解，谓不悟。

⑥酸入肝……此治肝补脾之要妙也尤怡：《金匮要略心典》谓此"酸入肝"以下，至"此治肝补脾之要妙也"十五句，"疑非仲景原文，

类後人谬添注脚，编书者误收之也"。

⑦经曰：指《灵枢·九针十二原》和《难经·七十七难》《八十一难》所说。

⑧无虚虚，无实实：两"无"字原脱，今本《灵枢·九针十二原第一》亦脱去一"虚"一"实"字而致成"无虚无实"，惟王冰注《素问·针解篇》所引《灵枢经》，文未脱误，尚作"无虚虚，无实实"。今据补。

释义：本节五藏配五行，以五行相克理论，阐明五藏疾病之传变规律之一，并进而指出防其病传之法。分三段读：从开头起，至"惟治肝也"句止为一段，"见肝之病"以下九句，是答"上工治未病"之语，说明肝木之病必传脾土，当先调补脾气，使其不受肝邪，就是所谓"治未病"也。从"夫肝之病"句起，至"益用甘味之药调之"句止为一段，阐明肝虚之正治方法，观下文"肝虚则用此法，实则不在用之"之句可证。其云"补用酸"者，《素问·阴阳应象大论篇第五》说"东方生风，风生木，木生酸，酸生肝"，以酸补肝之体也。云"助用焦苦"者，焦苦入心，《备急千金要方》卷十一第三说"补心气以益之，心王则感於肝矣"。云"益用甘味之药调之"者，乃《难经·十四难》"损其肝者缓其中"，《素问·藏气法时论篇第二十二》"肝苦急，急食甘以缓之"也。其治肝补脾之要义，在於补脾而不受肝邪。"肝虚则用此法，实则不在用之"二句，指出其法只适用於肝虚之病，而不可用於治肝实，以免犯"实实"之戒。最后引《内经》和《难经》之文，强调治病只能"虚则补之，实则泻之"，补其不足，泻其有余，而不能"虚其虚，实其实"。

本节藏病相传，特举肝病为例，其余心、肺、脾、肾等四藏，照此类推，故曰"馀藏准此"。

夫人禀五常①，因风气②。而生长，风气虽能生万物，亦能害万物，如水能浮舟，亦能覆舟。若五脏元真③。通畅，人即安和。客气邪风④，中人多死，千般疢难⑤，不越三条：一者，经络受邪，入脏腑，为内所因也；二者，四肢九窍⑥，血脉⑦。相传，壅塞不通，为外皮肤所中也；三者，房室⑧、金刃⑨、虫兽⑩所伤。以此详之，病由都尽。

附录

若人能养慎，不令邪风干忤⑪经络；适中经络，未流传藏府，即医治之。四肢才⑫觉重滞，即导引⑬、吐纳⑭、针灸⑮、膏⑯、摩⑰，勿令九窍闭塞；更能无犯王法⑱禽兽灾伤，房室勿令竭乏，服食节其冷热苦酸辛甘⑲，不遗形体有衰，病则无由入其腠理⑳。腠者，是三焦㉑通会元真之处，为血气所注；理者，是皮肤藏府之文理也。

校诂：

①五常：《礼记·乐记》说"合生气之和，道五常之行"，郑玄注："五常，五行也"。《素问·藏气法时论篇第二十二》说"五行者，金、木、水、火、土也"。

②风气：《黄帝内经太素·诸风数类》说"风，气，一也，徐缓为气，急疾为风"。《灵枢·九宫八风第七十七》说"风从其所居之乡来为实风，主生，长养万物；从其冲后来为虚风，伤人者也，主杀主害者"。故云"风气虽能生万物，亦能害万物"，而"如水能浮舟，亦能覆舟"也。

③元真：《吕氏春秋·有始览·应同》说"芒芒昧昧，因天之威，与元同气"，《论衡·薄葬篇》说"元气，天地之精微"，《素问·六节藏象论篇第九》说"夫自古通天者"，王冰注"通天，谓元气，即天真也"。

④客气邪风：《灵枢·小鍼解第三》说："客者，邪气也"。《素问·藏气法时论篇第二十二》说"夫邪气之客於身也，以胜相加"，王冰注"邪者，不正之目，风寒暑湿、饥饱劳逸，皆是邪也，非唯鬼毒疫疠也"。

⑤疢难：疢，《春秋·左哀五年传》说"则有疾疢"，陆德明释文"疢，勒觐切，本或作疹，乃络切"。《广雅》卷一上说"疢，病也"，王念孙疏证"《小雅·小弁篇》'疢如疾首'，郑注云'疢，犹病也'"，《广韵·去声·二十一震》说"疢，病也，俗作，丑刃切"。难，《广韵·去声·二十八翰》说"难，患也"，读《礼记·曲礼上》"临难勿苟免"之"难"，即"患难"之"难"。疢难，指各种疾病灾害。

⑥四肢九窍：四肢，《吕氏春秋·季春纪·圜道》说"人之有形体四枝，其能使之也，为其感而必知也"，高诱注"感者，痛恙也，手足

必知其处所，故使之也”，许维通案“姜本‘枝’作‘肢’，古字通用”，是“四肢”乃“两手两足”也。九窍，《周礼·天官冢宰下》说“两之以九窍之变”，郑康成注“阳窍七，阴窍二”。目二、耳二、鼻二、口一，阳窍七也；前阴一、后阴一，阴窍二也。《灵枢·邪客第七十一》说“地有九州，人有九窍”。

⑦血脉：《素问·脉要精微论篇第十七》说“夫脉者，血之府也”，《说文·派部》说“脉，血理分衺行体者，从派，从血”，脉即脉字，脉以行血，故曰血脉。

⑧房室：《礼记·曲礼上》说“三十曰壮，有室”，郑玄注“有室，有妻也，妻称室”。《夷坚丁志·玉女喜神术》有“且行房室之事”文，指男女阴阳之事，性交过度，致人於病，如《灵枢·口问第二十八》说“夫百病之始生也，皆生於……阴阳喜怒”。

⑨金刃：后第十八篇，有论，“金疮，被刀斧所伤”者。

⑩虫兽：谓动物伤害致病：虫，指蛇、蝎等，《五十二病方》中有“蛇啮”之病。兽，指犬、狼、虎、豹等，《素问·骨空论》有“犬伤病灸治法”。

⑪干忤：《尔雅·释言》说“适，寤也”，郭璞注“相干寤”，郝懿行义疏“寤，藏氏琳以为‘牾’之叚借也，《说文》云‘逆也’，通作迕”，《玉篇·干部》说“牾，五故切，相触也，逆也。忤，同上”，《玉篇·足部》说“适，吾故切，干迬也”。此迬、寤、牾、迕、忤五者形虽异而义则同也，义训为“逆”，本字当做“屰”，《说文·干部》说“屰，不顺也，从干下凵，屰之也”，段玉裁注“凵，口犯切，‘凶’下云‘象地穿交陷其中也’，万上千而下有陷者，是为不顺。屰之也，当作屰之意也”。屰，今借“逆”为之，“逆”行而“屰”废矣。

⑫因才：《汉书·高惠高后文功臣表》说“户口可得而数裁什二三”，颜师古注“裁与才同，十分之内才有二三也”。是“才”“裁”义同，今通作“才”也。

⑬导引：长沙马王堆三号汉墓有出土帛书《导引图》，《素问·异法方宜论篇第十二》说“其治宜导引……”王冰注“导引，谓摇筋骨，动支节”。

⑭吐纳：即《庄子·刻意篇》之"吐故纳新"，《黄帝内经》则称为"行气"，《灵枢·上膈第六十八》说"恬憺虚无，乃能行气"，《奴隶制时代》一书中，载有出土的战国时代《行气玉佩铭》，其铭文，郭沫若译成通俗文字作"行气，深则蓄，蓄则伸，伸则下，下则定，定则固，固则萌，萌则长，长则退，退则天。天几春在上，地几春在下。顺则生，逆则死"。

⑮鍼灸：鍼，指"九鍼"。一曰"鑱鍼"。二曰"員鍼"，三曰"鍉鍼"，四曰"鋒鍼"，五曰"铍鍼"，六曰"員利鍼"，七曰"毫鍼"，八曰"长鍼"，九曰"大鍼"。《灵枢·官鍼第七》说"九铁之宜，各有所为"。灸，指"艾灸"，《黄帝内经》又叫"灸焫"，《素问·异法宜方论篇第十二》说"其治宜灸焫"，王冰注"火艾烧灼，谓之灸焫"。

⑯膏：《说文·肉部》说"膏，肥也"。《灵枢·经筋第十三》说"治之以马膏膏其急者"，下"膏"字为动词，谓以"膏熨急颊"。又《癰疽篇》有"涂已豕膏，六日已"文。

⑰摩：指"按摩"，《汉书·艺文志·方技略》有《黄帝岐伯按摩》十卷，《素问·血气形志篇》说"治之以按摩醪药"，王冰注"夫按摩者，所以开通闭塞，导引阴阳"。有用药物按摩者，本书《中风历节病有"头风摩散"方。

⑱王法：古代封建王朝设有刑法，《汉书刑法志》说"令曰'当三族者，皆先黥，劓，斩左右止，笞杀之，枭其首，菹其骨肉於市。其诽谤詈诅者，又先断舌'，故谓之具五刑。彭越、韩信之属皆受此诛"。

⑲苦酸辛甘：指饮食五味。《素问·生气通天论篇第三》说"阴之所生，本在五味，阴之五宫，伤在五味"。王冰注"言五藏所生，本资於五味，五味宣化各凑於本宫，虽因五味以生，亦因五味以损，正为好而过节，乃见伤也"。

⑳三焦：《难经·六十六难》说"三焦者，原气之别使也，主通行三气，经历於五藏六府"。其根於肾系，为后天运用之元气。

㉑腠理：《素问·阴阳应象大论篇第五》说"清阳发腠理"，王冰注"腠理，谓渗泄之门"。

释义：本节阐明人体保持五藏元真通畅、防止外来客气邪风伤人之重要，并将一切患病原因归结为三条，一是中气虚弱，经络受邪就传入藏府，此为"内所因"；二是中气旺盛，虽感受风邪。但因藏府正气旺盛而不被邪气所病，其邪惟外病之於躯体，致四肢九窍血脉壅塞，此为"外所中"；三是房室、金刃、虫兽所伤，非由於中外虚实感召之邪，此为"不内外因"。假若人能内养正气，外慎邪风，使邪风客气不能侵犯，人就不会生病。如不慎遭邪侵袭，始中经络，尚未深入藏府，及早治疗，不令其流传藏府，此应"内因"一段；如四肢才觉重滞不便，立即采用导引、吐纳、鍼、灸、膏、摩等法治之，不使九窍闭塞不通，此应"外因"一段；且能不犯王法、虫兽灾伤、房室勿令竭乏、饭食节其冷热苦酸辛甘，则人体不衰，病即无法侵入腠理，此应"房室"一段。此之"三因"，与陈无择六淫邪气所触为外因，五藏情志所感为内因，饮食房室跌扑金刃所伤为不内外因有区别。《金匮要略》是论客气邪风，故不以内伤外感为内外，而以藏府经络为内外。

本节分四段读：一、从开头起，至"亦能覆舟"句止，为第一段，说明人体健康与气候有密切关系；二、从"若五藏元真通畅"句起，至"病由都尽"句止，为第二段，紧承第一段内外关系，说明人体患病之三条原由；三、从"若人能养慎"句起，至"病则无由入其腠理"句止，为第三段，紧承第二段三条病由，说明其防治方法；四、从"腠者"句起，至末句止，为第四段，指明人身通会之处，实为全书之纲领。

问曰：病人有气色①见於面部，愿闻其说。师曰：鼻头②色青，腹中痛，苦③冷者死_{一云腹中冷苦痛者死}；鼻头色微黑者，有水气④；色黄者，胸上有寒；色白者，亡⑤血也，设微赤非时者死；其目正圆者痓⑥，不治。又色青为痛，色黑为劳⑦，色赤为风，色黄者便难，色鲜明者有留饮⑧。

校诂：

①气色：《说文·色部》说"色，颜气也，从人口"。《素问·玉版论要篇第十五》称为"容色"。气色乃五藏六腑之精华，藏於内者为气，见於外者为色。

②鼻头：《灵枢·五色第四十九》称为"明堂"，说"明堂者，鼻

也"。

③苦：《吕氏春秋·开春论·贵卒》说"於是令贵人往实广虚之地，皆甚苦之"，高诱注"苦，病之也"。《广韵·去声·十一暮》说"苦，困也"，而同书《二十六恩》则说"困，病之甚也"。

④水气：病证名词，本书后有论"水气病"即"浮肿"专篇，小青龙汤亦有"心下有水气"一证等。

⑤亡：《论语·雍也》说"今也则亡"，邢昺疏"亡，无也"。《千金翼方》卷二十五第一载此文，正作"无"。

⑥痉：病证名词。《说文·广部》说"痉；强急也"。《玉篇·广部》说"痉，渠井切，风强病也"。本书后有"痉病"专论。

⑦劳：《淮南子·精神训》说"好憎者，使人之心劳"，高诱注"劳，病（也）"。此指病劳在肾，是之曰"肾劳"也。

⑧留饮：《素问·经脉别论篇第二十一》说"饮入於胃，游溢精气，上输於脾，脾气散精，上归於肺，通调水道，下输膀胱，水精四布，五经并行"。水道不利，则饮邪留滞於内而为留饮。

释义：本节论凭气色辨别疾病，即《素问·五藏生成篇第十》所谓"五色微诊，可以目察"之"望诊"。鼻头居面之中央而内属於脾，脾居腹中，《灵枢·五色篇》说："以五色命藏，青为肝"，青为肝之色而见於鼻头，且腹中痛，是脾土受肝木之尅，加之畏冷至甚，为阳气已绝，阴寒内盛之象，纯阴无阳，故主死。鼻头为脾之部，《素问·金匮真言论篇第四》谓脾"其类土"，黑乃肾之色，《素问·金匮真言论篇第四》谓肾"其类水"，在五行相尅则当见土尅水，今鼻头色见微黑，是脾土衰弱不能制水，而水反侮脾土，故曰其病有水气。《灵枢·五色篇第四十九》说："黄为脾"，面部色黄，其病在脾。脾阳不运，则寒湿阻滞，致脾阳不周於胸中，故胸上有寒。面部色白者，《灵枢·决气篇篇三十》说："血脱者，色白，天然不泽"。亡血之人，其血不充於颜面，故见面色㿠白而不华泽；血为阴，血亡则阴虚，阴虚则阳不宜上浮，设若亡血患者面部色见微赤而非火气当令又非劳作之时，则是虚阳上浮，阴阳离决之象，多为死候。"目正圆"者，是两目直视而眼珠不能转动，所谓"直视不能眴"也，乃精气亡绝之象。足太阳经脉起於目内眦，上额，交巅，下颈。其气"主筋所生病"，筋脉强急则为病痉，《玉篇·疒部》说"痉，渠井切，风强病也"。痉病"目正圆"，乃风邪太盛，精气将竭，故其证不治。《灵枢·论疾诊尺第七十四》说"多青多痛"，《灵枢·五色篇第四十九》说"青黑为痛"，体内有痛，则血脉滞涩而不通，其色变青，甚至色变青黑，不通则痛，故色青为痛。《素问·灵兰秘典论篇第八》说"肾者，作强之官"。是"肾主劳作"也。然过於劳作则伤肾，《素问·金匮真言论篇第四》说"北方黑色，入通於肾"，《素问·阴阳应象大论篇第五》说"在藏为肾，在色为黑"，《灵枢·五色篇第四十九》亦说"黑为肾"，劳则伤肾，肾伤为劳，肾色为黑，有病则其色外露：故其色黑为劳。火急生风，风从火发，火色赤，故其面赤为风。《灵枢·五色篇第四十九》说"黄为脾"，《备急千金要方》卷十五上第六说"凡候面黄者，即知大便难"。黄为脾病，而脾司运化，运化失常，故其大便难也。《素问·六元正纪大论篇第七十一》说"太阴所至为积饮"，水饮积留於体内，水体明泽，水邪之气浸润於肌表，则皮肤润亮鲜泽，故面色鲜明者，为有留饮之病也。后《水气病篇》中亦有"水病人，目下有卧蚕，面目鲜泽"之语。

仲景遗文

（一）《论语》

《论语·子罕》："韫匵而藏诸。"
朱熹注："匵，匮也。"

（二）《国语》

《国语·鲁语下》："得之金櫝。"
韦昭注："櫝，匮也。金，以金带其外也。"

（三）《周礼》

《周礼·天官冢宰·医师》贾公彦疏："案张仲景《金匮》云：'神

农能尝百药，则炎帝者也。'"

（四）《广雅》

《广雅·释草》卷十上："桼茎，泽桼也。"

陶注云："大戟苗生时摘叶有白汁，故名泽漆，亦能人肉。张仲景《金匮玉函要略方》："咳而脉沉者，泽漆汤主之。"

（五）《隋书》

《隋书·经籍志》："张仲景方十五卷。"小注："仲景，后汉人。"

梁有《张仲景辨伤寒》十卷，《疗伤寒身验方》三卷，《张仲景评病要方》一卷，《张仲景疗妇人方》两卷。

（六）《荆楚岁时记》

《张仲景方》云："岁有恶气中人，不幸便死。取大豆二七枚，鸡子、白麻子，并酒吞之。"

（七）《素问》

《素问·平人气象论篇第十八》："平肺脉来，厌厌聂聂，如落榆荚，曰肺平，秋以胃气为本。病肺脉来，不下不上，如循鸡羽，曰肺病。死肺脉来，如物之浮，如风吹毛，曰肺死。"

新校正："张仲景云：'秋脉，蔼蔼如車盖者，名曰阳结；春脉聂聂如吹榆荚者，名曰数。'"

《素问·平人气象论篇第十八》新校正："张仲景云：'秋脉蔼蔼如车盖者，名曰阳结。春脉聂聂如吹榆荚者，名曰数。'"

《伤寒论·辨脉法第一》："脉蔼蔼如车盖者，名曰阳结也。"原注："赵本注'一云秋脉'。"成无己注："蔼蔼如车盖者，大而厌厌聂聂也。"

《素问·宝命全形论篇第二十五》王冰释文："《抱朴子》云：'仲景开胸以纳赤饼。'"

《素问·痹论篇第四十三》新校正云："按《伤寒论》曰：'物性刚

柔，食居亦异。'"

《素问·厥论篇第四十五》新校正："张仲景云：少阴脉不至，肾气微，少精血，奔气促迫，上入胸鬲，宗气反聚，血结心下，阳气退下，热归阴股，与阴相动，令身不仁，此为尸厥。"

《伤寒论·平脉法第二》："少阴脉不至，肾气微，少精血，奔气促迫，上入胸隔，宗气反聚，血结心下，阳气退下，热归阴股，与阴相动，令身不仁，此为尸厥。当刺期门、巨阙。"

（八）《八十一难经》

《难经·二十四难》滑寿注："仲景云：人病脉不病，名曰内虚，以无谷气，神虽困无苦；脉病人不病，名曰行尸，以无王气，卒眩仆不识人者，短命则死。"

《伤寒论·平脉法第二》："师曰：脉病人不病，名曰行尸，以无王气，卒眩仆不识人，短命则死；人病脉不病，名曰内虚，以无谷气，神虽困无苦。"

（九）《伤寒论》

《伤寒论·辨少阴病脉证并治》："少阴病，下利脉微者，与白通汤，利不止，厥逆无脉，干呕烦者，白通加猪胆汁汤主之。服汤脉暴出者死，微续者生。"

《伤寒论·辨厥阴病脉证并治第十二》："伤寒六七日，脉微，手足厥冷，烦躁，灸厥阴，脉不还者，死。"

《伤寒论·辨厥阴病脉证并治第十二》："下利，手足厥冷，无脉者，灸之不温，若脉不还，反微喘者，死。"

《伤寒论·辨厥阴病脉证并治第十二》："下利后脉绝，手足厥冷，晬时脉还，手足温者生，脉不还者死。"

《伤寒论·辨少阴病脉证并治》："少阴病，吐利，手足不逆冷，反发热者，不死；脉不至，灸少阴七壮。

少阴病，四逆恶寒而身倦，脉不至，不烦而躁者，死。"

《伤寒论·辨少阴病脉证并治第十一》"少阴病，下利清谷，里寒外热，手足厥逆，脉微欲绝，身反不恶寒，其人面赤，或腹痛，或干呕，或咽痛，或利止脉不出者，通脉四逆汤主之。……利止脉不出者，去桔梗加人参二两。"

《伤寒论·辨厥阴病脉证并治第十二》："伤寒六七日，脉微，手足厥冷，烦躁，灸厥阴，厥不还者，死。

伤寒六七日，大下后，寸脉沉而迟，手足厥逆，下部脉不至，咽喉不利，唾脓血，泄利不止者，为难治，麻黄升麻汤主之。"

（十）《金匮玉函经》

《金匮玉函经·证治总例》："古者上医相色，中医听声，下医诊脉。诊候之法，固是不易。又云：问而知之，别病深浅，名曰巧焉。上医相色知病者，色脉与身形不得相失，黑乘赤者死，赤乘青者生之类。中医听声知病者，声合五音，火闻水声，烦闷惊悸；木得金声，恐畏相刑。脾者土也，生育万物，回助四旁，善者不见，恶则归之，太过则四肢不举，不及则九窍不通，六识闭塞，犹如醉人。四季运转，终而复始。下医诊脉知病者，源流移转，四时逆顺，相害相生，审知藏府之微，此乃为妙也。"

《金匮玉函经·证治总例》："张仲景曰：若欲治疾，当先以汤洗涤五藏六府，开通经脉，理导阴阳，破散邪气，润泽枯槁，悦人皮肤，益人气血。水能净万物，故用汤也。若四肢病久风冷发动，次当用散，散能逐邪风湿痹，表里移走，居无常处者，散当平之。次当用丸，丸能逐沉冷，破积聚，消诸坚癥，进饮食，调营卫，能参合而行之者，可谓上工。医者，意也。圣道非不妙，愚医不能寻圣意之要妙，怨嗟药石不治者，此为谬也，非圣人之过也。又能寻膏煎摩之者，亦古之例也。虚则补之，实则泻之，寒则散之，热则去之，不虚不实以经取之，虚者十补勿一泻之，实者泻之，虚实等者泻勿太泄，膏煎摩之，勿使复也。若虚者重泻真气绝，实者补之重其疾。大热之气，寒以取之；盛热之气，以寒发之。又不须汗下而与汗下者，此为逆也。"

《金匮玉函经·证治总例》："仲景曰：不须汗而强与汗之者，夺其津液，令人枯竭而死；又须汗而不与汗之者，使诸毛孔闭塞，令人闷绝而死；又不须下而强与之下之者，令人开肠洞泄便溺不禁而死；又须下而不与下之者，令人心内懊侬，胀满烦乱，浮肿而死；又不须灸而强与灸之者，令人火邪入腹，干错五藏，重加其烦而死；又须灸而不与灸之者，使冷结重冰，久而弥固，气上冲心，无地消散，病笃而死；又须珍贵之药，非贫家野居所能立办，由是怨嗟以为药石无验者，此弗之思也。"

（十一）《脉经》

《脉经》卷五第一

"张仲景论脉第一

脉有三部，阴阳相乘。荣卫血气，在人体躬。呼吸出入，上下于中。因息游布，津液流通。随时动作，傚象形容。春弦秋浮，冬沉夏洪。察色观脉，大小不同。一时之间，变无经常。尺寸参差，或短或长。上下乖错，或存或亡。病辄改易，进退低昂。心迷意惑，动失纪纲。愿为缕陈，令得分明。

师曰：子之所问，道之根源。脉有三部，尺寸及关。荣卫流行，不失衡铨。肾沉心洪，肺浮、肝弦。此自经常，不失铢分。出入升降，漏刻周旋。水下二刻，脉一周身。旋复寸口，虚实见焉。变化相乘，阴阳相干。风则浮虚，寒则紧弦；沉潜水畜，支饮急弦。动弦为痛，数洪热烦。设有不应，知变所缘。三部不同，病各异端。太过可怪，不及亦然。邪不空见，中必有奸。审察表里，三焦别分。知其所舍，消息诊看。料度府藏，独见若神。为子条记，传与贤人。"

（十二）《肘后备急方》

《肘后备急方·治卒患胸痹痛方第二十九》："胸痹之病，令人心中坚痞，忽痛，肌中苦痹，绞急如刺，不得俯仰，其胸前皮皆痛，不得手犯，胸满短气，咳嗽引痛，烦闷，自汗出，或彻引背膂，不即治之，数日害人，治之……

又方：

枳实、桂等分，捣末，橘皮汤下方寸匕，日三服。仲景方神效。"

《肘后备急方·治卒患胸痹痛方第二十九》："胸痹之病，令人心中坚痞，忽痛，肌中苦痹。绞急如刺，不得俯仰，其胸前皮皆痛，不得手犯，胸满短气，咳嗽引痛，烦闷，自汗出，或彻引背膂，不即治之，数日害人，治之……方：

用雄黄、巴豆，先捣，雄黄细筛，纳巴豆，务熟捣，相入丸如小豆大，服一丸不效，稍益之。

又方：取枳实捣，宜服方寸匕，日三，夜一服。

又方：捣栝蒌。大者一枚，切薤白半升，以白酒七升，煮取二升，分再服，亦可加半夏四两，汤洗去滑，则用之。

又方：橘皮半斤，枳实四枚，生姜半斤，水四升，煮取二升，分再服。

又方：枳实，桂等分，捣末，橘皮汤下方寸匕，日三服。仲景方，神效。"

（十三）《诸病源候论》

《诸病源候论·妇人杂病诸候四·胞转候》："张仲景云：妇人本肥盛，头举身满，今羸瘦头举中空减，胞系了戾，亦致胞转。"

《诸病源候论·妇人杂病诸候四·大便不通候》："张仲景云：妇人经水过多，亡津液者，亦大便难也。"

《诸病源候论·妇人杂病诸候二·带下三十六病候》"诸方说三十六疾者，是十二癥、九痛、七害、五伤、三固，谓之三十六疾也。十二癥者，是所下之物，一者如膏，二者如青血，三者如紫汁，四者如赤皮，五者如脓痂，六者如豆汁，七者如葵羹，八者如凝血，九者如清血，血似水，十者如米汁，十一者如月浣，十二者经度不应期也。九痛者，一者阴中痛伤，二者阴中淋痛，三者小便即痛，四者寒冷痛，五者月水来腹痛，六者气满并痛，七者汁出，阴中如啮痛，八者胁下皮痛，九者腰痛。七害者，一者害食，二者害气，三者害冷，四者害劳，五者害房，六者害妊，七者害睡。五伤者，一者窍孔痛，二者中寒热痛，三者小腹急牢痛，四者藏不仁，五者子门不正，引背痛。三固者，一者月水闭塞不通，其余二固者，文阙不载。而张仲景所说三十六种疾，皆由子藏冷热劳损，而挟带下，起于阴内。条目混漫，与诸方不同，但仲景义最玄深，非愚浅能解，恐其文虽异，其义理实同也。"

（十四）《备急千金要方》

《备急千金要方·序例·诊候第四》："凡医诊候，固是不易，又：问而知之，别病深浅，名曰巧医。仲景曰：凡欲和汤合药针灸之法，宜应精思。必通十二经脉，知三百六十五孔穴，荣卫气行，知病所在，宜治之法，不可不通。古者上医相色，色脉与形，不得相失。黑乘赤者死，赤乘青者生。中医听声，声合五音。火闻水声，烦闷干惊；木闻金声，恐畏相刑。脾者土也，生育万物，回助四旁，善者不见，死则归之，太过则四肢不举，不及则九窍不通，六识闭塞，犹如醉人。四季运转，终而复始。下医诊脉，知病元由，流转移动，四时逆顺，相害相生，审知藏府之微，此乃为妙也。"

《备急千金要方·序例·诊候第四》："张仲景曰：欲疗诸病，当先以汤荡涤五藏六府，开通诸脉，治道阴阳，破散邪气，润泽枯朽，悦人皮肤，益人气血。水能净万物，故用汤也。若四肢病久，风冷发动，次当用散。散能逐邪风气湿痹，表里移走，居无常处者，散当平之。次当用丸，丸药者，能逐风冷，破积聚，消诸坚癖，进饮食，调和荣卫，能参合而行之者，可谓上工，故曰'医者意也'。"

《备急千金要方·序例·诊候第四》："张仲景……又曰：不须汗而缰汗之者，出其津液，枯竭而死；须汗而不与汗之者，使诸毛孔闭塞，令人闷绝而死；又不须下而强与之下之者，令人开肠洞泄便溺不禁而死；又须下而不与下之者，令人心内懊侬，胀满烦乱，浮肿而死；又不须灸而强与灸之者，令人火邪入腹，干错五藏，重加其烦而死；须灸而不与灸之者，使冷结重凝，久而弥固，气上冲心，无地消散，病笃而死。"

《备急千金要方》卷一第三："仲景曰：凡欲和汤合药，针灸之法，宜应精思，必通十二经脉，知三百六十孔穴。荣卫气行，知病所在，宜治之法，不可不通。古者上医相色，色脉与形不得相失，黑乘赤者死，赤乘青者生。中医听声，声合五音。火闻水声，烦闷干惊。木闻金声，恐畏相刑。脾者土也，生育万物，迥助四傍，善者不见，死则归之，太过则四肢不举，不及则九窍不通，六识闭塞，犹如醉人。四季运转，周而复始。下医诊脉，知病元由，流转移动，四时逆顺，相害相生，审知藏府之微，此乃为妙也。"

《备急千金要方》卷一第四："张仲景曰：欲疗诸病，当先以汤荡涤五藏六府，开通诸脉，治道阴阳，破散邪气，润泽枯朽，悦人皮肤，益人气血。水能净万物，故用汤也。若四肢病久，风冷发动，次当用散。散能逐邪，风气湿痹，表里移走，居无常处者，散当平之。次当用丸，丸药者，能逐风冷，破积聚，消诸坚癖，进饮食，调和荣卫，能参合而行之者，可谓上工。故曰医者意也。又曰：不须汗而强汗之者，出其津液，枯竭而死。须汗而不与汗之者，使诸毛孔闭塞，令人闷绝而死。又不须下而强下之者，令人开肠，洞泄，不禁而死；须下而不与下之者，使人心内懊恼，胀满烦乱，浮肿而死。又不须灸而强与灸者，令人火邪入腹，干错五藏，重加其烦而死。需灸而不与灸之者，令人冷结重凝；久而弥固，气上冲心，无地消散，病笃而死。"

《备急千金要方》卷八第二："大续命汤治与前大续命汤同，宜产妇及老小等方。

麻黄、川芎各三两，干姜、石膏、人参、当归、桂心、甘草各一两，杏仁四十枚。

上九味咀，以水一斗，煮取三升，分三服（《外台》名续命汤，范汪同云，是张仲景方本欠两味）。"

《备急千金要方》卷八第四："治中风，手足拘挛，百节疼痛，烦热，心乱，恶寒，经日不欲饮食，仲景三黄汤方：

麻黄三十铢，黄耆十二铢，黄芩十八铢，独活一两，细辛十二铢。

上五味，咬咀，以水五升，煮取二升，分二服，一服小汗，两服大汗。心中热，加大黄半两；腹满，加枳实六铢；气逆，加人参十八铢；心悸，加牡蛎十八铢；渴，加栝楼十八铢；先有寒，加八角附子一枚。此方秘不传。"

《备急千金要方》卷十一肝藏脉论第一："肝伤，其人脱肉，又卧，口欲得张，时时手足青，目瞑，瞳仁痛，此为肝脏伤所致也。"

《备急千金要方》卷十二第七："张仲景三物备急丸，司空裴秀为散，用治心腹诸卒暴百病方：大黄干姜巴豆各等分。

右皆须精新，多少随意，先捣大黄、干姜，下筛为散，别研巴豆如脂。内散中合捣千杵，即尔，用散亦好，下蜜为丸，密器贮之，莫令歇气。若中恶客忤，心腹胀满刺痛，口噤气急，停尸卒死者，以暖水苦酒服大豆许三枚，老小量之，扶头起，令得下喉，须臾未醒，更与三枚，腹中鸣转得吐利便愈。若口已噤，可先和成汁，倾口中令从齿间得入，至良。"

《备急千金要方》卷十三第六："治冷气胁下往来冲胸、膈痛，引胁背闷，当归汤方：

当归、吴茱萸、桂心、人参、甘草、芍药、大黄各二两，茯苓、枳实各一两，干姜三两。

上十味，㕮咀，以水八升，煮取二升半，分三服，日三。治尸疰亦佳（原注'《外台》仲景方，无茯苓、枳实'）。"

《备急千金要方》卷十八第六："病心腹虚冷游痰，气上胸胁满，不下食，呕逆，胸中冷者，小半夏汤主之，方：

半夏一升，生姜一斤，橘皮四两。

上三味，㕮咀，以水一斗，煮取三升，分三服。若心中急及心痛，纳桂心四两。若腹满痛，纳当归三两，羸弱及老人尤宜服之。一方用人参二两（原注'仲景无橘皮、人参'）。"

《备急千金要方》卷十九第八："八味肾气丸，治虚劳不足，大渴欲饮水，腰痛，小腹拘急，小便不利，方：

干地黄八两，山茱萸、薯预各四两，泽泻、牡丹皮、茯苓各三两，桂心、附子各二两。

上末之，蜜丸如梧子，酒下十五丸，日三，加至二十五丸（原注'仲景云：常服去附子加五味子'）。"

《备急千金要方》卷二十一第四："治蛊以水药，治水以蛊药，或但见胀满，皆以水药，如此者，仲景所云'愚医杀之'。"

《备急千金要方》卷二十四第一："治食鱼脍不消方：

大黄三两，切，朴硝二两。

上二味，以酒二升，煮取一升，顿服之（原注'仲景有橘皮一两'）。"

《备急千金要方》卷二十五第二："还魂汤，主卒感忤鬼击飞尸诸奄忽气绝无复觉，或已死绞，口噤不开。去齿下汤，汤入口不下者，分病人髪左右捉踏肩引之药下，复增，取尽一升，须臾立苏。方：

麻黄三两，桂心二两，甘草一两，杏仁七十粒。

四味㕮咀。以水八升，煮取三升，分三服（《肘后方》去张仲景方无桂心用三味）。"

《备急千金要方》卷二十六第一："仲景曰，人体平和，惟须好将养，勿妄服药，药势偏有所助，令人藏气不平，易受外患。夫含气之类，未有不资食以存生，而不知食之有成败，百姓日用而不知，水火至近而难识，余慨其如此，聊因笔墨之暇，撰五味损益食治篇，以启童稚，庶勤而行之，有如影响耳。"

《备急千金要方》卷二十六第三："蜀椒……仲景云：'熬用之。'"

（十五）《外台秘要》

《外台秘要·伤寒百合病方七首》① "仲景《伤寒论》：疗百合之病，诸药不能疗，若得药则剧而吐痢，如有神灵所加也，身体仍和，脉微数，每尿时辄头痛，六十日乃愈；尿时头不痛，淅淅然者，四十日愈；尿时快然，但头眩者，二十日愈；其证或未病而预见，或病四五日而出，或病二十日一月复见者，悉疗之。

又发汗已更发者，百合知母汤主之方：

百合七枚（擘），知母三两。

上二味以泉水洗，先渍百合经一宿，上当白沫，泻却其汁，更以好泉水二升，煮取一升，去滓，置之一处，别以泉水二升，煮知母取一升，去滓，二味汁相和，煮取一升半分温再服之。

（《短剧》《千金》同）又下之已更发者，百合滑石代赭汤主之方。

百合七枚（擘，以泉水渍一宿上当白沫出去之），滑石三两（碎），

---

① 此处原文有方名无方药，但有"……"，故先加上方药及服法。

代赭如弹丸一枚（碎）。

上三味先以泉水二升，煮百合取一升，去滓，置一厢，又以泉水二升，煮和二味取一升，去滓，合煎取一升半，分再服（《千金》《小品》同）。又吐之已更发者，百合鸡子汤主之方。

百合七枚。

上一味依前法，泉水二升，煮取一升，去滓，扣鸡子一枚，取中黄纳百合汤中搅，令调温再服之（《千金》同）。

又不吐不下不发汗，病形如初，百合生地黄汤主之方：

百合七枚。

上一味依前法，渍以泉水二升，煮取一升，生地黄汁一升二味汁相和，煮取一升半，温分再服，一服中病者，更勿服也。大盒饭出恶沫（《千金》《小品》并同）。又百合病一月不解，变成渴者。

以渍百合水洗身法，其后《千金方》中一味是。后服栝蒌牡蛎散，其次则是（林校注：并出第十七卷中）。"

《外台秘要·伤寒呕哕方一十四首》："仲景《伤寒论》疗呕哕心下悸，痞硬不能食，小半夏汤方：

半夏一升（洗），生姜八两（去皮）。

上二味切，以水七升，煮取一升半，去滓，分再服。忌羊肉饧。

又疗呕哕心下痞硬者，以膈间有水，头眩悸，半夏加茯苓汤方：

半夏一升（洗），生姜八两（去皮），茯苓三两。

上三味切，以水七升，煮取一升半，去滓，温分再服。忌羊肉饧酢等物。"

《外台秘要·疗疟方二十一首》："张仲景《伤寒论·辨疟病》：师曰，夫阴气孤绝，阳气独发，而脉微者，其候必少气烦满手足热而欲呕也，名曰瘅疟，若但热不寒者，邪气在心藏，外舍分肉之间，令人消瘦脱肉。"

《外台秘要·疗疟方二十一首》："张仲景《伤寒论》：……又辨疟脉，夫疟脉自弦，弦数者多热，弦迟者多寒，弦小紧者下之瘥，弦迟者温药愈，弦紧者可发汗，又辨疟岁岁发，至三岁发，连日发不解者，以胁下有痞也，疗之不得攻其痞，但虚其津液，先其时发汗，其服汤已，先小寒者，渐引衣自覆，汗出小便利则愈。疟者病患人形瘦，皮上必粟起。"

《外台秘要·肺痈方九首》："仲景《伤寒论》：咳，胸中满而振寒，脉数，咽干不渴，时出浊唾腥臭，久久吐脓如粳米粥者，肺痈也。桔梗白散主之。方：

桔梗三分，贝母三分，巴豆一分（去皮、心，熬，研作脂）。

上三味，捣筛。强人饮服半钱匕，羸人减之。若病在膈上者必吐，膈下者必利。若利不止者，饮冷水一杯则定。忌猪肉、芦笋等（林校注：出第十八卷中）。"

《外台秘要·肺胀上气方四首》："仲景《伤寒论》：肺胀者，咳而上气，烦躁而喘，脉浮者，以心下有水。宜服小青龙汤加石膏主之。方……

又肺胀者，病人喘，目如脱状，脉浮大也。肺胀而咳者，越婢加半夏汤主之。方……（林校注：并出第十八卷中）。"

《外台秘要·胸痹噎塞方二首》："仲景《伤寒论》胸痹之病，胸中愊愊如满，噎塞，习习如痒，喉中涩，唾燥沫是也，橘皮枳实汤主之。方：

橘皮半斤，枳实四枚（炙），生姜半斤。

上三味，切，以水五升，煮取二升，分再服。"

《外台秘要·冷痢方二十二首》："《千金》……乌梅丸，疗冷痢久下，方：

乌梅三百粒，当归四两，乾姜十两，桂心六两，附子六两（炮），黄连十六两，蜀椒（汗）四两，细辛六两，人参六两，黄檗六两。

上十味并捣筛，合治之，苦酒浸乌梅一宿，去核，蒸之如五斗米下，捣如泥，盘中揉和相得，密和，捣二千杵。食前饮服如梧子大十丸，日三，稍增至二十丸（原注'此本仲景《伤寒论》方'）。"

《外台秘要·近劲祠部李郎中消渴方二首》："张仲景云：足太阳者，是膀胱之经也。膀胱者。是肾之府也。而小便数，此为气盛。气盛则消谷，大便硬，衰则为消渴也。男子消渴，饮一斗水，小便亦得一斗，宜八味肾气丸主之。

神方，消渴人宜常服之：

干地黄八两，薯蓣四两，茯苓三两，山茱萸五两，泽泻四两，牡丹皮三两，附子三两炮，桂心三两。

上药捣筛，蜜和丸如梧子大。酒下十丸，少少加，以知为度。忌猪肉、冷水、芜荑、胡荽、酢物、生葱。先服八味肾气丸讫，后服此药压之，方：

黄连二十分，苦参粉十分，干地黄十分，知母七分，牡蛎八分，麦门冬十二分去心，栝蒌七分。

上七味捣筛，牛乳和为丸，如梧子大，并手作丸，曝干，油袋盛用，浆水或牛乳下。日再服二十丸，一方服十五丸。患重者，渴瘥后更服一年以来。此病特慎麞鹿肉，须慎酒、炙肉、咸物，喫索饼五日一顿，细切精羊肉勿著脂，饱食喫羊肉。须着桑根白皮食。一方云：瘥后须服此丸一载以上，即永绝根源。此病特忌房室，热面并干脯、一切热肉、粳米饭、李子等。若觉热渴，加至二十五丸亦得。定后还依前减，其方神效无比，余并准前方。忌猪肉、芜荑。"

《外台秘要·水病方七首》："医者不善诊候，治蛊以水药，疗水以蛊药，或但见满，皆以水药。如此者，仲景所云'医杀之'。"

《外台秘要·黄疸方十三首》："仲景《伤寒论》黄瘅。麻黄醇酒汤主之。方：

麻黄一大把（去节）。

上一味，美清酒五升，煮取二升半，去滓，顿服尽。古今方云，伤寒热出表发黄疸，宜汗之则愈，冬月用酒，春宜用水煮之良。又黄疸，茵陈蒿五苓散主之。方：

茵陈蒿末十分，五苓散五分。

上二味和，先食白饮和方寸匕服之，日三。

又五苓散，利小便，治黄疸方：

猪苓三分（去皮），白术三分，茯苓三分，泽泻五分，桂心二分。

上五味，捣筛，和合。白饮和服一方寸匕，日三。多饮暖水以助药势，汗出便愈。"

《外台秘要·脚气下·灸用火善恶补泻法一首》："张仲景云：四肢

者，身之支干也，其气系于五藏六府，其分度浅薄，灸之不欲过多，须依经数也，过则余病则宜依之。若脚气不得拘此例，风毒灸之务欲多也，依此经数，则卒难愈疾。"

《外台秘要·卒疝方三首》："文仲疗卒得诸疝，少腹及阴中相引绞痛，白汗出，欲死方：捣沙参下筛。酒服方寸匕，立愈。（《肘后》《备急》同）又若不瘥，服诸利丸下之，走马汤亦佳，此名寒疝，亦名阴疝。张仲景飞尸走马汤方：

巴豆二枚（去心、皮，熬），杏仁一枚（去尖、皮）。

上二味，取绵缠，捶令极碎，投热汤二合，捻取白汁服之，须臾瘥。未差更一服，老小量之。通疗鬼击有尸疹者，常蓄此药，用验。忌野猪肉、芦笋。"

《外台秘要·霍乱脐上筑方三首》："仲景论霍乱脐上筑者，肾气动也，先疗气，理中汤去术加桂，凡方加术者，以内虚也；加桂者，恐作奔豚也。理中汤方：

人参二两，甘草三两（炙），白术三两，干姜三两（炮）。

上四味切，以水八升，煮取三升，去滓，温服一升，日三夜一。若脐上筑者，肾气动也，去术加桂心四两，吐多者，去术，加生姜三两；若下多者复用术；悸者加茯苓二两；若先时渴喜饮水者，加术合前成四两半；若腹中痛者，加人参合前成四两半；若恶寒者，加干姜合前成四两半；若腹满者，去术加附子一枚，炮去皮，破六片。服汤后一食顷，饮热粥一升许，汗微出自温，勿发揭衣被也。忌海藻、菘菜、桃、李、雀肉等。"

《外台秘要·霍乱脐上筑方三首》："仲景论……又霍乱脐上筑者，以吐多故也，若吐多者，理中汤主之，方如前法加减。霍乱四逆吐少呕多者，附子粳米汤主之，方：

附子一枚（炮），半夏半升（洗），甘草一两（炙），大枣十枚，粳米半升。

上五味切，以水八升，煮米熟，去滓，温服一升，日三。忌羊肉、猪肉、海藻、菘菜、饧（原注'一方有干姜一两'。林校注'出第十七卷中'）。"

《外台秘要·飞尸方三首》："《备急》张仲景疗飞尸走马汤方：

巴豆二枚（去心皮），杏仁二枚（去尖皮）。

上二物绵缠。捣令极碎，投热汤二合，指捻取白汁便饮之。食顷当下，老小量服之，通疗鬼击病。忌野猪肉、芦笋（原注：此已见'卒疝'中，正疗飞尸，故不删也）。"

《外台秘要·古今诸家丸方一十七首》："仲景三物备急丸，司空裴秀为散用，疗心腹诸卒暴百病方：

大黄、干姜、巴豆各一两（去皮心，熬）别捣如脂。

上药各须精新好药，捣筛，蜜和，更捣一千杵，丸如梧子或小豆，服三丸，老小量之。为散不及丸也。若中恶客忤，心腹胀满，卒痛如锥刀刺痛，气急口噤，停尸卒死者，以暖水若酒服之。或不下，捧头起灌令下咽，须臾差。如未，更与三丸，以腹中雷鸣转即吐下便愈。若口已噤，亦须折齿灌之令入，尤妙、神验。忌芦笋、猪肉、冷水、肥腻。"

《外台秘要·古今诸家丸方一十七首》："仲景……理中丸，疗三伏不通，呕吐不食，并霍乱吐痢不止者，并主之，方：

人参、乾姜、白术、甘草各三两（炙）。

右四味捣筛，蜜和如梧子，空服以饮汁服十五丸。忌桃、李、雀肉、海藻、菘菜。"

（十六）《医心方》

《医心方》卷一第一："《千金方》……又云：仲景曰：不须汗而强汗之者，出其津液，枯竭而死；须汗而不与汗之者，使诸毛孔闭塞，令人闷绝而死。又须（余吕反，又羊汝反，善也，待也，参与也）下而不与下之者，使人心内懊恼，胀满烦乱，浮肿而死；不须下而强与下之者，令人开肠洞泄不禁死。又不须灸而强与灸之者，令人火邪入肠，干错五藏，重加其烦而死；须灸而不与灸之者，使冷结重凝，久而弥固，气上冲心，无地消散，病笃而死。"

《医心方》卷一第二："《千金方》……又云：仲景曰：欲治诸病，当先以汤洗除五藏六府间，开通诸脉，理通阴阳，荡中破邪，润泽枯朽，悦人皮肤，益人气力，水能净万物，故用汤也。若四肢病人风冷发动，次当用散，散参逐邪风气湿痹，表里移走，居无常处，散当平之。次用丸，丸药能逐风冷，破积聚，消诸坚痼，进饮食，调荣卫，能参合而行之者，可谓上工。医者意也。”

《医心方》卷一第二："《养生要集》云：张仲景曰：人体平和，唯好自将养，勿妄服药。药势偏有所助，则令人藏气不平，易受外患。唯断谷者，可恒将药耳。"

《医心方》卷二第六："张仲景述：夫病其脉大者，不宜灸也。"

《医心方》卷二第七："张仲景《药辨决》云：凡春戊辰、己巳、戊午；夏丁亥、戊申、乙酉（原注：今案《虾蟆经》作'己酉'）、己丑、己未；秋戊子、戊辰、庚辛（原注：今案《虾蟆经》作'辛亥'）；冬乙卯、辛酉、己未、己亥。……

又云：天有五不生日，不可合药服药，乙丑、丁卯、己巳、癸未、乙酉、庚戌、戊申、丁亥、庚寅、丙辰、戊午、庚子。"

《医心方》卷九第一："张仲景方，治三十年咳，大枣丸方：

大枣百枚（去核），杏仁百枚（熬），豉百二十枚。

凡三物，豉、杏仁捣令相得，乃纳枣，捣令熟和调，丸如枣核，一丸含之，稍咽汁，日二，渐增之，常用良。"

《医心方》卷十第十九："张仲景方青龙汤，四治支疼痛、面目胕肿，方：

麻黄半斤（去节、去沫），细辛二两，干姜二两，半夏二两（洗）。

凡四物，切，以水八升，煮得二升，一服止。又云：治脾胃水，面目手足胕肿、胃脘坚大满短气，不能动摇。桑根白皮汤方：桑根白皮（切）二升，桂一尺，生姜三颗，人参一两。凡四物，切，以水三斗，煮取桑根竭得一斗，绞去滓，纳桂、人参、生姜，黄饴十两，煮之竭得七升，服一升，消息更服（小注'今案：桂一尺，重半两为正'）。"

庸按：此"四治支疼痛"句之"四治"二字误倒，当乙转；支，通"肢"。

《医心方》卷十第十九："张仲景方……又云：治脾胃水，面目手足浮肿、胃管坚大满，短气，不能动摇。桑根白皮汤。方：

桑根白皮（切）二升，桂一尺，生姜三颗，人参一两。

凡四物，切，以水三斗，煮取桑根，竭得一斗，绞去滓，纳桂、人参、生姜、黄饧十两，煮之，竭得七升，服一升，消息更服（小注'今按：桂一尺，重半两为正'）。"

《医心方》卷十六第九："张仲景方，治消核肿，黄芪帖方：

黄芪三两，真当归三两，大黄三两，芎䓖一两，白蔹三两，黄芩三两，防风三两，芍药二两，鸡子十枚，黄连二两。

凡十物，捣，筛，以鸡子白和，涂纸上，贴肿上。燥，易。

又方：捣茱萸以囊盛，薄核上，亦可令速消开，多得效验。"

《医心方》卷二十第二："张仲景云：解散发烦闷欲吐不得，单服甘草汤方：

甘草五两（切）。

以水五升，煮取二升，服一升，得吐便止。"

《医心方》卷二十第十五："张仲景方云：黄芩汤治散发腹内切痛。方：

栀子二两，香豉三升，黄芩二两。

凡三物，切，绵裹，以水九升，煮取三升，分三服，以衣覆卧，夕应有汗。"

《医心方》卷二十第三十："张仲景云：半夏汤治散发干呕不食饮。方：

半夏八两（洗，炮），生姜十两，桂心三两，橘皮三两。

上四物，以水七升，煮取三升半，分三服，一日令尽。"

《医心方》卷二十第三十六："《张仲景方》治寒食散大小行难。方：

香豉二升，大麻子一升，破。

上二物，以水四升，煮取一升八合，去滓，停冷，一服六合，日三。"

（十七）《脾胃论》

《脾胃论》卷上："仲景云：人受气于水谷以养神，水谷尽而神去，故云"安谷则昌，绝谷则亡"。水去则荣散，谷消则卫亡，荣散卫亡，神无所居。又云：水入于经，其血乃成，谷入于胃，脉道乃行。故血不可不养，卫不可不温，血温卫和，荣卫乃行，得尽天年。"

（十八）《本草纲目》

《本草纲目·草之四·红蓝花》："血气刺痛：红蓝子一升，捣碎，以无灰酒一大升，拌子，曝干，重捣碎蜜丸桐子大，空心酒下四十丸。（张仲景方）"

（十九）《证治准绳》

《证治准绳·类方·畜血》："许州陈大夫传仲景百劳丸方：治一切劳瘵积滞，疾不经药坏证者，宜服。

当归（炒）、乳香、没药各一钱，虻虫十四个（去翅足），人参二钱，大黄四钱，水蛭十四个（炒），桃仁十四个（浸去皮尖）。

上为细末，炼蜜为丸如桐子大，都作一服可百丸，五更用百劳水下，取恶物为度，服白粥十日（百劳水，杓扬百遍，乃仲景甘澜水也）。"